XINBIAN YILIAO HULIXUE YU GUANLI

新编医疗护理学与管理

主编 徐兰兰 梁晓燕 李海燕 等

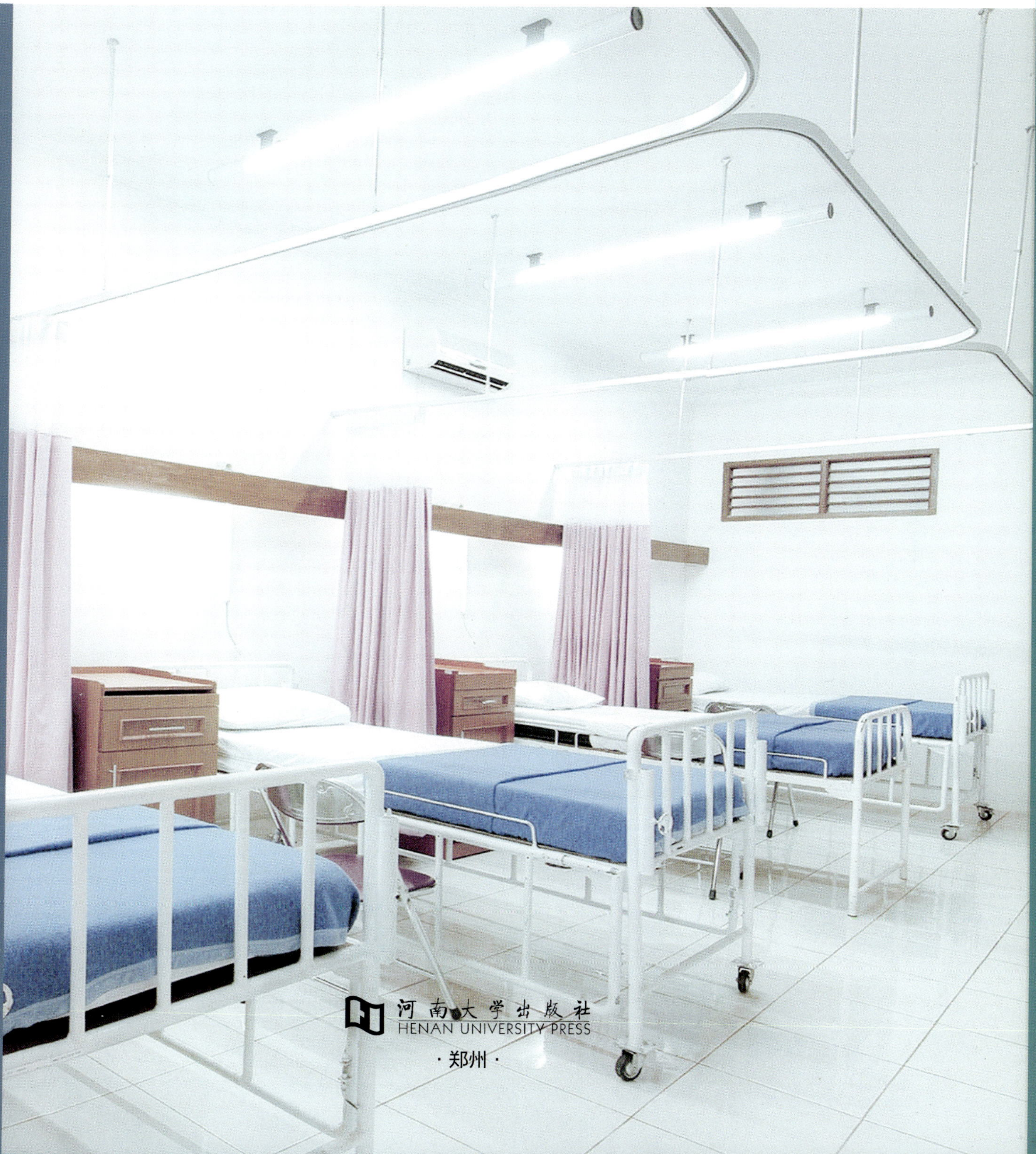

河南大学出版社
HENAN UNIVERSITY PRESS
·郑州·

图书在版编目（CIP）数据

新编医疗护理学与管理 / 徐兰兰等主编 . -- 郑州 ：河南大学出版社，2019.9
ISBN 978-7-5649-3904-5

Ⅰ . ①新… Ⅱ . ①徐… Ⅲ . ①护理学 Ⅳ . ① R47

中国版本图书馆 CIP 数据核字（2019）第 197087 号

责任编辑：聂会佳
责任校对：付会娟
封面设计：卓弘文化

出版发行：河南大学出版社
地址：郑州市郑东新区商务外环中华大厦 2401 号
邮编：450046
电话：0371-86059750（高等教育与职业教育出版分社）
0371-86059701（营销部）
网址：www.hupress.com
印　　刷：北京虎彩文化传播有限公司
版　　次：2019 年 9 月第 1 版
印　　次：2019 年 9 月第 1 次印刷
开　　本：880mm × 1230mm　1/16
印　　张：10
字　　数：324 千字
定　　价：60.00 元

编　委　会

主　编　徐兰兰　梁晓燕　李海燕　顾玉慧

俞爱娣　孔慕贤　陆妍楠　张　媛

副主编　许文慧　张大芬　姜春芳　王丽娟　罗莲英

李　虹　郑　珊　张爱敏　陈　洁　陈荣英

编　委（按姓氏笔画排序）

王丽娟　山西省肿瘤医院

孔慕贤　佛山市第一人民医院

许文慧　荆州市中心医院

李　虹　重庆市开州区人民医院

李海燕　深圳市龙华区人民医院

张　媛　郑州市第三人民医院

张大芬　新乡市中心医院

张爱敏　郑州市第二人民医院

陆妍楠　广州市番禺区中心医院

陈　洁　三峡大学第一临床医学院
宜昌市中心人民医院

陈荣英　重庆市开州区人民医院

罗莲英　佛山市第一人民医院

郑　珊　郑州人民医院

俞爱娣　安徽省皖南康复医院
芜湖市第五人民医院

姜春芳　太原市精神病医院

姚　萍　十堰市人民医院（湖北医药学院附属人民医院）

顾玉慧　南通大学附属医院

徐兰兰　湖北医药学院护理学院

郭菁菁　湖北省肿瘤医院

梁晓燕　十堰市太和医院（湖北医药学院附属医院）

前　言

随着社会经济的发展、文化水平的提高、人民生活水平的改善，人们对护理质量的要求也越来越高。与此同时，医学科技的发展使护理新理论、新技术不断涌现并广泛应用于临床，有效减轻了患者负担、缓解了患者病情。实施以人的健康为中心，以护理程序为框架的整体护理模式，要求护士具备更高的人文素质、实践技能、整体护理知识和社会知识。为此，我们组织编写了此书。

本书在力求内容覆盖面广、信息量大的同时，注重内容的实用性和先进性，首先介绍了护理管理和护理基本操作，然后对临床各科室常见病的护理加以重点叙述。全书融汇了现代护理学最新科研成果，体现了当代护理学的水平，在贴近临床护理工作实际的同时，又紧密结合了国家医疗卫生事业的最新进展和护理学的发展趋势。

本书的作者均是来自护理管理、临床护理第一线的护理专家和护理骨干，具有扎实的理论基础和丰富的临床经验，并善于汲取中外护理学的新观念和新技术，因而保证了本书的先进性和严谨性，希望本书能为护理医务工作者处理相关问题提供参考。

在编写过程中，由于作者较多，写作方式和文笔风格不一，虽已反复校对多次修改，难免有纰漏或错误之处，望广大读者和同人谅解，并批评指正。

编　者

2019 年 9 月

目 录

第一章 护理管理

第一节 护理安全文化的构建

随着社会的进步、经济的发展和法制法规的不断健全，人们的健康、法制、自我保护意识和维权意识不断增强，对护理服务的要求也越来越高，医疗护理纠纷也逐渐增多，护理实践将面临更加复杂的环境。特别是新的《医疗事故处理条例》和《侵权责任法》颁布实施以后，对护理安全管理提出了更高的要求。如何保证护理工作的安全，科学实施护理安全管理，控制护理缺陷和差错事故的发生成为护理管理者面临的重大问题之一。

一、与护理安全文化相关的几个概念

“安全文化”的概念是在 1986 年苏联切尔诺贝利核电站爆炸事故发生后，国际原子能机构在总结事故发生原因时明确提出的，INSAG（国际核安全检查组）认为安全文化是存在于单位和个人中的种种素质和态度的总和，是一种超越一切之上的观念。安全文化是为了人们安全生活和安全生产创造的文化，是安全价值观和安全行为准则的总和，体现为每一个人，每一个单位，每一个群体对安全的态度、思维程度及采取的行为方式。

“医院安全文化”的概念是由 Singer 等于 2003 年首先提出的。医院安全文化就是将文化的所有内涵向以安全为目的的方向推进的一种统一的组织行为，以及医院内所有员工对待医疗安全的共同态度、信仰、价值取向。护理安全文化是医院安全文化的重要组成部分。

护理安全是指在实施护理全过程中患者不发生法律和法定的规章制度允许范围以外的心理、机体结构或功能上的损害、障碍、缺陷或死亡。护理安全管理是护理管理的核心，是护理质量的重要标志之一。

护理安全文化是护理管理中引入的新概念，美国围手术期注册护士协会（AORN）把护理安全文化定义为一个组织具有风险知识、安全第一的工作理念，把差错作为组织改进的机遇，建立差错报告系统及有效的改进机制，即认为如果一个组织缺失护理安全文化，大部分患者的安全将得不到保障。护理安全文化包含 8 个观点 3 种意识。8 个观点为预防为主、安全第一、安全超前、安全是效益、安全是质量、安全也是生产力、风险最小化和安全管理科学化，3 种意识为自我保护意识、风险防范意识、防患于未然的意识，被认为是护理安全文化的精髓。Mustard 认为建立护理安全文化是评价护理质量和识别、预防差错事故的重要手段。因此护理安全文化的建立是确保护理安全的前提和保证，护理安全文化的构建和完善是护理管理者面临的一个重要课题。

二、护理实践中存在的不安全因素

1. 制度不健全或不详尽　护理规章制度是护理安全的基本保证，规章制度不健全或不详尽，使护士在实际工作中无章可循，遇到问题时不知如何应对，往往会对患者的安全构成威胁及导致护理纠纷的发生。

2. 人力资源不足　充足的护理人员配置是完成护理工作的基本条件，超负荷的工作常使护理人员无

法适应多角色的转变，极易出现角色冲突。

3. 护理人员能力与岗位不匹配　护理过失的发生与护士素质和能力有着直接的联系，护士队伍日趋年轻化，工作中缺乏经验，专科知识不扎实，急救操作不熟练，病情观察不仔细，发现问题、处理问题不及时，这些都是造成护理不安全的隐患。

4. 仪器、设备　仪器、设备保养或维修不及时，抢救仪器、设备不能及时到位或没有处于备用状态，极易导致护理安全问题的发生。

5. 沟通渠道不通畅　医务人员彼此之间有效的沟通是患者安全工作的重要前提，医护之间缺乏沟通和协调，如病情变化时未及时通知医生、医嘱开立时间与护士执行时间不一致、医生临时口头医嘱过后漏补、病情记录内容出现差异等，都是导致纠纷的隐患。

第二节　护理安全管理组织架构、职责

一、目的

为了进一步加强护理安全管理，落实各级护理人员职责和各项护理规章制度，加强护理安全前馈管理，及时发现护理安全隐患并制定落实整改措施。

二、目标

（1）建立护理质量安全管理体系。

（2）加强护理安全制度的建设。

（3）及时发现及排除护理安全隐患。

（4）杜绝严重差错事故的发生，降低护理缺陷发生率，保障患者安全。

三、护理安全小组架构

护理质量管理与持续改进委员会→护理安全小组→科护理安全小组（3～4名）→病区护理安全员（至少1名）。

四、护理安全小组主要职能

（1）制定临床护理安全考核标准。

（2）制定质控计划及考核内容。

（3）督促指导所在科室护理安全相关制度执行情况，及时发现存在问题并适时提出修改建议。

（4）及时发现本科室护理安全工作过程中的存在问题、安全隐患，并针对护理安全存在问题进行原因分析，提出改进意见并落实整改措施。

（5）协调处理护理制度建设方面的有关工作。

（6）定期组织护理缺陷分析，提出改进建议。

（7）定期修订各项护理应急预案并检查落实情况。

五、工作程序

（1）凡护理部下发的护理安全相关的规章制度，由科护士长及病区护士长逐层宣传及落实，护理安全小组协助做好落实工作及落实情况的反馈。

（2）凡需要责任追究的事项（护理质量及服务缺陷、意外事故等）由所在科室病区、科护士长、护理部及相关安全小组成员负责调查核实并提出处理及整改意见，再由护理部病房管理组及护理部主任讨论决定。

（3）安全小组成员根据工作职能开展工作，针对临床护理安全工作实际所收集和提出的意见和建议由病区－科－护理部逐级提出和汇总讨论，最后交由护理质量管理与持续改进委员会和护理部主任会议讨论决定。

六、工作要求

（1）安全小组成员随时发现及收集有关护理安全制度及护理工作过程中的安全隐患，并及时提出相关整改措施。

（2）安全小组成员每月按《护理安全隐患检查标准》对所管辖病区进行检查，以发现病区安全隐患，并与相关护理管理人员共同分析原因，提出整改措施并进行追踪落实。

（3）每半年逐级组织安全小组成员进行有关安全工作研讨并提出护理安全工作的改进措施。

（4）每月对护理缺陷进行讨论分析、定性并提出整改意见。

第三节　护理不良事件上报系统的构建与管理

确保住院患者安全是临床护理的基本原则，是护理质量管理的核心。目前患者安全问题已经在全世界范围内引起高度重视。美国等国家的实践证明，医疗差错和不良事件报告系统的建立能促进医疗质量和患者安全，达到医疗信息的共享，最终达到减少医疗错误、确保患者安全的目的。在2005年国际医院交流和合作论坛上国内外专家指出，报告系统的建立是最难的，因为有诸多因素阻碍着不良事件的呈报。

中国医院协会在《2007年度患者安全目标》中明确提出"鼓励主动报告医疗不良事件"，体现了"人皆会犯错，犯错应找原因"的管理理念，所以营造鼓励个人报告护理不良事件并能让护士感到舒适的外部环境十分重要。卫计委2008年在《医院管理年活动指南》中也明确要求各卫生机构要鼓励报告医疗不良事件，但是目前还没有建立规范化、制度化的医疗不良事件外部和内部报告系统。

一、与护理不良事件相关的几个概念

护理不良事件是指在护理工作中，不在计划中，未预计到或通常不希望发生的事件。包括患者在住院期间发生的跌倒、用药错误，走失、误吸窒息、烫伤及其他与患者安全相关的非正常的护理意外事件，通常称为护理差错和护理事故。但为准确体现《医疗事故处理条例》的内涵及减少差错或事故这种命名给护理人员造成的心理负担与压力，科学合理对待护理缺陷，所以现以护理不良事件来进行表述。

患者安全是指患者在接受医疗护理过程中避免由于意外而导致的不必要伤害，主要强调降低医疗护理过程中不安全的设计、操作及其行为的发生率。

二、护理不良事件分级标准

1. 护理不良事件患者损伤结局分级标准　香港医管局关于不良事件管理办法中不良事件分级标准内容如下：0级事件指在执行前被制止；Ⅰ级事件指事件发生并已执行，但未造成伤害；Ⅱ级事件指轻微伤害，生命体征无改变，需进行临床观察及轻微处理；Ⅲ级事件指中度伤害，部分生命体征有改变，需进一步临床观察及简单处理；Ⅳ级事件指重度伤害，生命体征明显改变，需提升护理级别及紧急处理；Ⅴ级事件指永久性功能丧失；Ⅵ级事件指死亡。

2. 英国患者安全局（National Patient Safety Agency，NPSA）为患者安全性事件的分级　根据NPSA为患者安全性事件的分级定义如下：无表示没有伤害；轻度表示任何需要额外的观察或监护治疗患者安全性事件，以及导致轻度损害；中度表示任何导致适度增加治疗的患者安全性事件，以及结果显著但没有永久性伤害；严重表示任何出现持久性伤害的患者安全事件；死亡表示任何直接导致患者死亡的安全性事件。

三、影响护理不良事件上报的因素分析

1. 护理不良事件上报影响因素的分析　有学者调查结果显示：临床护士护理不良事件上报影响因素中，排序前5位的是担心因个人造成的不良事件影响科室分值、害怕其他人受到影响、担心上报其他同事引起的不良事件影响彼此间关系、担心被患者或家属起诉、担心上报后会受处罚。长期以来，护理差错或事故多以强制性的，至少是非自愿性的形式报告。在医院内部，护理人员的职称晋升、年终评比等

通常都与不良事件或过失行为挂钩，一旦发生就一票否决，而且会对自身的名誉造成伤害。在实际操作中，护理不良事件的上报缺乏安全、无责的环境。在护理不良事件发生后，更多的护士首先选择告知护士长或者自己认为可相信的同事，这在一定程度上影响了安全且保密的上报环境。同时，目前国内恶劣的医疗环境，患者对于医院和医务人员的不理解，往往带来严重的过激行为，医疗纠纷的社会处理机制尚不健全，医院对于医疗纠纷的处理一筹莫展，护理人员更加担心不良事件的报告会使医疗纠纷的处理“雪上加霜”，这导致了护理人员更加不愿主动报告医疗不良事件。

2. 人口学资料对护理不良事件上报的影响　学者调查结果显示，大专学历者平均得分高，本科学历者最低。不同学历护士的护理不良事件上报影响因素评分比较，其差异有统计学意义（$P<0.01$）。学历高者，对于理论知识掌握相对更全面，对护理安全也有较高的认识。有研究表明，对不良事件的认知程度决定着对一项护理操作是否定义为不良事件的判断能力。护理人员会因为错误的操作没有造成患者的伤害而不上报，他们不认为此类事件是不良事件。而医护人员对于医疗不良事件报告有足够的认知及正向态度是成功报告的关键。中专学历者不良事件上报影响因素平均得分低，可能是因为本院中专护士人数少，一般参加基础护理工作，不良事件发生率较低，从而对是否上报的矛盾也少。不良事件上报影响因素平均得分护师最低，护士最高。10 ~ 19 年工龄者平均得分最低，1 ~ 9 年工龄者次之，20 年及以上者平均得分最高。不同职称和工龄护士的护理不良事件上报影响因素评分比较，其差异有统计学意义（均 $P<0.01$）。其原因可能是工龄长的护士大多未经过系统的理论学习，第一学历普遍较低，对于不良事件的认知多从临床经验中总结得出。同时，在实际临床工作中，工龄长的护士因为其丰富的临床经验多需负责临床带教任务，若实习护士发生不良事件，带教老师仍需要担当一定的责任，这同样关系个人利益，同时存在对实习护生职业发展的影响，在一定程度上影响了不良事件的上报。10 ~ 19 年工龄的平均得分最低，可能是该年龄段护士学历相对提高，经过一定时期的临床工作，具有一定的临床经验，同时科室资深护士对其仍有监督作用，而且该阶段的护士有较多的机会参加各种护理继续教育，对于新理论新知识的掌握较好，对护理安全认识较深，因而对不良事件多能主动告知给护士长或年长护士。1 ~ 9 年工龄的护士多为临床新护士，一方面，由于工作经验不足，发生不良事件的概率较大，但是又害怕上报对自己、对科室有影响，害怕受罚影响其职业生涯发展；另一方面，对不良事件的认识相对不足，从而影响其对护理不良事件的主动上报。

四、提高护理不良事件自愿上报率的措施

1. 加强护理人员对不良事件的安全认知和医疗法律意识的培养　有学者认为，给予医护人员对不良事件适当的训练和教育可促进报告行为。医护人员若相信报告不良事件可用来预防错误的再发生，就会相信可以透过资讯从中获益，分享学习，进而促进其报告行为。Kohn 等指出，要促进医护人员的认知水平，就必须了解不良事件报告系统的流程、报告的种类、目的及责任，不良事件的定义和报告后的利益。因此，应给予医护人员对不良事件的训练和教育，加强医护人员的认知水平，培养其正确的态度。

2. 加强护理人员业务素质培训　临床实践表明，护士的素质和能力与护理差错、事故的发生往往有着直接的联系，是维护安全护理最重要的基础。因此，加强护士业务素质培训，提高理论知识水平，对提升护理质量非常重要。护理管理者既要做好护士“三基”培训，又要重视对护士专科理论和专科技能的培训，并加强考核，提高护士业务素质，保证工作质量。同时，对于临床带教老师，要加强带教过程中的护理安全意识，避免不良事件发生。

3. 建立护理不良事件内部和外部报告系统　转变管理模式，实行非惩罚报告体制，创造不良事件上报的无惩罚性环境，营造“安全文化”氛围，其核心是避免以问责为主要手段来管理差错事故。应建立一套规范化、制度化的护理不良事件内部和外部报告系统，明确强制报告和自愿报告的范畴，委托专项研究机构负责对医疗不良事件报告系统的执行情况进行督查。一方面让护理人员按照规范程序进行强制报告，对未报告事件的部门或个人进行处罚；另一方面鼓励自愿上报，加强整个系统的保密性，并对报告数据及时进行分析、评价，查找不良事件发生的根本原因，同时提出的改进建议应该针对系统、流程或制度，而不仅针对个人，营造一种“安全文化”的氛围，把不良事件上报的管理制度提升到文化管理

的层次，放弃目前拒绝承认错误、惩罚失败的文化，使医院每位护理人员在正确的安全观念支配下规范自己的行为。

五、护理不良事件上报系统的构建

目前，中国医疗卫生行业中推行已久的是医疗事故报告系统，不良事件报告系统尚处于初步阶段。护理不良事件报告系统有两种形式，即强制性报告系统和自愿报告系统。

强制性报告系统（Mandatory Reporting Systems，MRS）主要定位于严重的、可以预防的医疗差错和可以确定的不良事件，规定必须报告造成死亡或加重病情最严重的医疗差错。通过分析事件的原因，公开信息以最少的代价解决最大的问题。

自愿报告系统（Voluntary Reporting Systems，VRS）是强制性报告系统的补充，鼓励机构或个人自愿报告异常事件，其报告的事件范围较广，主要包括未造成伤害的事件和近似失误，由于不经意或是及时的介入行动，使原本可能导致意外伤害或疾病的事件或情况并未真正发生。医疗事故报告系统的应用，体现了医疗管理者希望在医务人员医疗实践过程将安全提升到最优先地位的一种行为，使患者安全降低至最低值。

护理不良事件报告系统可分为外部报告系统和内部报告系统。内部报告系统主要以个人为报告单位，由医院护理主管部门自行管理的报告系统；外部报告系统主要以医院护理主管部门为报告单位，由卫生行政部门或行业组织管理的报告系统。

1. 建立护理不良事件的管理机构和信息系统　成立质量控制科负责对不良事件的登记、追踪，并联合护理部对不良事件进行通告和处理。此外医院还在内部网站上建立不良事件报告系统，可以通过该系统进行不良事件网络直报，使质控科和护理部能在第一时间得知不良事件的发生并通知护理风险管理委员会采取相应的预防和补救措施。

2. 制作统一的护理不良事件自愿报告系统登记表　借鉴美国等国家的医院异常事件、用药差错和事故报告制度的做法，建立电子版护理不良事件自愿报告系统登记表，采用统一的护理不良事件报告表。记录项目包括：发生日期、时间、地点、患者基本情况、护士基本情况、发生问题的经过、给患者造成的影响、引起护理不良事件的原因、改正措施等。

3. 护理不良事件的报告程序　发生不良事件后，护士长立即调查分析事件发生的原因、影响因素及管理等各个环节，并制订改进措施。当事人在医院的内网中填写电子版《护理不良事件报告表》，记录事件发生的具体时间、地点、过程、采取的措施和预防措施等内容后直接网络提交，打印一式 2 份，签名后 1 份提交护理部，1 份科室留存。根据事件严重程度和调查进展情况，一般要求 24 ~ 48h 内将报告表填写完整后提交护理部（患者发生压疮时，按照压疮处理报告制度执行）。事件重大、情况紧急者应在处理的同时口头上报护理部和质控科。针对科室报告的不良事件，护理部每月组织护理风险管理委员会分析原因，每季度公布分析处理结果，并跟踪处理及改进意见的落实情况，落实情况列入科室护理质量考核和护士长任职考评内容。

4. 护理不良事件的报告范围　护理不良事件的发生与护理行为相关，如违反操作规程、相关制度等。护理不良事件的发生造成患者的轻微痛苦但未遗留不良后果，如漏服口服药、做过敏试验后未及时观察结果又重复做；护理不良事件的发生未造成伤害，但根据护理人员的经验认为再次发生同类事件有可能会造成患者伤害，如过敏者管理不到位、标识不全；存在潜在的医疗安全或医疗纠纷事件，如对特殊重点患者未悬挂安全警示标识等。

5. 护理不良事件的报告原则　报告者可以报告自己发生的护理不良事件，也可以报告所见他人发生的护理不良事件。报告系统主要采取匿名的形式，对报告人严格保密，自愿报告者应遵循真实、不得故意编造虚假情况、不得诽谤他人，对报告者采取非处罚性、主动报告的原则。主动报告包括：护士主动向护士长报告，总护士长主动向护理部报告。

6. 建立“患者安全质量管理”网络　建立护理部主任、总护士长、科护士长三级管理体系。有计划地跟踪检查，以保证每一项措施能够落实到位。制订出“护理安全质量检查表”，每月对全院的各护理单元进行检查，督促措施的落实，纠正偏差，以此保证各项护理安全工作的实施。

7. 全体护理人员参与质量安全控制　将科室各项护理质量安全指标分配到个人，内容包括护士仪表、医德医风规范要求、病房管理、特级及一级护理质量、基础护理质量、急救物品、药品、器械管理、消毒隔离管理、护理文书书写管理、用药安全等，结合各岗位工作质量标准，每日进行自查互查。

8. 组织学习培训　组织护士学习各项护理质量安全标准，要求护理人员明确掌握本病区质量安全的内容及标准，发现他人或自己存在的质量与安全隐患、护理缺陷主动报告，不徇私情，不隐瞒。

9. 自愿报告管理方法　成立三级护理不良事件自愿报告管理系统，由病区 – 护理部 – 主管院长逐级上报。发生护理不良事件后护理人员应立即报告护士长，并积极采取措施，将损害降至最低。护士长将每月自愿报告的护理不良事件进行分类、统计、汇总，及时上报至护理部，并在每月的质量安全会议上对各种护理不良事件发生原因进行分析，了解管理制度、工作流程是否存在问题，确定事件的真实原因，提出整改措施，护理部根据全院不良事件发生情况，组织专家进行调查研究，提出建议，并及时反馈给一线临床护理人员，对典型病例在全院点评。点评时不公布科室及当事人姓名，点评的目的主要是为预防此类事件的再次发生。主管院长负责对相关工作制度、流程进行审查。

10. 制定护理不良事件自愿报告处理制度　传统的管理模式在不良事件发生后需逐级上报并进行讨论，还要“确定事故性质，提出讨论意见”，最终按照责任的大小给予个人和科室相应的处罚。这种以惩罚为主的传统的管理模式成为护理人员不敢报告不良事件的主要因素。对医疗不良事件进行开创性研究的美国医学专家 Lucian Leape 教授提出，发生差错后担心被惩罚是当今医疗机构内患者安全促进的最大障碍。同时国外的实践也表明在非惩罚性的环境下，员工更乐于指出系统的缺陷，报告各类意外事件和安全方面的隐患。为此护理管理部门应尽快建立一个非惩罚性的、安全的不良事件报告系统，确保各种不良事件能够迅速、高效地呈报给护理管理部门，便于护理管理人员对事件集中分析，从对系统的纠正方面来揭示需要关注的伤害和伤害发生发展的趋势，为医院护理质量的提高提供最佳指导意见。对自愿报告责任护士免于处罚，自愿报告人员为消除护理安全隐患提出合理化建议的、对保障护理安全有贡献的给予奖励。

11. 制订实施管理办法

（1）自查与他查：根据全院统一的《护理质量检查标准》及《患者安全目标》管理的要求，每日进行自查与他查，对检查中存在的问题，潜在的安全风险做到及时记录，及时纠正。

（2）班后小结：要求每位护士在下班前，对自己的工作进行认真审查，针对自己工作中存在的问题，潜在的风险及时记录，确认并改进后签名，第 2 天上班前阅读，以提醒自己及警示他人。

（3）组织讨论：护士长每月对表中记录的护理质量安全问题进行归类总结，每月在护士业务学习会上组织全科护士进行原因分析讨论，并共同提出改进措施。

（4）考核：护理人员绩效考核实施量化考核制，即与季度之星评选挂钩，根据护士工作质量进行考核评分，对主动报告的不良事件，如果在规定的时间内及时阅读并改进的，不扣个人质量分，并适当加分。若护理不良事件由患者或家属指出，或护士长日查中查出，在当事人个人绩效考核成绩中适当扣分。

总之，患者的护理安全是医院管理的核心内容之一。护理管理者应了解护理不良事件上报影响因素和程度，采取相应的措施，应用科学的管理原则和处理方式，建立更完善的不良事件报告系统，为患者创建安全的就医环境，确保患者就医安全。

第四节　护理安全分级

护理安全是指在实施护理的全过程中，患者不发生法律和法定的规章制度允许范围以外的心理、机体结构或功能上的损害、障碍、缺陷或死亡等情况，护理安全是护理管理的重点。

医疗质量与患者安全是全球医疗服务所面临的重大问题，已引起 WHO 和各国的高度重视。护理工作作为医院医疗工作的重要组成部分，护理安全已成为衡量服务质量的重要指标，与患者的身心健康及生命安全息息相关。

在临床中护理工作虽然具有专业性、复杂性及高风险性，但这并不表示“护理安全”和“患者安全”不可掌控。有学者指出，30% ~ 50% 的不良事件可以通过预防得以避免。通过对住院患者不安全因索进行预防性评估，用建立护理安全分级的方法帮助医护人员识别高危患者，并采取切实有效的措施，以最大限度减少护理安全隐患，保证患者安全。

一、护理安全分级的由来

分级护理是指根据患者病情的轻、重、缓、急及自理能力评估，给予不同级别的护理。我国的分级护理始于 1956 年，由护理前辈张开秀和黎秀芳所倡导并一直沿用至今，国内医院的分级护理制度也是由此发展而来的。目前，国内医院的护理级别，一般均由医生根据等级护理制度要求，结合患者病情，以医嘱的形式下达，然后护士根据护理等级所对应的临床护理要求，为患者提供相应的护理服务。

受分级护理制度的启发，认为可以对患者现存的安全隐患进行全面、有效地评估，将安全隐患等级按照低、中、高、危档划分，建立护理安全分级，以预防和保证患者在医疗服务中的安全。护理安全分级是在护理安全的基础上为实现患者安全而制定的分级制度，通过对患者不安全因素的评估、分级，能够使护士对患者可能出现的安全隐患进行防范，防微杜渐. 减少和控制护理缺陷和事故的发生。

护理安全分级与分级护理制度的区别为：等级的下达者为护士，而非医生；等级的下达依据是患者的安全隐患，而非患者病情的轻重缓急。例如，对于深昏迷的患者，其病情危重，属于一级或特级护理，但针对其安全隐患的评估，由于其处于昏迷状态，安全隐患主要为压疮的发生，而跌倒、坠床或拔管的危险因素则较低。《2009 年度患者安全目标》由中国医院协会在中华人民共和国卫计委医政司指导下制定，具体内容是：严格执行查对制度，提高医务人员对患者身份识别的准确性；提高用药安全；严格执行在特殊情况下医务人员之间有效沟通的程序，做到正确执行医嘱；严格防止手术患者、手术部位及术式发生错误；严格执行手卫生，落实医院感染控制的基本要求；建立临床实验室“危急值”报告制度；防范与减少患者跌倒事件发生；防范与减少患者压疮发生；主动报告医疗安全（不良）事件；鼓励患者参与医疗安全。该文件中患者安全目标的提出也是护理安全分级在临床工作中实施的必要。

二、护理安全分级的制定

1. 重视评估患者自身安全的影响因素　英国著名学者 Vincent 从制度背景、组织管理因素、临床工作环境、医疗团队因素、医护工作者、任务因素以及患者自身因素 7 个方面归纳了影响患者安全问题的因素。虽然管理制度、人员、任务等因素是影响患者安全的重要因素，但患者自身因素是患者在特定时间内本身所具有的，不同患者之间存在高度的差异性、多样性和不确定性，且同一因素也可能对患者安全造成多方面的影响。因此，对患者自身影响安全的因素评估对护理临床实践有更直接的指导意义。有调查发现，患者自身存在的危险因素较多，每一种安全问题中患者自身至少存在 5 项以上的危险因素。因此，重视对患者自身相关安全因素的评估是十分必要的。

2. 筛选常见患者安全问题，为临床护理安全防范提供警示　患者在住院期间可能发生的安全问题多种多样，这无疑增加了护理安全防范工作的难度。有调查结果显示，不同级别医院、不同科室临床常见的安全问题中，排序位居前 6 位的安全问题基本相同，说明安全问题发生的种类和频率是有规律可循的，常见安全问题的筛出，可为临床护理人员的安全管理及预防工作指明方向，临床护理人员可以针对常见的安全问题，采取针对性强的预防措施，对护理安全防范工作具有指导意义。

3. 筛选患者自身影响因素，为评估患者安全提供依据　目前，临床上使用的有关患者的评估工具不多且涉及问题单一，而现有的护理评估表的评估内容也较少涉及患者安全方面。因此，临床上需要能客观反映患者安全问题的护理评估工具。

有研究表明，不论是护理人员的总体评价结果，还是各级医院、不同科室护理人员的评价结果，剔除在临床工作中已取得较好管理效果或已有明确规章制度可循的护理安全问题，同时结合临床工作经验，排序居前 4 位的常见安全问题基本均包含周围静脉输液渗出或外渗、跌倒或坠床、意外脱管、压疮。据此，筛选出临床上常见的住院患者安全问题为周围静脉输液渗出或外渗、跌倒或坠床、意外脱管、压疮。

三、护理安全分级的评估

1. 周围静脉输液渗出或外渗的评估　周围静脉输液渗出或外渗患者自身影响因素见表 1–1。

表 1–1 周围静脉输液渗出或外渗患者自身影响因素

1	神经精神情况：躁动、昏迷	1
2	静脉条件：细、弯曲、弹性差、静脉炎等	1
3	输注药液：抗肿瘤药物、高渗药物等	1
4	血管穿刺史：长期反复静脉穿刺	1
5	穿刺部位：尽管接处血管、指趾间细小静脉等	1
6	皮肤状况：不同程度的水肿	1
7	局部感觉功能障碍	1
8	年龄：大于 65 岁或小于 12 岁	1
9	疾病因素：外周血管疾病、糖尿病等	1
10	输液量大，速度快	1
11	输液方式：使用加压、注射泵或输液泵	1

2. 跌倒或坠床高危因素的评估　详见住院患者跌倒坠床评估表。

3. 意外脱管高危因素的评估　首先对患者进行布卢姆斯瑞镇静评分（Bloomsbury Sedation Score）和格拉斯哥昏迷量表（GCS）评分，使用风险分层工具来确定患者意外脱管的风险程度。C 区域患者故意拔管风险高，B 区域患者处在高敏感区，而 A 区域患者不存在故意拔管的风险。

根据导管的位置、作用及意外脱管后相对的危害性大小，将导管分Ⅰ、Ⅱ、Ⅲ类，并将每类导管细分了若干类型。

同一导管对于不同病种，其分类可能不同。如食管癌术后患者，胃管属于Ⅰ类导管，一旦拔除严重影响术后恢复；而对于一般慢性疾病，只需胃管鼻饲肠内营养的患者，胃管就属于Ⅲ类导管。

导管的具体分类需临床各科室针对各自收治的主要病种，加以设置和具体细化。如心脏外科患者其常见导管Ⅰ类包括气管插管、气管切开套管、胸腔、心包及纵隔引流管、心脏临时起搏器、IABP 置管、ECMO 置管等；Ⅱ类包括中心静脉导管、PICC 导管、有创血压监测导管等；Ⅲ类包括尿管、氧气管、胃及十二指肠营养管、外周静脉导管、鼻温监测管等。

最后根据患者的风险分层和导管类型确定患者意外脱管的安全等级。危险度 1 级（低度危险）指风险度分层位于 A 层，有Ⅱ类、Ⅲ类导管的患者；危险度 2 级（中度危险）指风险分层位于 A 层的Ⅰ类导管患者，以及风险度位于 B 层的Ⅲ类导管的患者；危险度 3 级（高度危险）指风险分层位于 C 层的各类导管患者及位于 B 层的Ⅰ类、Ⅱ类导管患者。评估时间为患者新入院或转科时：患者意识或病情变化时；患者留置（拔除）导管时。

四、护理安全等级卡片及安全标识的制订

1. 护理安全等级卡片　护理安全等级卡片长 15cm，宽 10cm，分为上下两部分，上部分宽 4cm，纵向将卡片上部均分为 3 个色块，绿色、橙色和紫色，分别代表危险度的 1、2、3 级；下部分宽 6cm 为白色底板，用以注明患者的一般信息，包括姓名、性别、年龄、住院号、入院诊断及日期等。此卡片将悬挂于患者床头醒目位置，便于识别，分级护理卡片挂于床尾。

2. 护理安全标识　将 4 种安全问题分别制成相应的标识，标识为等边三角形，边长 3cm，黄底，内画黑色图案，图案均能明显代表此 4 种意外情况。经评估筛选出有安全隐患的患者，根据各项安全问题的等级不同，分别将其标识贴于等级卡片的相应位置。如患者经评估其意外脱管危险度为 3 级，跌倒或坠床和压疮危险度为 2 级，将代表意外脱管的标识贴于等级卡的紫色区域，将代表跌倒或坠床和压疮的 2 张标识贴于橙色区域。

五、护理安全分级的临床应用建议

对评定出的高危患者，护理人员应给予足够的重视，加强巡视、观察并根据其自身特点为其制订相应的护理措施。护士在为患者制订护理措施时，不应只注意危险度级别，还应关注危险度级别较高的原因。同一危险度级别，因患者自身情况不同，其护理措施也会不同。如同为跌倒、坠床危险度3级的患者，在评估中其主要问题为意识障碍、躁动的，护理人员就应给患者加设床档，进行适当约束，必要时遵医嘱给予镇静剂。而对于肢体功能障碍的患者，护理人员就应将患者安置在宽敞、空间较大的病房，将患者的日常生活用品放置在随手可取的位置，为患者提供助步器，如患者如厕可提供便器等，最大限度地预防不良事件的发生。在为患者制订护理措施时，应结合患者的自身特点，提供切实有效的个性化护理。

在临床上应用护理安全分级，可使患者和家属明白其目前的状态、危险度级别及需要家属配合的内容，以减少和避免意外发生后所引起的纠纷，也让患者了解自身的身体状况，预知自己的危险性，提高自我管理能力，及时寻找和接受援助。将护理安全等级卡片贴于患者床头作为警示标志，也便于医护人员、部分患者、家属辨识并知道该患者存在的主要安全问题，必要时给予协助、保护并采取相应的护理干预。

第五节　患者参与患者安全

患者和居民参与能够反映一个国家对医疗质量的重视程度，对医疗质量管理的发展也具有明确的指示作用。患者参与对于推动患者安全运动具有十分重要的意义，美国国家患者安全目标联合会将患者参与其照护过程作为保障患者安全的策略，中国医院协会也将鼓励患者参与医疗安全作为保障患者安全的目标之一。在卫计委颁发的2011年版医院评审标准实施细则中将患者参与列为保证患者安全的一项重要内容。在当前我国医药卫生体制五项改革公立医院改革中，提高患者满意度是公立医院改革的重要内容。而患者满意度的提高与患者参与安全管理有高度正相关关系。尽管患者参与在医院管理中的重要作用已得到医院管理人员的广泛认可，但长期以来患者更多是医疗服务的被动接受者，其在医院质量与安全管理中的重要作用没有得到足够的重视。

一、患者参与在医院管理中的重要性

患者参与可以表现到医院工作中的各个环节，对医院管理、诊疗过程、环境、安全以及院感等多方面都会产生重要影响。患者参与的参与者可以包括除医院现职员工外的所有人员，而鉴于中国文化的特点，患者参与也包括了患者家属这一重要部分。在患者参与管理中安全管理是最重要的内容。

1. 患者参与医院安全管理　医院设置患者安全管理委员会是实现患者参与医院管理的主要途径。通过邀请患者或家属等来参加医疗安全相关组织，能够实现3方面作用。首先，患者参与医院规章制度的制定，从患者角度提出的建议使制度更好地代表了患者的利益；其次，患者提供对医院各部门的监督和评价有助于质量的改进与提高。最后，患者还可以参与医疗纠纷的解决。因为患者安全委员会的委员是来自患者，他们会站在患者的角度用患者习惯的语言沟通，较易为患者及家属所接受。他们互相沟通后再进行院方的协调，会收到更好的效果。此外，目前能使管理者接受的患者满意度调查也是患者参与的重要形式。

2. 患者参与诊疗过程　患者参与的重要作用在医院诊疗过程中的各个方面都得到了证实。患者配合医生详细如实描述症状及病情，能够有助于医生的正确诊断。患者参与用药安全中，通过告知住院患者药物使用管理方法，并在给药过程中，鼓励患者说出他们所观察到的药物类型、剂量、给药方式及服药反应的改变，能够为加强住院患者用药安全发挥重要作用。而患者掌握所用药物安全方面的信息，会加强其服药依从性，一定程度上减少药物滥用，从而降低医药比例。而通过执行患者参与的术前核对，不仅增加了医患双方的沟通，更减少了手术部位错误的发生。有研究表明，在研究药品的不良反应时，由患者自我报告得出的药物不良反应的发生率要远远高于医生的观察数据。例如，在关于治疗肿瘤药物的不良反应中，采用患者自我报告方法，药物不良反应虚弱、食欲下降、恶心呕吐、腹泻、便秘等症状的

发生率分别为明显高于医生研究观察到的结果。同样，患者参与给药过程的查对更是解决查对错误的有效方法。另外，患者参与在降低医院感染率方面也得到了学术界的一致认可。不良事件的报告由患者参与后上报率会有所增加，同时患者参与更好地保证了患者的知情权利。

3. 患者参与患者安全　患者参与患者安全是世界患者安全联盟倡导的 6 个行动纲领之一，旨在代表患者的心声，建立患者和患者安全倡导者、医疗服务消费者与提供者共同参与的国际网络。强调患者积极参与一切相关工作，在推动患者安全运动中发挥重要作用。2004 年 10 月，WHO 启动世界患者安全联盟。基于改善全球患者安全的核心原则，联盟正式提出“患者参与患者安全”（Patients for Patient Safety，PPS）等 6 个行动计划。患者参与患者安全自提出后即得到了医院管理者的普遍认可。中国医师协会提出的 2007 年度患者安全目标中，第八个重点目标就是鼓励患者参与医疗安全。

二、患者参与的有效实施方法

尽管患者参与对医院的质量与安全具有重要意义，且多数患者对参与临床决策持积极态度，但目前的研究表明患者参与并不乐观。在一项调查研究中，95% 的患者希望了解与疾病相关的医学信息，其中有 60% 的患者希望从医生处了解疾病治疗的信息，而仅有 46.2% 的患者达到目的，因此要采取有效方法来保证患者的参与。

1. 构建医院安全文化氛围　医院的安全文化氛围是实现患者参与的保障。构建医院的安全文化最重要的是工作人员将保证患者安全作为工作的第一目标，要求医院职工每个人都要参与到患者安全中去，其中领导者的态度极其重要。领导通过建立相关规章制度及自身的榜样作用来保证员工和患者最大程度的参与。构建安全文化要求医务人员改变追求完美、不犯错误的观点，代之的是注重以安全为目标的系统设计，创造一个使人不容易犯错误的环境。现代的观点也认为，人是有缺点的，是人就会犯错误，不论他们受到多好的训练，医务人员也不例外。只有医务人员接受自己可能犯错误的事实，才能真正执行预防错误发生的系统设计，也才能报告自己的错误以警示其他同业人员。构建安全文化要注重实现医院安全文化的 3 个支住，即信任、改进和报告。建立一个相互信任的环境，包括管理人员与一线工作人员之间，医生与护士及各个专业之间，医务人员与患者之间的相互信任；建立相互信任的关系后，还需要医院提供医院各专业的平等发展、平等对话的机会，如医生、患者、护士、相关检验、功能科的技术人员、药剂师等之间平等，才能保证各专业人员都能够从专业角度对存在的问题提出改进方法。也只有实现了信任和改进，才能够实现报告的通畅性，才能把保证患者安全的质量管理真正落到实处。

2. 注重健康团队的工作模式　尽管患者参与被认为是防止医疗差错事故发生的重要方法，但在临床上实施患者参与并不是一个简单的事情，需要整个健康团队成员的努力。随着医学的发展，医院分工越来越精细。疾病的康复需要医生、护士、营养、康复、检验人员、病理、药剂、影像、功能科、外送等多个部门的有效服务和患者的主动配合才能实现。疾病的诊断与治疗不仅需要专业的精深知识也需要知识的广博。这样复杂的系统中，健康团队的工作模式不仅需要各专业具有很强合作意识，还需要有专业来提供联络、组织的功能，而这个专业需要广博的知识和密切接触患者的特点，也许护理专业将是这个功能的最佳实现者。

3. 重视健康教育，促进患者在医疗护理过程中的角色转变　患者较低的健康知识水平是患者参与的主要障碍，因此重视患者及其家属的健康教育是保证患者参与的必备条件，同时还可以通过健康教育来促进患者或家属转变其在治疗过程的角色，因此健康教育的内容应主要包括以下两个部分：通过讲解疾病知识、治疗、护理的相关知识等，使患者及家属掌握健康知识从而得到参与的能力，同时也提高了其自身管理健康的能力及全民的健康素养；通过灌输“患者安全是每一个人的责任”，拉近公众的认知与医疗服务提供者间的认知差距。使患者或家属从认为诊断和治疗是医务人员的事、自己只是消极接受者的角色转变为主动参与诊断治疗中、是疾病治疗过程中的重要一员的角色。将患者参与医疗活动过程中的责任进行宣教，如患者要提供准确的信息、完整填写健康史和调查问卷、监督医护人员工作、遵从医嘱并提问等来保证患者有效地参与。

4. 医护人员转变观念，支持患者参与　研究表明患者参与的意愿很高，相反医生对患者参与持有否定的态度，因此医务人员应转变观念支持患者的参与。医务人员要本着永远把患者安全、患者权益放在第一位的观点才能够真正欢迎患者的参与与监督。同时，鉴于治疗中患者家属的重要性，患者参与一部分是代表了患者家属的参与。医生认为存在的困难是对患者沟通缺乏时间，另外由于治疗中的个体差异使治疗结果存在不确定性而难以沟通。

5. 转变对待不良事件的态度及处理方法　不良事件上报对提高医院安全的效果得到了专家的一致认可。不良事件上报不仅有助于通过深入分析不良事件的产生原因来避免其发生，还对其他可能发生相似事件的工作人员提出预警。但目前不良事件的报告率要远远低于发生率，其原因不仅与医务人员、科室管理人员对不良事件上报的观念没有转变有关，也与分析不良事件时主要从责任人角度来分析以及处理时主要以采取惩罚责任人的处理方法有关，而没有从系统上来找原因。在不良事件发生后，系统的原因不可忽视。口服药的机器摆药系统就是一个案例，通过使用计算机系统来摆药而将护士手工摆药的错误发生率降为零。此外，医院计算机系统的使用也大大减少了护士手抄医嘱的错误。因此，管理部门在不良事件的发生后能够从系统上找原因，更便于整个组织的进步；而各个部门担负自己的责任，更便于错误根源的解决。只有转变对待不良事件的态度，才能使医务人员真正欢迎患者参与到自己工作每一个环节。不过，不良事件的分析与处理也要避免从一个极端走向另一个极端，个人在错误中的责任也一定要重视，惩罚也仍是纠正错误习惯的一个重要手段。另外，患者、家属等对待不良事件的态度也是决定患者参与的因素之一。现在医疗行业医患的不信任关系、暴力事件及触目惊心的医闹等问题使医护人员很难真诚地欢迎患者参与。

患者参与是保证医院质量与安全的重要方法，是我国医院第二评审周期中医院评审的一项重要内容，在今年医药体制改革步入深水区、公立医院改革进一步深入的形式下，患者参与医疗安全管理不仅仅是提高医疗质量，也是有效维护患者合法权益、营造和谐医院的有效举措。但在实际工作中，患者参与仍然没有被医务人员广泛认可和采纳，需要管理者采取多种方法保证患者参与到各项工作中，以实现其重要作用。

第六节　护理质量管理的基本方法

一、质量管理的基本工作

进行质量管理工作必须具备的一些基本条件、手段和制度，是质量管理的基础。护理质量管理也不例外。

首先，要重视质量教育，使全体人员树立“质量第一”的思想。质量管理教育包括两个方面：一是技术培训，二是质量管理的普及宣传和思想教育。通过教育要达到以下目的：①克服对质量管理认识的片面性，进一步理解质量管理的意义，树立质量管理人人有责的思想；②使每个护理人员掌握有关的质量标准、管理方法和质量管理的工具，如会看图表等；③使全体人员弄清质量管理的基本概念、方法及步骤。

除进行质量管理教育外，还要建立健全质量责任制，即将质量管理的责任明确落实到各项具体工作中，使每个护理人员都明白自己在质量管理中所负的责任、权力、具体任务和工作关系，在其位，任其责，形成质量管理的体系，并与奖惩制度联系起来。

二、质量管理的工作循环

全面质量管理保证体系运转的基本方式是以 PDCA（计划 – 实施 – 检查 – 处理）的科学程序进行循环管理的。它是 20 世纪 50 年代由美国质量管理专家戴明根据信息反馈原理提出的全面质量管理方法，故又称戴明循环。

（一）PDCA 循环的步骤

PDCA 循环包括质量保证系统活动必须经历的四个阶段八个步骤，其主要内容是：

1. 计划阶段（plan）　计划阶段包括制定质量方针、目标、措施和管理项目等计划活动，在这阶段主要是明确计划的目的性、必要性。这一阶段分为四个步骤：①调查分析质量现状，找出存在的问题；②分析影响质量的各种因素，查出产生质量问题的原因；③找出影响质量的主要因素；④针对主要原因，拟定对策、计划和措施，包括实施方案、预计效果、时间进度、负责部门、执行者和完成方法等内容。

2. 执行阶段（do） 执行阶段是管理循环的第五个步骤。它是按照拟定的质量目标、计划、措施具体组织实施和执行，即脚踏实地按计划规定的内容去执行的过程。

3. 检查阶段（check） 第三阶段即检查阶段，是管理循环的第六个步骤。它是把执行结果与预定的目标对比，检查拟定计划目标的执行情况。在检查阶段，应对每一项阶段性实施结果进行全面检查、衡量和考查所取得的效果，注意发现新的问题，总结成功的经验，找出失败的教训，并分析原因，以指导下一阶段的工作。

4. 处理阶段（action） 处理阶段包括第七、第八两个步骤。第七步为总结经验教训，将成功的经验加以肯定，形成标准，以便巩固和坚持，将失败的教训进行总结和整理，记录在案，以防再次发生类似事件。第八步是将不成功和遗留的问题转入下一循环中去解决。

PDCA 循环不停地运转，原有的质量问题解决了又会产生新的问题，问题不断产生而又不断解决，如此循环不止，这就是管理不断前进的过程。

（二）PDCA 循环的特点

（1）大环套小环，互相促进。整个医院是一个大的 PDCA 循环，那么护理部就是一个中心 PDCA 循环，各护理单位如病房、门诊、急诊室、手术室等又是小的 PDCA 循环。大环套小环，直至把任务落实到每一个人；反过来小环保大环，从而推动质量管理不断完善。

（2）阶梯式运行，每转动一周就提高一步。PDCA 四个阶段周而复始地运转，而每转一周都有新的内容与目标，并不是停留在一个水平上的简单重复，而是阶梯式上升，每循环一圈就要使质量水平和管理水平提高一步。PDCA 循环的关键在于处理这个阶段，就是总结经验，肯定成绩，纠正失误，找出差距，避免在下一循环中重犯错误。

（三）护理质量的循环管理

护理质量管理既是一个独立的质量管理系统，又是医院质量管理工作中的一个重要组成部分，因此，它是在护理系统内不同层次上的循环管理，也是医院管理大循环中的一个小循环。所以，护理质量循环管理应结合医院质量管理工作，使之能够纳入医院同步惯性运行的循环管理体系中。

我国大多数医院在护理管理中实施计划管理，即各层次管理部门有年计划、季计划、月安排、周重点，并对是否按计划达标有相应的检查制度及制约措施。

各护理单元及部门按计划有目的地实施，护理各层管理人员按计划有目的地检查达标程度，所获结果经反馈后及时修订偏差，使护理活动按要求正向运转。具体实行时可分为几个阶段：①预查：以科室为单位按计划、按质量标准和项目对存在的问题进行检查，为总查房做好准备；②总查房：护理副院长、护理部主任对各科进行检查，现场评价，下达指令；③自查：总查房后，科室根据上级指令、目标与计划和上月质量管理情况逐项分析检查，找出主要影响因素，制定下月的对策、计划、措施；④科室质量计划的实施：科室质量计划落实到组或个人，进行 PDCA 循环管理。这种动态的、循环的管理办法，就是全面管理在护理质量管理中的具体实施，对护理质量的保证起了重要作用。

第七节　医院分级管理与护理标准类别

一、医院分级管理与医院评审的概念

（一）医院分级管理

医院分级管理是根据医院的不同功能、不同任务、不同规模和不同的技术水平、设施条件、医疗服务质量及科学管理水平等，将医院分为不同级别和等次，对不同级别和等次的医院实行标准有别、要求不同的标准化管理和目标管理。

（二）医院评审

根据医院分级管理标准，按照规定的程序和办法，对医院工作和医疗服务质量进行院外评审。经过评审的医院，达标者由审批机关发给合格证书，作为其执业的重要依据；对存在问题较多的医院令其限期改正并改期重新评审；对连续三年不申请评审或不符合评审标准的医院，一律列为“等外医院”，由卫生行政部门加强管理，并根据情况予以整顿乃至停业。

二、医院分级管理和评审的作用

医院分级管理和评审的作用有：

（1）促进医院医德、医风建设。

（2）医院分级管理和评审制度具有宏观控制和行业管理的功能。

（3）促进医院基础质量的提高。

（4）争取改革的宽松环境，为逐步整顿医疗收费标准提供科学依据。

（5）有利于医院总体水平的提高。

（6）有利于调动各方面的积极性，共同发展和支持医疗事业，体现了大卫生观点。

（7）有利于三级医疗网的巩固和发展。

（8）有利于充分利用有限的卫生资源。

（9）有利于实施初级卫生保健。

三、医院分级管理办法

（一）医院分级和分等

我国医院分级同国际上三级医院的划分方法一致，由基层向上，逐级称为一级、二级、三级。直接为一定范围社区服务的医院是一级医院，如城市的街道医院、农村的乡中心卫生院；为多个社区服务的医院是二级医院，如农村的县医院、直辖市的区级医院；面向全省、全国服务的医院是三级医院，如省医院等。各级医院分为甲、乙、丙三等，三级医院增设特等，共三级十等。医院分等以后，可以通过竞争促使医院综合水平提高而达到较好的等次，体现应有的价值。

（二）医院评审委员会

医院评审委员会是在同级卫生行政部门领导下，独立从事医院评审的专业性组织。可分为部级、省级、地（市）级三级评审会。

部级由卫计委组织，负责评审三级特等医院，制定与修订医院分级管理标准及实施方案，并对地方各级评审结果进行必要的抽查复核。

省级由省、自治区、直辖市卫生厅（局）组织，负责评审二、三级医院。

地（市）级由地（市）卫生局组织，负责评审一级医院。

评审委员会聘请医院管理、医学教育、临床、医技、护理和财务等有关方面有经验的专家若干人，要求其成员作风正派，清廉公道，不徇私情，身体健康，能亲自参加评审。

四、标准及标准化管理

（一）标准

标准是对需要协调统一的技术或其他事物所做的统一规定。标准是衡量事物的准则，要求从业人员共同遵守的原则或规范。标准是以科学技术和实践经验为基础，经有关方面协商同意，由公认的机构批准，以特定的形式发布的规定。因此，标准具有以下特点：①明确的目的性。②严格的科学性。③特定的对象和领域。④需运用科学的方法制定并组织实施。

（二）护理质量标准

护理质量标准是护理质量管理的基础，是护理实践的依据，是衡量整个工作单位及个人工作数量、质量的标尺和砝码。护理质量标准应是以工作项目管理要求或管理对象而分别确定的。

（三）标准化

标准化是制定和贯彻执行标准的有组织的活动过程。这种过程不是一次完结，而是不断循环螺旋式上升的，每完成一次循环，标准化水平就提高一步。标准是标准化的核心。标准化的效果有的可在短期或局部范围内体现，多数要在长期或整体范围内才能体现，已确定的标准需要经常深化，经常扩张。

（四）标准化管理

标准化管理是一种管理手段或方法。即以标准化原理为指导，把标准化贯穿于管理的全过程，是以增进系统整体效能为宗旨、以提高工作质量与工作效率为根本目的的一种科学管理方法。标准化管理具有以下特征：①一切活动依据标准。②一切评价以事实为准绳。

五、综合医院分级管理标准及护理标准（卫计委试行草案）

（一）综合医院分级管理标准

1. 范围　我国当前制定的综合医院分级管理标准（专科医院标准另订）的范围包括两个方面：一是医疗质量，尤其是基础质量，二是医疗质量的保证体系。

“标准”涉及管理、卫生人员的资历和能力、患者与卫技人员的培训和教育、规章制度、医院感染的控制、监督和评价、建筑和基础设施、安全管理、医疗活动记录（病案、报告、会议记录）和统计指标等十个方面的内容。以上内容分别在各级医院的基本条件和分等标准中做了明确规定。

2. 医院分级管理标准体系及其指标系列　医院分级管理标准体系由一、二、三级综合医院的基本标准和分等标准所构成。每部分既含定性标准，又含定量标准。

（1）基本标准。基本标准是评价医院级别的标准，是最基本的要求，达不到基本标准的医院不予参加评定等次。基本标准与等次标准两者分别进行考核评定。基本标准系列由以下七个方面组成：①医院规模；②医院功能与任务；③医院管理；④医院质量；⑤医院思想政治工作和医德医风建设；⑥医院安全；⑦医院环境。

（2）分等标准。各级综合医院均被划分为甲、乙、丙三等，三级医院增设特等的标准。评审委员会依据分等标准评定医院等次，同时也将会促进医院的发展建设。分等标准中，根据一级医院的特殊性，与二、三级医院的评审范围有所不同。分等标准归类包括：①各项管理标准；②各类人员标准；③物资设备标准；④工作质量、效率标准；⑤经济效果标准；⑥卫生学管理标准；⑦信息处理标准；⑧生活服务标准；⑨医德标准；⑩技术标准。

在评审中，采取千分制计算方法评定。合格医院按所得总分评定等次。分等标准考核，甲等须达 900 分以上（含 900 分），乙等须达 750 分至 899 分（含 750 分），丙等在 749 分以下。三级特等医院除达到三级甲等医院的标准外，还须达到特等医院所必备的条件。

各级医院统计指标的系列项目有所区别，一级医院共 39 项，二级医院共 41 项，三级医院共 50 项。其中含反映护理方面的统计指标 7 ～ 10 项，例如五种护理表格书写合格率、护理技术操作合格率、基础护理合格率、特护和一级护理合格率、陪护率、急救物品完好率、常规器械消毒合格率、开展责任制护理百分率、一人一针一管执行率，以及昏迷和瘫痪患者褥疮发生率等。

（二）护理管理标准及评审办法

护理管理标准是评审各级医院护理工作的依据，是目前全国统一执行的护理评价标准。护理管理标准以加强护理队伍建设和提高基础护理质量为重点。

1. 护理管理标准体系　护理管理标准体系中的基本标准包括五部分内容。①护理管理体制：含组织领导体制、所配备的护理干部的数量及资格、护理人员编制的结构及比例等。②规章制度：含贯彻执行 1982 年卫计委颁发的医院工作制度与医院工作人员职责有关护理工作的规定，结合医院实际，认真制定和严格执行相应的制度，包括护理人员职责、疾病护理常规和护理技术操作规程、各级护理人员继续教育制度等，并要求认真执行。③医德医风：即贯彻执行综合医院分级管理标准中相应级别医院医德医风建设的要求，结合护士素质，包括仪表端庄，言行规范，患者对护理工作、服务态度的满意度达到的百分率要求。④质量管理：包括设有护理质量管理人员；有明确的质量管理目标和切实可行的达标措施；

有质量标准和质控办法，定期检查、考核和评价；严格执行消毒隔离及消毒灭菌效果监测的制定：有安全管理制度及措施，防止护理差错、事故的发生。⑤护理单位管理：包括对病房、门诊（注射室、换药室）、急诊室、手术室、供应室等管理应达到布局合理，清洁与污染物品严格区分放置，基本设备齐全、适用；环境整洁、安静、舒适、安全、工作有序。

2. 分等标准　分等标准包括护理管理标准、护理技术水平及护理质量评价指标三部分。①护理管理标准：包括护理管理目标、年计划达标率的要求；设有护理工作年计划、季安排、月重点及年工作总结；有护理人员培训、进修计划，年培训率达标要求；有护理人员考核制度和技术档案，年考核合格率要求；有护理质量考评制度，定期组织考评；有护理业务学习制度，条件具备的组织护理查房；有护理工作例会制度；有护理差错、事故登记报告制度，定期分析讨论；对护理资料进行登记、统计；三级医院要求对资料动态分析与评价，并达到信息计算机管理。②技术水平：包括护理人员三基（基本知识、理论、技能）平均达标分数；掌握各科常见病、多发病的护理理论、护理常规、急救技术、抢救程序、抢救药品和抢救仪器的使用，有不同要求；掌握消毒灭菌知识、消毒隔离原则及技术操作；不同级别医院分别承担初、中、高等护理专业的临床教学任务；二、三级医院分别承担下级医院的护理业务指导、护理人员的进修、培训和讲学任务；开展护理科学研究工作、学术交流，发表论文、开展护理新业务、新技术的能力与数量要求，对不同级别医院均应达到相应标准；二、三级医院应能熟练掌握危、急、重症的监护，达到与医疗水平相适应的护理专科技术水平。③护理质量评价指标：参考以下护理质量指标及计算方法。

3. 护理质量指标及计算方法　医院分级管理中护理标准要求的质量指标共计十七项，各级医院的质量标准原则相同，指标要求有所差别。例如五种护理表格书写合格率，一级医院≥85%，二级医院≥90%，三级医院≥95%。五种护理表格包括体温单、交班本、医嘱本、医嘱单、特护记录单，其标准是：①字迹端正，清晰，无错别字，眉栏填齐，卷面清洁，内容可靠、及时；②护理记录病情描述要点突出，简明通顺，层次分明，运用医学术语；③体温绘制点圆线直，不间断、不漏项；④医嘱抄写正确、及时，拉丁文或英文字书写规整，用药剂量、时间、途径准确，签全名。

十七项护理质量标准中，责任制护理开展病房数与陪护率对一级医院不设具体规定指标。

4. 三级特等医院标准　三级特等医院其护理管理总体水平除达到三级甲等医院标准外，要求全院护理人员中取得大专以上学历或相当大专知识水平证书者≥15%。医院护理管理或重点专科护理在国内具有学科带头作用；有独立开展国际护理学术交流的能力。

5. 护理管理标准评审办法　评审中采取标准得分与分等标准得分分别计算方法，各按100分计算。两项得分之和除以2，计入医院总分。基本标准得分必须≥85%分才可进入相应等次，<85分时在医院总分达到相应等次的基础上下降一等。护理管理标准评分要求见表1–2。

表1-2　护理管理标准评分要求

项目	比重%	分值
一、基本标准		
（一）护理管理体系	25	25
（二）规章制度	20	20
（三）医德医风	20	20
（四）质量管理	15	15
（五）护理单位管理	20	20
小计	100	100
二、分等标准		
（一）管理标准	25	25
（二）技术水平	25	25
（三）护理质量评价指标	50	50
小计	100	100
合计	200%	200

第 二 章

生命体征的观察和测量技术

生命体征是指体温、脉搏、呼吸及血压，是机体内在活动的一种客观反映。当机体出现异常时，生命体征可发生不同程度的变化，因而生命体征成为衡量患者身体健康状况的基本指标。正确观察生命体征可以为疾病的预防、诊断、治疗及护理提供参考资料和依据。

第一节　体温的观察与测量

体温（temperature）指身体内部的温度，正常情况下，人的体温保持在相对恒定的状态，通过大脑和丘脑下部的体温调节中枢的调节及神经体液的作用，使产热和散热保持动态平衡。人体产热主要是通过内脏器官尤其是肝代谢和骨骼肌运动而进行的，散热则是通过辐射、传导、对流、蒸发等方式进行的。

测量体温所采用的单位是摄氏度(℃)或华氏度(℉)，一般常用摄氏度。两者换算关系为：℃=(℉-32)×5/9 或℉=℃×9/5+32

一、体温的观察

（一）正常体温

1. 体温的范围　正常体温常以口腔、直肠、腋下温度为标准。这 3 个部位测得的温度与机体深部体温相接近。正常人口腔舌下温度在 36.3 ~ 37.2℃；直肠温度受外界环境影响小，故比口腔温度高出 0.3 ~ 0.5℃；腋下温度受体表散热、局部出汗、潮湿等因素影响，比口腔温度低 0.3 ~ 0.5℃。同时对这 3 个部位进行测量，其温度差一般不超过 1℃。直肠温度虽然与深部体温更为接近，但由于测试不便，故临床上除小儿外，一般都测口腔温度或腋下温度。

2. 体温的生理性变动　体温可随年龄、昼夜、运动、情绪等变化而出现生理性变动，但在这些条件下体温的改变往往在正常范围内或呈一过性改变。

（1）年龄的差异：新生儿因体温调节中枢发育不完善，其体温易受环境温度的影响，并随之波动；儿童由于代谢旺盛，体温可略高于成人；老年人由于代谢低下，体温可在正常范围内的低值。

（2）昼夜差异：体温一般在清晨 2 ~ 6 时最低，下午 2 ~ 8 时最高，其变动范围不超过平均值 ±0.5℃。这种昼夜的节律波动与人体活动、代谢、血液循环等周期性变化有关，如长期夜班工作的人员，则可出现夜间体温升高，日间体温下降的现象。

（3）性别差异：女性体温略高于男性。女性的基础体温还随月经周期而出现规律性的变化，即月经期和月经后的前半期体温较低，排卵日最低，而排卵后到下次月经前体温逐步升高，月经来潮后，体温又逐渐下降，体温升降范围在 0.2 ~ 0.5℃。这种体温的周期性变化与血液中孕激素（黄体酮）及其他激素浓度的变化有关。

（4）运动影响的差异：剧烈运动时，骨骼肌紧张并强烈收缩，使产热量激增；同时由于交感神经兴奋，释放肾上腺素、甲状腺素和肾上腺皮质激素增多，代谢率增高而致体温上升。

（5）受情绪影响的差异：情绪激动、精神紧张都可使体温升高，这与交感神经兴奋有关。

（6）其他：进食、沐浴可使体温升高，睡眠、饥饿可使体温降低。

（二）异常体温

1. 发热　在致热原的作用下或体温调节中枢的功能障碍时，机体产热增加，而散热减少，体温升高超过正常范围，称为发热。

发热时，体温升高（以口腔温度为准）不超过38℃为低热，38 ~ 38.9℃为中等热，39 ~ 40.9℃为高热，超过41℃为超高热。发热过程可分为3个阶段。

（1）体温上升期：患者主要表现为畏寒、皮肤苍白、无汗，甚至寒战。

（2）发热持续期：患者主要表现为颜面潮红、皮肤灼热、口唇干燥、呼吸和脉搏增快。

（3）退热期：患者主要表现为大量出汗和皮肤温度降低。

将发热时所测得的体温值绘制成曲线图，可呈现不同的形态，称为热型。常见的热型有稽留热、弛张热、间歇热和不规则热。热型常能提示某种疾病的存在。

2. 体温过低　体温在35℃以下称为体温过低。可见于早产儿及全身衰竭的危重患者。体温过低，开始时可出现寒战，当体温继续下降时，四肢开始麻木，并丧失知觉，血压下降，呼吸减慢，甚至意识丧失，出现昏迷。

二、测量体温的方法

（一）体温计

最为常用的是玻璃汞（水银）柱式体温计。水银端受热后，水银膨胀沿毛细管上升，所达刻度即为体温的度数。摄氏体温计的刻度为35 ~ 42℃，每一大格为1℃，每一小格为0.1℃。测量不同部位的体温计，其外形也有所不同，如口表和肛表的玻璃管呈三棱状，腋表的玻璃管呈扁平状；口表和腋表的水银端细长，肛表水银端粗短。

此外，还有各种电子体温计，采用电子感温探头来测量体温，测量迅速，读数直观，使用方便；化学体温计（点阵式体温计）则是将对特定温度敏感的化学试剂制成点状，在体温计受热45s内，即可从试剂点颜色的改变上来得知所测得的体温值，该体温计为一次性用品，用后即可丢弃，不会引起交叉感染。

红外线耳式体温计是通过测量耳朵鼓膜的辐射亮度，非接触地实现对人体温度的测量，只需将探头对准外耳道，按下测量钮，仅有几秒钟就可得到测量数据，非常适合急重病患者、老年人、婴幼儿等使用。

（二）测量方法

1. 用物　测量盘内盛体温计、纱布、弯盘、记录本、笔及有秒针的表。

2. 操作方法　检查体温计有无破损，水银柱是否甩到35℃以下，以免影响测量结果。备齐用物，携至床边，向患者解释并交代注意事项，以取得配合，并根据病情需要选择测量体温的部位。

（1）口腔测量法：将口表水银端斜放于舌下靠近磨牙处的深部，此处称热袋（heatpocket）系舌动脉经过处，所测出的温度最接近身体深部体温。嘱患者闭口用鼻呼吸，勿咬体温计。3min后取出体温计，用纱布擦净，与视线平行，稍转动看清度数并记录，将水银柱甩至35℃以下，放在弯盘内。

（2）腋下测量法：沾干腋下汗液，将体温计的水银端放于腋窝中央，紧贴皮肤，屈臂过胸夹紧。10min后取出，余同口腔测量法。

（3）直肠测量法：患者取侧卧位，小儿可取俯卧位，露出臀部，用液状石蜡润滑肛表水银端，分开臀部，看清肛门，轻轻插入肛门内3 ~ 4cm。婴幼儿测量，只需插入肛门即可。3min后取出，用卫生纸擦净，余同口腔测量法。

将所测体温绘制于体温单上，口腔温度用蓝圆点表示，腋下温度用蓝叉表示，直肠温度用蓝圆圈表示，并以蓝线与前一次的相连。高热患者降温30min后，所测体温绘制在降温前体温的同一纵格内，用红圆圈表示，并以红虚线与降温前体温相连，下一次测得的体温仍与降温前的体温相连。

3. 注意事项

（1）体温计应轻拿轻放，甩动时注意勿触及周围物体，以防损坏。

（2）幼儿、精神异常或昏迷患者、口鼻部施行手术者、呼吸困难者，不可采用口腔测温；腹泻、直肠或肛门施行手术者，不可采用直肠测温。

（3）进食或面颊部做冷敷、热敷者，须过 30min 后再测口腔温度；坐浴或灌肠后须待 30min 后，方可测量直肠温度。

（4）幼儿、精神异常或昏迷患者测量时，护士应在旁守护并用手扶托，以防发生意外。

（5）发现体温与病情不符合时，应重新测量。如有异常应立即通知医生，并采取相应措施。

（6）若患者不慎咬碎体温计将水银吞下时，首先应及时清除口腔内玻璃碎屑，以免损伤口腔与消化道组织；再口服蛋清液或牛奶，以延缓汞的吸收；若不影响病情，还可给予粗纤维食物，以加快汞的排泄。

（三）体温计的消毒及检查法

1. 体温计的清洁与消毒　目的是保持体温计清洁，防止交叉感染。常用消毒液有 70% 酒精、1% 过氧乙酸、2000mg/L 有效氯等。

（1）容器：所有盛消毒液和体温计的容器均应有盖，消毒液容器内有尼龙网兜。消毒液每天更换 1 次，容器每周消毒 1 次。

（2）方法：先将所用过的体温计全部浸没于一只盛有消毒液的容器内，5min 后取出，再放入另一盛有相同消毒液的容器内浸泡，30min 后取出，用冷开水冲净，再用消毒纱布擦干，存放于清洁盒内备用。肛表应按上述方法另行消毒。

2. 体温计的检查法　为保证测量准确，使用中的体温计应定期进行准确性检查。检查时，先将所有体温计的水银柱甩至 35℃以下，再同时置入 40℃的水中或恒温箱内，3min 后取出检视，若体温计误差超过 ±0.2℃或水银柱有裂隙者或自行下降者，则不再使用。

第二节　脉搏的观察与测量

脉搏（pulse）是指在身体浅表动脉上可触摸到的搏动，是由心脏节律性地收缩和舒张引起动脉血管壁的相应扩张和回缩所产生的。正常情况下，脉率和心率是一致的。

一、脉搏的观察

（一）正常脉搏

正常成年人的脉搏为 60 ~ 100 次 / 分。脉搏的节律规则，间隔时间相等，搏动强弱适中。脉搏可随年龄、性别、活动和情绪等因素而变动。一般幼儿的脉搏比成年人的快，同年龄女性的脉搏比男性的稍快。进食、运动和情绪激动时，脉搏可暂时增快，休息和睡眠时，脉搏会相对减慢。

（二）异常脉搏

1. 频率的改变　成年人脉率超过 100 次 / 分，称为速脉，见于发热、甲状腺功能亢进症及由于缺血、缺氧所致的心脏代偿情况；低于 60 次 / 分，称为缓脉，见于颅内压增高、房室传导阻滞。

2. 节律的改变　脉搏间隔时间不等，称不整脉。有规律的不整脉是在一系列均匀的脉搏中，出现一次提前的搏动，随后有一补偿性的间歇，称为间歇脉。若每隔一个或两个正常搏动后出现一次提前搏动，呈二联脉或三联脉，见于各种原因引起的心肌损害。无规律的不整脉是在单位时间内脉率少于心率，且脉搏节律不等，强弱不同，称细脉（脉搏短绌），见于心房纤颤。

3. 强弱的改变　当心排血量大、外周阻力小、动脉充盈度和脉压较大时，脉搏强大，称洪脉，常见于高热、甲状腺功能亢进症；当有效循环血量降低、心排血量减少时，脉搏细弱，称丝状脉，常见于大出血、休克、心脏功能衰竭。

二、测量方法

凡浅表靠近骨骼的大动脉都可以用来测量脉搏。常取的部位是桡动脉，其次是颞动脉、颈动脉、股动脉及足背动脉等。

（一）用物

有秒针的表、记录本、笔。

（二）操作方法

（1）患者取卧位或坐位，手臂自然放置。

（2）以示指、中指、环指三指的指端按在患者的桡动脉上，压力的大小以清楚触及动脉搏动为宜。计数 30s，将测得的脉率乘以 2，记录。心脏病患者应测量 1min。

（3）如患者有脉搏短绌时，应由两人测量，1 人数脉率，1 人听心率，由听心率者发出“起”“停”口令，两人同时开始，测 1min，记录方式：心率 / 脉率 / 分。

（4）将所测脉搏绘制于体温单上，脉率以红圆点表示，心率以红圆圈表示。如果脉搏与体温重叠于一点时，先画体温，再将脉搏用红圈画于其外；若系直肠温度，先以蓝圈表示体温，再在其内以红点表示脉搏。相邻脉搏之间应以红线连接。若需绘制脉搏短绌图，则于心率与脉率之间以红线连接。

（三）注意事项

（1）测量脉搏前，应使患者保持安静，活动后须休息 15 ～ 30min 再测。

（2）不可用拇指测量脉搏，因为拇指小动脉搏动易与患者的脉搏相混淆。

（3）测量时注意力集中，仔细测量脉搏的频率、节律、强弱，如与病情不符应重新测量。

第三节　呼吸的观察与测量

呼吸（respiration）是指机体与环境之间进行气体交换的过程。通过呼吸，机体不断地从外界摄取氧和排出二氧化碳，以满足机体新陈代谢的需要和维持内环境的相对稳定。通过观察呼吸运动，可以判断机体内外环境气体交换情况，进而帮助判断病情。

一、呼吸的观察

（一）正常呼吸

正常呼吸时，胸廓、腹壁呈平稳、有节律的起伏运动，呼气较吸气略长，吸与呼之比为 1 ：（1.5 ～ 2.0）。成人呼吸频率 16 ～ 20 次 / 分，呼吸与脉搏的比例为 1 ： 4。呼吸频率和深浅度可随年龄、性别、活动、情绪、意识等因素而改变。一般幼儿呼吸比成人呼吸快，同年龄女性呼吸比男性呼吸稍快，活动和情绪激动时呼吸增快，休息和睡眠时呼吸较慢，意识也能控制呼吸的频率、节律及深浅度。

（二）异常呼吸

1. 频率的改变　成人呼吸超过 24 次 / 分为呼吸增快，多见于高热、缺氧；少于 10 次 / 分，为呼吸缓慢，多见于颅内压增高、巴比妥类药物中毒。

2. 节律的改变　常表现为周期性呼吸即呼吸运动与呼吸暂停呈周期性交替出现，有两种形式：

（1）潮式呼吸，又称陈 – 施（Cheyne–Stokes's）呼吸：其特点为呼吸由浅慢逐渐加深加快，达高潮后，又逐渐变浅变慢，然后呼吸暂停 5 ～ 30s，之后又重复出现上述呼吸，如此周而复始，犹如潮水涨落，故称潮式呼吸。多见于脑出血、全身衰竭的患者。

（2）间断呼吸，又称毕奥（Biot's）呼吸：其特点为在几次有规律的呼吸后，突然呼吸停止约 10s，然后又开始呼吸，如此反复交替。常见于颅内压增高症或呼吸中枢衰竭的患者。周期性呼吸发生的机制是，由于呼吸中枢兴奋性减弱，血中正常浓度的二氧化碳不能通过化学感受器引起呼吸中枢兴奋，故呼吸逐渐减弱，以致呼吸暂停。由于呼吸暂停，血中二氧化碳分压增高，至一定程度后，通过化学感受器，反射性地兴奋呼吸中枢，引起呼吸。随着呼吸的进行，二氧化碳的排出，血中二氧化碳分压降低，呼吸再次减慢以致暂停，从而形成周期性呼吸。此种呼吸提示病情危重，尤其是间断呼吸，常出现在呼吸停止之前。

3. 深浅度的改变　一般情况下，急促的呼吸常表浅，缓慢的呼吸常深大。呼吸浅快见于肋骨骨折、胸腔积液、气胸、肺实变等；呼吸深慢见于代谢性酸中毒，是机体代偿的表现。

4. 呼吸困难　是呼吸的频率、节律、深浅度改变的总称，患者主观上感到胸闷气急、呼吸费力，客观上伴有烦躁，面色和末梢发绀、出冷汗、不能平卧等体征。

（1）吸气性呼吸困难：其特点为吸气费力，吸气时间延长，可出现“三凹征”（胸骨上窝、锁骨上窝、肋间隙凹陷），亦可出现鼻翼扇动和一种高音调声响。其发生机制为上呼吸道部分梗阻，气流进入不畅，呼吸肌收缩增强所致。常见于气管内异物或肿瘤，喉头水肿或痉挛。

（2）呼气性呼吸困难：其特点为呼气费力，呼气时间明显延长，并伴有喘息声。其发生机制为下呼吸道部分梗阻或痉挛，导致气流呼出不畅。常见于哮喘和阻塞性肺气肿。

（3）混合性呼吸困难：其特点为吸气与呼气均费力，呼吸频率增快。其原因为广泛性肺部病变，使气体交换面积减少，从而影响肺换气功能。常见于肺炎、肺不张、急性肺水肿等。

二、测量呼吸的方法

（一）用物

有秒针的表、记录本、笔。

（二）操作方法及注意事项

（1）在测量脉搏后，仍保持测量脉搏的手势，使患者处于不知不觉地自然状态中，观察患者胸部或腹部的起伏，一起一伏为 1 次呼吸，计数 30s，将所测值乘以 2 并记录。对呼吸不规则的患者和婴儿，应测 1min。

（2）计数同时，观察呼吸节律、深浅度的改变。

（3）重危患者呼吸气息微弱不易观测时，可用少许棉絮置患者鼻孔前，观察棉絮被吹动，并计数 1min。

（4）将所测呼吸绘制于体温单上，用蓝圆点表示，相邻呼吸之间以蓝线连接，或记录于体温单上的呼吸一栏内，相邻的呼吸应上下错开记录，以便于查看。

第四节　血压的观察与测量

血压（blood pressure，BP）是指血液在血管内流动时对血管壁产生的侧压力。一般指动脉血压，如无特别注明，是指肱动脉血压。

当心脏收缩时，动脉血压上升达到最高值，称为收缩压（systolic pressure）；当心脏舒张时，动脉血压下降达到最低值，称为舒张压（diastolic pressure）。收缩压与舒张压之差称为脉压（pulse pres-sure）。血压的单位通常采用 mmHg。

一、血压的观察

（一）正常血压

1. 血压的范围　正常成年人在安静时，收缩压为 90 ~ 139mmHg，舒张压为 60 ~ 89mmHg，脉压为 30 ~ 40mmHg。

2. 生理性变化

（1）年龄和性别的影响：动脉血压随年龄的增长而增高。随着年龄的增长，收缩压和舒张压均有逐渐增高的趋势，但收缩压的升高比舒张压的升高更为显著。女性在更年期前血压低于男性，更年期后，血压差别较小。

（2）昼夜和睡眠的影响：一般傍晚高于清晨；过度劳累或睡眠不佳时，血压稍有升高；睡眠和休息后，可略有下降。

（3）环境的影响：寒冷环境中，血压可上升；高温环境中，血压可下降。

（4）不同部位的影响：部分人的右上肢血压高于左上肢 10mmHg 左右，这是由于右侧肱动脉来自主动脉弓的第一大分支无名动脉，而左侧肱动脉来自主动脉弓的第三大分支左锁骨下动脉，在血液运行中，能量稍有消耗，压力有所下降；大多数人下肢血压比上肢血压高 20 ~ 40mmHg，与股动脉的管径较肱动脉粗、血流量大有关。

（5）精神状态的影响：紧张、恐惧、害怕及疼痛都可引起收缩压的升高，而舒张压变化较小。

（6）此外劳动、饮食等均可影响血压值。

（二）异常血压

1. 高血压　目前我国采用国际上统一的血压分类和标准，成年人高血压定义为收缩压≥ 140mmHg 和（或）舒张压≥ 90mmHg。

原发性高血压称为高血压病，继发性高血压则继发于其他疾病，如肾疾病、主动脉狭窄、嗜铬细胞瘤及妊娠高血压症等。过高的血压增加心脏的负担，容易诱发左侧心力衰竭，也易发生高血压脑病。

2. 低血压　血压低于 90/（60 ~ 50）mmHg，称为低血压。

各种原因引起的休克，可出现血压降低。血压过低可造成身体组织器官缺血缺氧，如不及时发现和处理，就会使身体的重要器官如心、肺、脑、肾组织发生变性坏死，甚至脏器功能衰竭，严重者导致死亡。

3. 脉压异常　脉压增大，常见于主动脉瓣关闭不全、动脉硬化；脉压减小，可见于心包积液。

二、血压的测量

（一）血压计

动脉血压可用血压计来进行间接测量，这是根据血流通过狭窄的血管管道，形成涡流时发出声响的原理来设计的。

1. 普通血压计　由输气球、袖带、血压表 3 个主要部分组成。成人袖带的宽度为 12cm，长度为 24cm；小儿袖带的宽度则应为其上臂的 2/3，故有各种型号。血压表有汞柱式和弹簧表式两种，常用汞柱式。

2. 电子血压计　在其袖带上有换能器，经过微电脑控制数字处理，在显示板上直接显示收缩压、舒张压和脉搏 3 个参数，并能自动充气和放气。

（二）测量方法

1. 用物　血压计、听诊器、笔记本、笔。

2. 测量部位　上肢肱动脉或下肢腘动脉。

（三）操作方法

检查血压计是否有漏气、汞量不足、汞柱裂隙等现象，以免影响测量结果的准确性，并根据患者情况选择测量部位，一般用上肢测量法。

1. 上肢血压测量法　嘱患者取坐位或卧位，伸出一臂，将衣袖卷至肩部，袖口不可太紧，以免影响血流顺利通过。肘部伸直，手掌向上，肱动脉与心脏保持同一水平，坐位时肱动脉平第 4 肋间，仰卧位时肱动脉平腋中线。放平血压计，打开盒盖呈 90° 垂直位置，开启汞槽开关，将袖带平整缠于患者上臂，松紧度以放入一指为宜，袖带下缘距肘窝 2 ~ 3cm。戴上听诊器，在肘窝内侧摸到肱动脉搏动点，将听诊器的胸件置于其上，但不能塞在袖带内，用手固定，另一只手握气球，关气门，向袖带内充气至肱动脉搏动声消失，再升高 20 ~ 30mmHg，然后放开气门以每秒钟 4mmHg 的速度使汞柱缓慢下降，注视汞柱所示刻度，听到第一搏动声的汞柱刻度为收缩压，此时袖带内压与心室收缩压相等，血液能在心脏收缩时通过被压迫的血管。随后搏动声继续存在，直至袖带内压降至与心室舒张压相等时，搏动声突然变弱或消失，此时汞柱所示刻度为舒张压。测量完毕，排尽袖带内余气，拧紧阀门螺旋，解开袖带，整理妥善，放入盒内，气门螺旋卡在固定架上，将血压计向右倾斜 45° 关闭汞槽开关，盖上盒盖平稳放置。

2. 下肢血压测量法　嘱患者取仰卧稍屈膝位或俯卧位，露出下肢。用袖带（宽带比被测肢体直径宽 20%）缠于患者大腿下部，其下缘在腘窝上 3 ~ 5cm 处，如肢体较粗，可加用宽布带包于袖带外面，缠于肢体上，听诊器胸件置于腘动脉搏动点上。其余测量方法同上肢测量法。

测得的血压值以分式记录在体温单的血压一栏内或指定的表格内，即收缩压 / 舒张压，可免记剂量单位，但下肢血压应注明“下”，以免发生误会。

（四）注意事项

（1）测量血压前，应使患者安静休息 15min，或者在清晨时测量，以消除疲劳和精神紧张对血压的影响。

（2）袖带的宽带要符合规定的标准，如使用的袖带太窄，须用较高的空气压力才能阻断动脉血流，使测得的血压值偏高；如果袖带过宽，大段血管受压，增加血流阻力，使搏动在到达袖带下缘之前已消失，测得的血压值偏低。

（3）袖带缠裹要松紧适度，如果袖带过松，充气时呈球状，不能有效阻断动脉血流，使测得的血压值偏高；如果袖带过紧，可使血管在袖带未充气前已受压，致使测得的血压值偏低。

（4）为了避免血液重力作用的影响，测量血压时，肱动脉与心脏应处于同一水平。如果肢体位置高于心脏位置，测得的血压值偏低；反之血压值偏高。

（5）出现血压听不清或者异常时，应重新测量：先驱尽袖带内的气体，汞柱降至“0”点，稍待片刻，再进行测量，直到测准为止。不可连续反复加压，避免影响血压值和引起患者不适。

（6)为有助于测量的准确性和对照的可比性，对须密切观察血压者，应做到“四定”，即定时间、定部位、定体位、定血压计。

（7）血压计要定期进行检查和维修，防止血压计本身造成误差，如充气时汞柱不能上升至顶部，即表示汞量不足或漏气，应及时维修。

第三章 临床护理基本操作

第一节 手卫生

一、目的

1. 一般洗手 洗去污垢、皮屑及暂存细菌，降低院内感染率。

2. 外科手消毒

（1）清除指甲、手、前臂的污物和暂居菌。

（2）将常居菌减少到最低程度。

（3）抑制微生物的快速再生。

二、用物

洗手液、流动水、一次性纸巾。外科手消毒时备刷手液，无菌手刷，无菌巾。

三、评估

（1）了解手部污染程度。

（2）了解操作范围、目的。

（3）了解手部皮肤及指甲情况。

四、操作要点

1. 一般洗手

（1）取下手表，必要时将衣袖卷过肘。

（2）打开水龙头，淋湿双手，取适量洗手液掌心，用力搓摩交搓双手掌心；右手掌心覆盖左手背十指交叉，反之亦然；双手掌心相对十指交叉；指背迭于另一手掌心十指相扣；右手握左手大拇指旋转搓摩，反之亦然；右手五指并拢贴于左手掌心正反向旋转搓摩，反之亦然。必要时搓摩腕部，然后在水流下彻底冲洗干净双手。用防治手部再污染的方法关闭水龙头，用一次性纸巾擦手。

（3）注意指尖、指缝、指关节等处，时间不少于 15 秒；冲洗时肘部应高于手掌位置，让水从指尖处流下。

2. 外科洗手

（1）修剪指甲，清除指甲下的污垢。

（2）按一般洗手法要求洗手，包括前臂、上臂下 1/3，使用流动水冲洗干净，用无菌巾擦干。

（3）如采用揉搓法可取适量手消液，按六步洗手法揉搓双手、前臂、上臂下 1/3，至消毒剂干燥。

（4）如需刷手，刷洗顺序为指尖、手指、指缝、手掌、手背、手腕、前臂、上臂下 1/3，刷洗 3 遍，时间不少于 5 分钟。

（5）冲洗时，让水由指尖流向手臂，用无菌巾擦干双手及上臂。

（6）手消毒后，将双手悬空举在胸前。

五、注意事项

（1）洗手前应摘掉戒指等首饰，指甲长者应做修剪，并去除指甲下的污垢。

（2）洗手时注意清洗指尖、指缝和关节等部位。

（3）保持手指朝上，将双手悬空举在胸前，使水由指尖流向肘部，避免倒流。

（4）使用后的海绵、刷子等，应一用一消毒。

第二节　保护性约束方法

一、目的

主要是限制患者躯体及四肢活动，预防患者自伤、拔管或伤及他人，以保证患者在医院期间的治疗和护理安全。在约束前必须征得患者或亲属的知情同意，签署相关文件方可约束患者。

二、用物

棉垫，约束带、床档。

三、评估

（1）病情、年龄、意识状态、沟通能力、对治疗护理的反应。

（2）肢体活动度。

（3）患者及家属对使用保护用具的理解和合作程度。

（4）约束部位皮肤色泽、温度及完整性等。

（5）需要使用保护具的种类和时间。

四、操作要点

（1）携物品至病床旁，核对并解释。

（2）取得家属及患者的配合，调整患者适宜体位。

（3）肢体约束暴露患者的腕部或踝部，用棉垫包裹手腕或踝部，宽绷带打成双套结，将双套结套于手腕或踝部棉垫外稍拉紧（使之不脱出，以不影响血液循环为宜），将带子系于床缘上，如用制作好的约束带固定时，应松紧适宜，固定牢固。

（4）肩部约束：暴露患者的双肩，将患者双侧腋下垫棉垫，将保护带（大单）置于患者双肩下，双侧分别穿过患者的腋下，在背部交叉后分别固定在床头，为患者盖好被子。

（5）全身约束：将大单折成白患儿肩部至踝部的长度，将患儿放于中间，用靠近护士一侧的大单紧紧包裹同侧患儿的手足至对侧，白患儿腋窝下掖于身下，再将大单的另一侧包裹手臂及身体后，紧掖于靠护士一侧身下，如患者过分活动可用绷带系紧。

（6）患者体位舒适，肢体处于功能位并保护患者安全，整理床单位。

五、注意事项

（1）使用约束带时，约束带下应垫衬垫，固定须松紧适宜，其松紧度以能伸入 1 ～ 2 手指为宜，保持功能位。

（2）注意每 15 ～ 30 分钟观察 1 次受约束部位的血液循环，包括皮肤的颜色、温度、活动及感觉等。

（3）每 2 小时定时松解 1 次，并改变患者的姿势及给予受约束的肢体运动，必要时进行局部按摩，促进血液循环。

第三节 铺床法

一、目的

更换污染的床单、被褥，以保持床铺清洁、干燥，患者舒适。

二、用物

清洁大单（床套）、中单、被套、枕套、床刷套上湿布套或扫床湿毛巾。

三、评估

（1）评估患者病情、意识状态、合作程度、自理程度、皮肤情况及管路情况。

（2）评估床单位安全、方便、整洁程度。

四、操作要点

1. 备用床和暂空床

（1）移开床旁桌椅于适宜位置，将铺床用物放于床旁椅上。

（2）从床头至床尾铺平床褥后，铺上床单或床罩。

（3）将棉胎或毛毯套入被套内。

（4）两侧内折后与床内沿平齐，尾端内折后与床垫尾端平齐。

（5）暂空床的盖被上端内折 1/4，再将扇形三折于床尾并使之平齐。

（6）套枕套，将枕头平放于床头正中。

（7）移回床旁桌、椅。

2. 麻醉床

（1）同“备用床和暂空床”步骤的（1）、（2）。

（2）根据患者手术麻醉情况和手术部位铺单。

（3）盖被放置应方便患者搬运。

（4）套枕套后，将枕头平放于床头正中。

（5）移回床旁桌、椅。

（6）处理用物。

3. 卧床患者更换被单

（1）与患者沟通，取得配合。

（2）移开床旁桌、椅。

（3）将枕头及患者移向对侧，使患者侧卧。

（4）松开近侧各层床单，将其上卷于中线处塞于患者身下，清扫整理近侧床褥；依次铺近侧各层床单。

（5）将患者及枕头移至近侧，患者侧卧。

（6）松开对侧各层床单，将其内卷取出，同法清扫和铺单。

（7）患者平卧，更换清洁被套及枕套。

（8）移回床旁桌、椅。

（9）根据病情协助患者取舒适体位。

（10）处理用物。

五、注意事项

（1）密切观察约束部位皮肤颜色、温度，必要时进行按摩，促进血液循环，以保证患者的安全和舒适。

（2）保护性约束用具只能短期使用，并定时松解约束带及防止约束性伤害，协助患者翻身。

（3）记录使用保护性约束用具的原因、时间、约束部位皮肤状况、解除约束的时间并做好交接班。

（4）使用时肢体处于功能位置；约束带下垫衬垫，松紧适宜。

第四节　移动患者

一、目的

运送由于病情或治疗要求身体不能自行移动的患者。

二、用物

平车及被服。

三、评估

（1）病情、意识状态。

（2）体重、躯体活动能力、皮肤情况。

（3）了解评估有无约束、各种管路情况，身体有无移动障碍。

（4）患者移动的目的，活动耐力及合作程度。

四、操作要点

（1）携物至病床旁，核对并解释，取得患者的配合，妥善固定好患者身上的导管、输液管等。

（2）搬运患者：移开床旁桌、椅，松开盖被，协助患者穿好衣服、移至床边。

（3）挪动法：将平车紧靠床边，大轮端靠床头，轮闸制动。协助患者按上半身、臀部、下肢的顺序依次向平车挪动，让患者头部卧于大轮端。将平车推至床尾，使平车头端与床尾呈钝角，轮闸制动，

（4）一人法：协助患者屈膝，一臂自患者腋下伸至对侧肩部外侧，一臂伸入患者大腿下，嘱患者双臂交叉于搬运者颈后，移步转身轻放平车。

（5）两人法：两人站在床的同侧，一名护士一手托患者颈肩部，另一手托腰部；另一名护士一手托臀部，另一手托膝部，使患者身体向搬运者倾斜，同时移步，合力抬起，患者轻放平车上。

（6）三人法：一名护士一手托头、颈、肩，另一手托胸背部；另一名护士一手托腰部，另一手托臀部；第三名护士一手托腘窝，另一手托小腿部，使患者身体向搬运者倾斜，合力抬起患者轻放平车上。

（7）四人法：将平车紧靠床边（大轮端靠床头），患者腰、臀下铺中单，一名护士托患者头、颈肩部；另一名护士托双腿；另两名护士分别站于床及平车两侧，紧握中单四角，合力抬起患者轻放平车上。

（8）“过床易”使用法：适用于不能自行活动的患者，将平车与床平行并紧靠床边，平车与床的平面处于同一水平，固定平车和床。护士分别站于平车与床的两侧并抵住，站于床侧护士协助患者向床侧翻身，将“过床易”平放在患者身下 1/3 或 1/4 处，向斜上方 45°轻推患者；站于车侧护士，向斜上方 45° 轻拉协助患者移向平车，待患者上平车后，协助患者向床侧翻身，将“过床易”从患者身下取出。

（9）妥善安置各种管路，为患者盖好盖被。

（10）观察输液畅通情况。

五、注意事项

（1）搬运患者时动作轻稳，协调一致，确保患者安全舒适。

（2）尽量使患者靠近搬运者，以达到节力。

（3）将患者头部置于平车的大轮端，以减轻颠簸与不适。

（4）推车时车速适宜。护士站于患者头侧以观察病情，下坡时应使患者头部在高处一端。

（5）对骨折患者应在平车上垫木板，并固定好骨折部位再搬运。

（6）在搬运患者过程中保证输液和引流的通畅。

第四章

消化内科疾病护理

第一节　常见症状体征的护理

一、恶心与呕吐

恶心和呕吐两者可单独发生，但多数患者先有恶心（nausea），继而呕吐（vomiting）。引起恶心与呕吐的病因很多，其中消化系统的常见病因有：①胃炎、消化性溃疡并发幽门梗阻、胃癌；②肝、胆囊、胆管、胰、腹膜的急性炎症；③胃肠功能紊乱引起的心理性呕吐。呕吐出现的时间、频度、呕吐物的量与性状因病种而异。上消化道出血时呕吐物呈咖啡色甚至鲜红色；消化性溃疡并发幽门梗阻时呕吐常在餐后发生，呕吐量大，呕吐物含酸性发酵宿食；低位肠梗阻时呕吐物带粪臭味；急性胰腺炎可出现频繁剧烈的呕吐，吐出胃内容物甚至胆汁。呕吐频繁且量大者可引起水电解质紊乱、代谢性碱中毒；长期呕吐伴畏食者可致营养不良；昏迷患者呕吐时易发生误吸，引起肺部感染、窒息等。

（一）护理评估

1. 病史　恶心与呕吐发生的时间、频率、原因或诱因，与进食的关系；呕吐的特点及呕吐物的性质、量；呕吐伴随的症状，如是否伴有腹痛、腹泻、发热、头痛、眩晕等。患者的精神状态，有无疲乏无力，有无焦虑、抑郁，呕吐是否与精神因素有关。

2. 身体评估　①全身情况：生命体征、神志、营养状况，有无失水表现。②腹部检查：腹胀、腹痛、肠鸣音等。

3. 实验室及其他检查　必要时作呕吐物毒物分析或细菌培养等检查，呕吐量大者注意有无水电解质紊乱、酸碱平衡失调。

（二）常用护理诊断／问题

1. 有体液不足的危险　与大量呕吐导致失水有关。
2. 活动无耐力　与频繁呕吐导致失水、电解质丢失有关。
3. 焦虑　与频繁呕吐、不能进食有关。

（三）目标

1. 患者生命体征在正常范围内，无失水、电解质紊乱和酸碱失衡。
2. 呕吐减轻或停止，逐步恢复进食。
3. 能保证机体所需热量、水分、电解质的摄入。
4. 活动耐力恢复或有所改善。
5. 焦虑程度减轻。

（四）护理措施及依据

1. 有体液不足的危险　尽快采取补液措施，主要有以下几项措施。

（1）失水征象监测：①生命体征。定时测量和记录生命体征直至稳定。血容量不足时可出现心率加快、呼吸急促、血压降低，特别是直立性低血压。持续性呕吐致大量胃液丢失而发生代谢性碱中毒时，患者呼吸变浅、慢。②准确测量和记录每天的出入量、尿比重、体重。③观察患者有无失水征象，依失水程度不同，患者可出现软弱无力、口渴、皮肤黏膜干燥和弹性减低，尿量减少、尿比重增高，并可有烦躁、神志不清以至昏迷等表现。④动态观察实验室检查结果，例如血清电解质、酸碱平衡状态。

（2）呕吐的观察与处理：观察患者呕吐的特点，记录呕吐的次数，呕吐物的性质和量、颜色、气味。按医嘱应用止吐药及其他治疗，促使患者逐步恢复正常饮食和体力。

（3）积极补充水分和电解质：给予口服补液时，应少量多次饮用，以免引起恶心呕吐。如口服补液未能达到所需补液量时，需静脉输液以恢复机体的液体平衡状态。剧烈呕吐不能进食或严重水电解质失衡时，则主要通过静脉输液给予纠正。

2. 活动无耐力　以生活及安全护理为主。

（1）生活护理：协助患者进行日常生活活动。患者呕吐时应帮助其坐起或侧卧，头偏向－侧，以免误吸。吐毕给予漱口，更换污染衣物被褥，开窗通风以去除异味。

（2）安全的护理：告知患者突然起身可能出现头晕、心悸等不适。指导患者坐起时动作缓慢，以免发生直立性低血压。

3. 焦虑　采取心理疏导和放松技术。

（1）心理疏导：耐心解答患者及家属提出的问题，消除其紧张情绪，特别是呕吐与精神因素有关的患者。紧张、焦虑还会影响食欲和消化能力，而对于治疗的信心及情绪稳定则有利于缓解症状。必要时使用镇静剂。

（2）应用放松技术：常用深呼吸法（用鼻吸气，然后张口慢慢呼气，反复进行），以及交谈、听音乐、阅读等方法转移患者的注意力，减少呕吐的发生。

（五）评价

（1）患者生命体征稳定在正常范围，无口渴、尿少、皮肤干燥和弹性减退等失水表现，血生化指标正常。

（2）呕吐减轻或消失，逐步耐受及增加进食量。

（3）摄入足够的热量、水分、电解质和各种营养素，营养状态改善。

（4）活动耐力增加，活动后无头晕、心悸、气促或直立性低血压。

（5）能认识自己的焦虑状态并运用适当的应对技术。

二、腹痛

临床上一般将腹痛（abdominal pain）按起病急缓、病程长短分为急性与慢性腹痛。急性腹痛多由腹腔脏器的急性炎症、扭转或破裂，空腔脏器梗阻或扩张，腹腔内血管阻塞等引起；慢性腹痛的原因常为腹腔脏器的慢性炎症、腹腔脏器包膜的张力增加，消化性溃疡、胃肠神经功能紊乱、肿瘤压迫及浸润等。此外，某些全身性疾病、泌尿生殖系统疾病、腹外脏器疾病如急性心肌梗死和下叶肺炎等亦可引起腹痛。腹痛可表现为隐痛、钝痛、灼痛、胀痛、刀割样痛、钻痛或绞痛等，可为持续性或阵发性疼痛，其部位、性质和程度常与疾病有关。如胃、十二指肠疾病引起的腹痛多为中上腹部隐痛、灼痛或不适感，伴畏食、恶心、呕吐、嗳气、反酸等。小肠疾病多呈脐周疼痛，并有腹泻、腹胀等表现。大肠病变所致的腹痛为腹部一侧或双侧疼痛。急性胰腺炎常出现上腹部剧烈疼痛，为持续性钝痛、钻痛或绞痛，并向腰背部呈带状放射。急性腹膜炎时疼痛弥漫全腹，腹肌紧张，有压痛、反跳痛。

（一）护理评估

1. 病史　腹痛发生的原因或诱因，起病急骤或缓慢、持续时间，腹痛的部位、性质和程度；腹痛与进食、活动、体位等因素的关系；腹痛发生时的伴随症状，如有无恶心、呕吐、腹泻、呕血、便血、血尿、发热等；有无缓解疼痛的方法；有无精神紧张、焦虑不安等心理反应。

2. 身体评估　①全身情况：生命体征、神志、神态、体位、营养状况，以及有关疾病的相应体征，如腹痛伴黄疸者提示与胰腺、胆系疾病有关，腹痛伴休克者可能与腹腔脏器破裂、急性胃肠穿孔、急性出血性坏死性胰腺炎、急性心肌梗死、肺炎等有关。②腹部检查：略。

3. 实验室及其他检查　根据不同病种进行相应的实验室检查，必要时需作 X 线检查、消化道内镜检查等。

（二）常用护理诊断／问题

1. 疼痛：腹痛　与腹腔脏器或腹外脏器的炎症、缺血、梗阻、溃疡、肿瘤或功能性疾病等有关。

2. 焦虑　与剧烈腹痛、反复或持续腹痛不易缓解有关。

（三）目标

1. 患者的腹痛逐渐减轻或消失。

2. 焦虑程度减轻。

（四）护理措施及依据

腹痛是很常见的临床症状。因发病原因的不同，腹痛的性质、程度、持续时间和转归各异，需要有针对性的治疗、护理，包括病因治疗和止痛措施。下述为腹痛患者的一般护理原则。

1. 疼痛：腹痛　应积极查明原因，了解腹痛时长及伴随症状。

（1）腹痛的监测：①观察并记录患者腹痛的部位、性质及程度，发作的时间、频率，持续时间，以及相关疾病的其他临床表现。如果疼痛突然加重、性质改变，且经一般对症处理疼痛不能减轻，需警惕某些并发症的出现，如消化性溃疡穿孔引起弥漫性腹膜炎等。②观察非药物性和（或）药物止痛治疗的效果。

（2）非药物性缓解疼痛的方法是对疼痛，特别是慢性疼痛的主要处理方法，能减轻患者的焦虑、紧张，提高其疼痛阈值和对疼痛的控制感。①行为疗法：指导式想象（利用一个人对某特定事物的想象而达到特定的正向效果，如回忆一些有趣的往事可转移对疼痛的注意）、深呼吸、冥想、音乐疗法、生物反馈等。②局部热疗法：除急腹症外，对疼痛局部可应用热水袋进行热敷，从而解除肌肉痉挛而达到止痛效果。③针灸止痛：根据不同疾病和疼痛部位选择针疗穴位。

（3）用药护理：镇痛药物种类甚多，应根据病情、疼痛性质和程度选择性给药。癌性疼痛应遵循按需给药的原则，有效控制患者的疼痛。观察药物不良反应，如口干、恶心、呕吐、便秘和用药后的镇静状态。急性剧烈腹痛诊断未明时，不可随意使用镇痛药物，以免掩盖症状，延误病情。

（4）生活护理：急性剧烈腹痛患者应卧床休息，要加强巡视，随时了解和满足患者所需，做好生活护理。应协助患者取适当的体位，以减轻疼痛感并有利于休息，从而减少疲劳感和体力消耗。烦躁不安者应采取防护措施，防止坠床等意外发生。

2. 焦虑　疼痛是一种主观感觉。对疼痛的感受既与疾病的性质、病情有关，也与患者对疼痛的耐受性和表达有关。后者的主要影响因素有患者的年龄、个性、文化背景、情绪和注意力；周围人们的态度；疼痛对患者的生活、工作、休息、睡眠和社交活动的影响，这些影响对患者是否具有重要意义；以及疾病的性质，例如是否危及生命等。急骤发生的剧烈腹痛、持续存在或反复出现的慢性腹痛以及预后不良的癌性疼痛，均可造成患者精神紧张、情绪低落，而消极悲观和紧张的情绪又可使疼痛加剧。因此，护士对患者和家属应进行细致全面的心理评估，取得家属的配合，有针对性地对患者进行心理疏导，以减轻紧张恐惧心理，稳定情绪，有利于增强患者对疼痛的耐受性。

（五）评价

（1）患者叙述腹痛减轻或消失。

（2）情绪稳定，能应用适当的技巧减轻焦虑和疼痛。

三、腹泻

正常人的排便习惯多为每天 1 次，有的人每天 2 ~ 3 次或每 2 ~ 3 天 1 次，只要粪便的性状正常，均属正常范围。腹泻（diarrhea）指排便次数多于平日习惯的频率，粪质稀薄。腹泻多由于肠道疾病引起，其他原因有药物、全身性疾病、过敏和心理因素等。发生机制为肠蠕动亢进、肠分泌增多或吸收障碍。小肠病变引起的腹泻粪便呈糊状或水样，可含有未完全消化的食物成分，大量水泻易导致脱水和电解质丢失，部分慢性腹泻患者可发生营养不良。大肠病变引起的腹泻粪便可含脓、血、黏液，病变累及直肠时可出现里急后重。

（一）护理评估

1. 病史　腹泻发生的时间、起病原因或诱因、病程长短；粪便的性状、气味和颜色，排便次数和量；有无腹痛及疼痛的部位，有无里急后重、恶心、呕吐、发热等伴随症状；有无口渴、疲乏无力等提示失水的表现；有无精神紧张、焦虑不安等心理因素。

2. 身体评估　①急性严重腹泻时，注意观察患者的生命体征、神志、尿量、皮肤弹性等。慢性腹泻时应注意患者的营养状况，有无消瘦、贫血的体征。②腹部检查：腹胀、腹痛、肠鸣音等。③肛周皮肤：有无因排便频繁及粪便刺激，引起肛周皮肤糜烂。

3. 实验室及其他检查　采集新鲜粪便标本做显微镜检查，必要时做细菌学检查。急性腹泻者注意监测血清电解质、酸碱平衡状况。

（二）常用护理诊断／问题

1. 腹泻　与肠道疾病或全身性疾病有关。

2. 有体液不足的危险　与大量腹泻引起失水有关。

（三）目标

1. 患者的腹泻及其引起的不适减轻或消失。

2. 能保证机体所需水分、电解质、营养素的摄入。

3. 生命体征、尿量、血生化指标在正常范围。

（四）护理措施及依据

1. 腹泻　根据不同因素导致的腹泻应采用不同的护理措施。

（1）病情观察：包括排便情况、伴随症状等。

（2）饮食护理：饮食以少渣、易消化食物为主，避免生冷、多纤维、味道浓烈的刺激性食物。急性腹泻应根据病情和医嘱，给予禁食、流质、半流质或软食。

（3）活动与休息：急性起病、全身症状明显的患者应卧床休息，注意腹部保暖。可用热水袋热敷腹部，以减弱肠道运动，减少排便次数，并有利于腹痛等症状的减轻。

（4）用药护理：腹泻的治疗以病因治疗为主。应用止泻药时注意观察患者排便情况，腹泻得到控制应及时停药。应用解痉止痛剂如阿托品时，注意药物不良反应如口干、视力模糊、心动过速等。

（5）肛周皮肤护理：排便频繁时，因粪便的刺激，可使肛周皮肤损伤，引起糜烂及感染。排便后应用温水清洗肛周，保持清洁干燥，涂无菌凡士林或抗生素软膏以保护肛周皮肤，促进损伤处愈合。

（6）心理护理：慢性腹泻治疗效果不明显时，患者往往对预后感到担忧，结肠镜等检查有一定痛苦，某些腹泻如肠易激综合征与精神因素有关，故应注意患者心理状况的评估和护理，鼓励患者配合检查和治疗，稳定患者情绪。

2. 有体液不足的危险　应该积极补充体液。

（1）动态观察液体平衡状态：急性严重腹泻时丢失大量水分和电解质，可引起脱水及电解质紊乱，严重时导致休克。故应严密监测患者生命体征、神志、尿量的变化；有无口渴、口唇干燥、皮肤弹性下降、尿量减少、神志淡漠等脱水表现；有无肌肉无力、腹胀、肠鸣音减弱、心律失常等低钾血症的表现；监测血生化指标的变化。

（2）补充水分和电解质：及时遵医嘱给予液体、电解质、营养物质，以满足患者的生理需要量，补充额外丢失量，恢复和维持血容量。一般可经口服补液，严重腹泻、伴恶心与呕吐、禁食或全身症状显著者经静脉补充水分和电解质。注意输液速度的调节。老年患者尤其应及时补液并注意输液速度，因老年人易因腹泻发生脱水，也易因输液速度过快引起循环衰竭。

（五）评价

（1）患者的腹泻及其伴随症状减轻或消失。

（2）机体获得足够的热量、水电解质和各种营养物质，营养状态改善。

（3）生命体征正常，无失水、电解质紊乱的表现。

四、吞咽困难

吞咽困难（dysphagia）指固体或液体食物从口腔运送至胃的过程中受阻而产生咽部、胸骨后的梗阻感或停滞感。按吞咽困难的部位可分为口咽性吞咽困难和食管性吞咽困难两类。多见于咽、食管及食管周围疾病，如咽部脓肿、食管癌、胃食管反流病、贲门失弛缓症，风湿性疾病如系统性硬化症累及食管，神经系统疾病，以及纵隔肿瘤、主动脉瘤等压迫食管。

五、嗳气

嗳气（eructation）指消化道内气体（主要来自食管和胃）从口腔溢出，气体经咽喉时发出特殊声响，有时伴有特殊气味。俗称"打饱嗝"。多提示胃内气体较多。频繁嗳气可与精神因素、进食过急过快、饮用含碳酸类饮料或酒类有关，也可见于胃食管反流病、食管裂孔疝、慢性胃炎、消化性溃疡、功能性消化不良和胆管疾病等。

六、反酸

反酸（acid regurgitation）指酸性胃内容物反流至口咽部，口腔感觉到酸性物质。常伴有烧灼感、胸骨后疼痛、吞咽痛、吞咽困难以及间歇性声嘶、慢性咳嗽等呼吸道症状，不伴有恶心、干呕。多由于食管括约肌功能不全或食管蠕动功能异常、胃酸分泌过多引起，多见于胃食管反流病和消化性溃疡。

七、灼热感或胃灼热

灼热感或胃灼热感（heartburn）是一种胸骨后或剑突下的烧灼感，由胸骨下段向上延伸，常伴有反酸，主要由于炎症或化学刺激作用于食管黏膜而引起。常见于胃食管反流病和消化性溃疡，也可发生于急性心肌梗死和心绞痛。

八、畏食或食欲不振

畏食或食欲不振（anorexia）指惧怕进食或缺乏进食的欲望。多见于消化系统疾病如消化系统肿瘤、慢性胃炎、肝炎等，也见于全身性或其他系统疾病如严重感染、肺结核、尿毒症、垂体功能减退等。严重食欲不振称为厌食，可导致营养不良。

九、腹胀

腹胀（abdominal distention）是一种腹部胀满、膨隆的不适感觉，可由胃肠道积气（flatulence），积食或积粪、腹腔积液、气腹、腹腔内肿物、胃肠功能紊乱、胃肠道梗阻等引起，亦可由低钾血症所致。当胃肠道积气量超过气体被吸收和排出的量时，可出现腹胀感。腹腔积液超过1000mL时，亦出现腹胀不适。

十、便秘

便秘（constipation）指排便频率减少，1周内排便次数少于2～3次，排便困难，大便干结。部分正常人习惯于隔几天排便1次，但无排便困难与大便干结，故不能以每天排便1次作为正常排便的标准。引起便秘的常见因素有：进食量过少或食物缺乏纤维素、水分，不足以刺激肠道的正常蠕动；结肠平滑肌张力减低和蠕动减弱；各种原因的肠梗阻；排便反射减弱或消失，腹肌、膈肌及盆肌张力减低；结肠痉挛缺乏驱动性蠕动等。便秘常见于全身性疾病、身体虚弱、不良排便习惯、功能性便秘等情况，以及结肠、直肠、肛门疾病。

第二节 胃食管反流病护理

胃食管反流病（gastroesophageal reflux disease，CERD）指胃十二指肠内容物反流入食管引起胃灼热等症状，可引起反流性食管炎（reflux esophagitis，RE），以及咽喉、气道等食管邻近的组织损害。内镜下无食管炎表现的称为非糜烂性反流病（ nonerosive reflux disease，NERD）。胃食管反流病在西方国家十分常见，患病率为 10% ~ 20%，40 ~ 60 岁为高峰发病年龄，男女发病无差异。我国胃食管反流病发病率低于西方国家，病情亦较轻。

一、病因与发病机制

胃食管反流病是由多种因素造成的消化道动力障碍性疾病，其主要发病机制是抗反流防御机制减弱和反流物对食管黏膜攻击作用的结果。

1. 食管抗反流防御机制减弱　①抗反流屏障功能减弱：食管下括约肌（LES）是食管和胃连接处抗反流的高压带，能防止胃内容物反流入食管。②食管对胃反流物的廓清能力障碍：正常情况下，一旦发生胃食管反流，大部分反流物通过 1 ~ 2 次食管自发和继发性蠕动性收缩将食管内容物排入胃内，即容量清除，是食管廓清的主要方式。剩余的则由唾液缓慢中和。故食管蠕动和唾液产生的异常也参与胃食管反流病的致病作用。③食管黏膜屏障作用下降：反流物进入食管后，食管借助上皮表面黏液、不移动水层和表面 HCO_3^-、复层鳞状上皮等构成的上皮屏障，以及黏膜下丰富的血液供应构成的后上皮屏障，发挥其抗反流物对食管黏膜损伤的作用。因此，任何导致食管黏膜屏障作用下降的因素，如长期吸烟、饮酒以及抑郁等，将削弱食管黏膜抵御反流物损害的功能。

2. 反流物对食管黏膜的攻击作用　在食管抗反流防御机制减弱的基础上，反流物刺激和损害食管黏膜，其中胃酸与胃蛋白酶是反流物中损害食管黏膜的主要成分。近年来对胃食管反流病的监测证明存在胆汁反流，其中的非结合胆盐和胰酶是主要的攻击因子，参与损害食管黏膜。

二、临床表现

胃食管反流病的临床表现多样，轻重不一，主要表现如下。

1. 食管症状　分为典型症状和非典型症状两类。

（1）典型症状：胃灼热和反流是本病最常见、最典型症状。常在餐后 1 小时出现，卧位、弯腰或腹压增高时可加重，部分患者胃灼热和反流症状可在夜间入睡时发生。

（2）非典型症状：主要有胸痛、吞咽困难。胸痛严重时可为剧烈刺痛，发生在胸骨后，可放射至后背、胸部、肩部、颈部、耳后，可伴有或不伴有胃灼热和反流。吞咽困难呈间歇性发作，进食固体或液体食物均可发生。由食管狭窄引起的吞咽困难可呈持续性或进行性加重。有严重食管炎或并发食管溃疡者，可伴吞咽疼痛。

2. 食管外症状　由反流物刺激或损伤食管以外的组织或器官引起，如咽喉炎、慢性咳嗽和哮喘。严重者可发生吸入性肺炎，甚至出现肺间质纤维化。一些患者诉咽部不适，有异物感、棉团感或堵塞感，但无真正吞咽困难，称为癔球症。

3. 并发症　主要有上消化道出血、食管狭窄、Barrett 食管。Barrett 食管是在反流性食管炎的基础上，内镜下食管黏膜出现胃黏膜的橘红色，分布可为环形、舌形或岛状，是食管腺癌的癌前病变。

三、实验室及其他检查

1. 内镜检查　是诊断反流性食管炎最准确的方法，并能判断反流性食管炎的严重程度和有无并发症。内镜下无反流性食管炎不能排除胃食管反流病。

2. 24 小时食管 pH 监测　是诊断胃食管反流病的重要检查方法，可提供食管是否存在过度酸反流的客观证据，并了解酸反流的程度及其与症状发生的关系。

常用的观察指标：24 小时内 pH<4 的总百分时间、pH<4 的次数、持续 5 分钟以上的反流次数以及最长反流时间等指标。

3. 食管吞钡 X 线检查　对诊断反流性食管炎敏感性不高。对不愿接受或不能耐受内镜检查者行该检查，可排除食管癌等其他食管疾病，可发现严重反流性食管炎阳性 X 线征。

4. 食管滴酸试验　在滴酸过程中，出现胸骨后疼痛或胃灼热的患者为阳性，且多在滴酸的最初 15 分钟内出现。

5. 食管测压　可测定 LES 的长度和部位、LES 压、LES 松弛压、食管体部压力及食管上括约肌压力等。LES 压 <6mmHg 易导致反流。

四、诊断要点

患者出现典型的胃灼热和反酸症状可做出初步诊断。内镜检查如发现有反流性食管炎并能排除其他原因引起的食管病变，本病诊断成立。对有典型症状而内镜检查阴性者，行 24 小时食管 pH 监测，证实有食管过度酸反流，则诊断成立。对疑诊为本病而内镜检查阴性者做质子泵抑制剂（PPI）试验性治疗（如奥美拉唑每次 20mg，每天 2 次，连用 7 ~ 14 天），如果有明显效果，本病诊断一般可成立。

五、治疗要点

治疗目的是控制症状、治愈食管炎、减少复发和防治并发症。

1. 一般治疗　改变生活方式与饮食习惯；避免应用降低 LES 压的药物及引起胃排空延迟的药物。

2. 药物治疗　常见有促胃肠动力药、抑酸药。

（1）促胃肠动力药：如多潘立酮、莫沙必利、依托必利等，这类药物可能通过增加 LES 压力，改善食管蠕动功能、促进胃排空。适用于轻症患者或作为抑酸药的辅助治疗药物。

（2）抑酸药：H_2 受体拮抗剂（H_2RA）：如西咪替丁、雷尼替丁、法莫替丁等，能减少胃酸分泌，但不能有效抑制进食刺激引起的胃酸分泌，适用于轻、中症患者。质子泵抑制剂（PPI）：如奥美拉唑、兰索拉唑、泮托拉唑等，药物抑酸作用强，适用于症状重、有严重食管炎者。抗酸药：如氢氧化铝、铝碳酸镁及其复方制剂等，仅用于症状轻、间歇发作患者，缓解临床症状。

3. 抗反流手术治疗　对需要长期使用大剂量 PPI 维持治疗者，根据患者的意愿考虑抗反流手术；确诊由反流引起严重呼吸道疾病者及 PPI 疗效欠佳者，宜考虑抗反流手术。

4. 并发症治疗　并发食管狭窄者可行内镜下食管扩张治疗，术后长程 PPI 维持治疗；Barrett 食管患者使用 PPI 治疗及长程维持治疗，并加强随访，以早期发现癌变。

六、常用护理诊断 / 问题、措施及依据

疼痛：腹痛与胃酸反流刺激食管黏膜有关。

1. 病情观察　注意观察患者疼痛的部位、性质、程度、持续时间及伴随症状，及时发现和处理异常情况。

2. 去除和避免诱发因素　避免应用降低 LES 压的药物及引起胃排空延迟的药物如激素、抗胆碱能药物、茶碱、地西泮、钙拮抗剂等。避免饭后剧烈运动，避免睡前 2 小时进食，白天进餐后亦不宜立即卧床，睡眠时将床头抬高 15 ~ 20cm，以改善平卧位食管的排空功能。应避免进食使 LES 压降低的食物，如高脂肪、巧克力、咖啡、浓茶等，以高蛋白、低脂肪、无刺激、易消化饮食为宜，少食多餐。戒烟禁酒。注意减少一切引起腹内压增高的因素，如肥胖、便秘、紧束腰带等。

3. 指导并协助患者减轻疼痛　保持环境安静、舒适，减少对患者的不良刺激和心理压力。疼痛时尽量深呼吸，以腹式呼吸为主，减轻胸部压力刺激。取舒适的体位。保持情绪稳定，焦虑的情绪易引起疼痛加重。教会患者一些放松和转移注意力的技巧，如做深呼吸、听音乐、看小说等，有利于缓解疼痛。

4. 用药护理　遵医嘱使用促胃肠动力药、抑酸药。

七、其他护理诊断/问题

1. 吞咽障碍　与反流引起食管狭窄有关。

2. 焦虑　与病程长、症状持续、生活质量受影响有关。

八、健康指导

1. 疾病知识指导　改变生活方式或生活习惯对多数患者能起到一定的疗效，应向患者及家属介绍GERD的有关知识，指导其了解并避免导致LES压降低的各种因素。

2. 用药指导与病情监测　指导患者严格按医嘱规定的剂量、用法服药，了解药物的主要不良反应。应用制酸药的患者，治愈后逐渐减少剂量直至停药或者改用缓和的其他制剂再逐渐停药。平时自备胃达喜、硫糖铝等碱性药物，出现不适症状时可服用。出现胸骨后灼热感、胸痛、吞咽不适等症状加重时，应及时就诊。

九、预后

CERD的预后个体差异大，内科治疗可以缓解大多数患者的症状，预后良好，但易复发，须长期服药。

第三节　胃炎护理

胃炎（gastritis）指任何病因引起的胃黏膜炎症，常伴有上皮损伤和细胞再生，是最常见的消化系统疾病之一。按临床发病缓急和病程长短，一般将胃炎分为急性和慢性两大类。

一、急性胃炎

急性胃炎（acute gastritis）指多种病因引起的胃黏膜急性炎症。内镜检查可见胃黏膜充血、水肿、糜烂和出血等一过性病变，病理学为胃黏膜有大量中性粒细胞浸润。

（一）病因与发病机制

1. 药物　最常见引起胃黏膜炎症的药物是非甾体类抗炎药（non-steroid antiinflammatory drug，NSAID），如阿司匹林、吲哚美辛，某些抗肿瘤药、铁剂或氯化钾口服液等。这些药物可直接损伤胃黏膜上皮层，其中NSAID可通过抑制胃黏膜生理性前列腺素的合成，削弱胃黏膜的屏障作用。

2. 急性应激　各种严重的脏器功能衰竭、严重创伤、大面积烧伤、大手术、颅脑病变和休克等，甚至精神心理因素等均可引起胃黏膜糜烂、出血，严重者发生急性溃疡并大量出血，如烧伤所致者称Curling溃疡（Curling ulcer），中枢神经系统病变所致者称Cushing溃疡（Cushing ulcer）。

3. 乙醇　乙醇具有亲脂性和溶脂能力，高浓度乙醇可直接破坏黏膜屏障。

（二）临床表现

多数患者症状不明显，或症状被原发病掩盖。有症状者主要表现上腹不适或隐痛。上消化道出血是该病突出的临床表现，突发的呕血和（或）黑便为首发症状。据统计，所有上消化道出血的病例中，由急性糜烂出血性胃炎引起者约占10%～30%，仅次于消化性溃疡。大量出血可引起晕厥或休克，伴贫血，体检可有上腹不同程度的压痛。

（三）实验室及其他检查

1. 粪便检查　粪便隐血试验阳性。

2. 胃镜检查　因病变（特别是NSAID或乙醇引起者）可在短期内消失，胃镜检查一般应在大出血后24～48小时内进行，镜下可见胃黏膜多发性糜烂、出血灶和浅表溃疡，表面附有黏液和炎性渗出物。一般应激所致的胃黏膜病损以胃体、胃底为主，而NSAID或乙醇所致者则以胃窦为主。

（四）诊断要点

近期服用NSAID等药物、严重疾病状态或大量饮酒者，如出现呕血和（或）黑便应考虑本病，确诊有赖于胃镜检查。

（五）治疗要点

针对病因和原发疾病采取防治措施。处于急性应激状态者在积极治疗原发病的同时，应使用抑制胃酸分泌或具有黏膜保护作用的药物，以预防急性胃黏膜损害的发生；药物引起者须立即停用。常用 H_2 受体拮抗剂或质子泵抑制剂抑制胃酸分泌，或硫糖铝和米索前列醇等保护胃黏膜。

（六）常用护理诊断／问题、措施及依据

1. 知识缺乏　缺乏有关本病的病因及防治知识。

（1）评估患者对疾病的认识程度：鼓励患者对本病及其治疗、护理计划提问，了解患者对疾病病因、治疗及护理的认识，帮助患者寻找并及时去除发病因素，控制病情的进展。

（2）休息与活动：患者应注意休息，减少活动，对急性应激造成者应卧床休息。同时应做好患者的心理疏导，解除其精神紧张，保证身、心两方面得以充分的休息。

（3）饮食护理：进食应定时、有规律，不可暴饮暴食，避免辛辣刺激食物。一般进少渣、温凉半流质饮食。如有少量出血可给牛奶、米汤等流质以中和胃酸，有利于黏膜的修复。急性大出血或呕吐频繁时应禁食。

（4）用药护理：指导正确使用阿司匹林、吲哚美辛等对胃黏膜有刺激的药物，必要时应用制酸剂、胃黏膜保护剂预防疾病的发生。

2. 潜在并发症　上消化道出血。

一般护理措施主要采用止血法。

（七）其他护理诊断／问题

1. 营养失调　低于机体需要量　与消化不良、少量持续出血有关。

2. 焦虑　与消化道出血及病情反复有关。

（八）健康指导

向患者及家属介绍急性胃炎的有关知识、预防方法和自我护理措施。根据患者的病因及具体情况进行指导，如避免使用对胃黏膜有刺激的药物，必须使用时应同时服用制酸剂；进食要有规律，避免过冷、过热、辛辣等刺激性食物及浓茶、咖啡等饮料；嗜酒者应戒酒，防止乙醇损伤胃黏膜；注意饮食卫生，生活要有规律，保持轻松愉快的心情。

（九）预后

病因如能去除，一般预后良好。个别由于大量出血或反复出血而危及生命。

二、慢性胃炎

慢性胃炎（chronic gastritis）指各种病因引起的胃黏膜慢性炎症。大多数慢性胃炎患者无任何症状，因此本病在人群中的确切患病率不完全清楚。由幽门螺杆菌引起的慢性胃炎呈世界范围分布，其感染率在发展中国家高于发达国家，我国属于幽门螺杆菌高感染率国家，估计人群中幽门螺杆菌的感染率达 40% ~ 70%，幽门螺杆菌感染几乎无例外地引起胃黏膜炎症，且感染后机体一般难以将其清除而变成慢性感染。自身免疫性胃炎在北欧多见，我国仅有少数报道。

（一）病因与发病机制

1. 幽门螺杆菌感染　幽门螺杆菌感染是慢性胃炎最主要的病因，其机制是：①幽门螺杆菌具有鞭毛结构，可在胃内黏液层中自由活动，并依靠其黏附素与胃黏膜上皮细胞紧密接触，直接侵袭胃黏膜；②幽门螺杆菌所分泌的尿素酶，能分解尿素产生 NH_3，中和胃酸，既形成了有利于幽门螺杆菌定居和繁殖的中性环境，又损伤了上皮细胞膜；③幽门螺杆菌能产生细胞毒素使上皮细胞空泡变性，造成黏膜损害和炎症；④幽门螺杆菌的菌体胞壁还可作为抗原诱导自身免疫反应，后者损伤胃上皮细胞。

2. 饮食和环境因素　流行病学资料显示，饮食中高盐和缺乏新鲜蔬菜、水果与慢性胃炎的发生密切相关。长期的幽门螺杆菌感染，在部分患者可发展为慢性多灶萎缩性胃炎。但幽门螺杆菌感染者慢性多灶萎缩性胃炎的发生率存在很大的地区差异，如印度、非洲、东南亚等地人群幽门螺杆菌感染率与日本、韩国、哥伦比亚等国相当甚至更高，但前者慢性多灶萎缩性胃炎的发生率却远低于后者。我国地区间比

较也存在类似情况。这说明幽门螺杆菌感染本身可能不足以导致慢性非萎缩性胃炎发展为萎缩和肠化生，但却增加了胃黏膜对环境因素损害的易感性。

3. 自身免疫　自身免疫性胃炎以富含壁细胞的胃体黏膜萎缩为主。壁细胞损伤后能作为自身抗原刺激机体的免疫系统而产生相应的壁细胞抗体和内因子抗体，破坏壁细胞，使胃酸分泌减少乃至缺失，还可影响维生素 B_{12} 吸收，导致恶性贫血。

4. 其他因素　长期饮浓茶、烈酒、咖啡，食用过热、过冷、过于粗糙的食物，可损伤胃黏膜；服用大量非甾体类抗炎药可破坏黏膜屏障；各种原因引起的十二指肠液反流，因其中的胆汁和胰液等会削弱胃黏膜的屏障功能，使其易受胃酸 - 胃蛋白酶的损害。

（二）病理

慢性胃炎病理变化是胃黏膜损伤和修复这对矛盾作用的结果，组织学上表现为炎症、萎缩和化生。炎症表现为黏膜层以淋巴细胞和浆细胞为主的慢性炎症细胞浸润。当有中性粒细胞浸润，显示有活动性炎症，称为慢性活动性胃炎，多提示存在幽门螺杆菌感染。慢性炎症过程出现胃黏膜固有腺体数量减少甚至消失，胃黏膜变薄，并常伴肠化生，即胃黏膜萎缩。慢性胃炎进一步发展，胃上皮或化生的肠上皮在再生过程中发育异常，可形成异型增生（dysplasia），又称不典型增生，异型增生被认为是胃癌的癌前病变。

（三）临床表现

慢性胃炎病程迁延，进展缓慢，缺乏特异性症状。70% ~ 80% 的患者无任何症状，部分有上腹痛或不适、食欲不振、饱胀、嗳气、反酸、恶心和呕吐等非特异性的消化不良表现，症状常与进食或食物种类有关。少数可有少量上消化道出血。自身免疫性胃炎患者可出现明显畏食、贫血和体重减轻。体征多不明显，有时可有上腹轻压痛。

（四）实验室及其他检查

1. 胃镜及胃黏膜活组织检查　是最可靠的诊断方法。通过胃镜在直视下观察黏膜病损。慢性非萎缩性胃炎可见红斑（点、片状或条状）、黏膜粗糙不平、出血点 / 斑；慢性萎缩性胃炎可见黏膜呈颗粒状、黏膜血管显露、色泽灰暗、皱襞细小。两种胃炎皆可见伴有糜烂、胆汁反流。在充分活组织检查基础上以病理组织学诊断明确病变类型，并可检测幽门螺杆菌。

2. 幽门螺杆菌检测　可通过侵入性（如快速尿素酶测定、组织学检查等）和非侵入性（如 ^{13}C 或 ^{14}C 尿素呼气试验等）方法检测幽门螺杆菌。

3. 血清学检查　自身免疫性胃炎时，抗壁细胞抗体和抗内因子抗体可呈阳性，血清促胃液素水平明显升高。多灶萎缩性胃炎时，血清促胃液素水平正常或偏低。

4. 胃液分析　自身免疫性胃炎时，胃酸缺乏；多灶萎缩性胃炎时，胃酸分泌正常或偏低。

（五）诊断要点

病程迁延，确诊有赖于胃镜及胃黏膜活组织病理学检查。幽门螺杆菌检测有助于病因诊断。

（六）治疗要点

1. 根除幽门螺杆菌感染　对幽门螺杆菌感染引起的慢性胃炎是否应常规根除幽门螺杆菌一直存在争论。根据 2006 年全国慢性胃炎共识意见，建议根除幽门螺杆菌治疗适用于：①伴有胃黏膜糜烂、萎缩及肠化生、异型增生；②有消化不良症状者；③有胃癌家族史。

目前多采用的治疗方案为一种胶体铋剂或一种质子泵抑制剂加上两种抗菌药物，如常用枸橼酸铋钾（colloidal bismuth subcitrate，CBS），每次 240mg，每天 2 次，与阿莫西林（每次 500 ~ 1000mg，每天 2 次）及甲硝唑（每次 200mg，每天 4 次）3 药联用，2 周为 1 个疗程。抗生素还有克拉霉素（甲红霉素）、呋喃唑酮等。

2. 对症处理　根据病因给予对症处理。如因非甾体类抗炎药引起，应停药并给予抗酸药；如因胆汁反流，可用氢氧化铝凝胶来吸附，或予以硫糖铝及胃动力药以中和胆盐，防止反流；有胃动力学改变，可服用多潘立酮、西沙必利等。

3. 自身免疫性胃炎的治疗　目前尚无特异治疗，有恶性贫血可肌内注射维生素 B_{12}。

4. 胃黏膜异型增生的治疗　除给予上述积极治疗外，关键在于定期随访。对肯定的重度异型增生可选择预防性内镜下胃黏膜切除术。

（七）常用护理诊断 / 问题、措施及依据

1. 疼痛：腹痛　与胃黏膜炎性病变有关。

（1）休息与活动：指导患者急性发作时应卧床休息，并可用转移注意力，做深呼吸等方法来减轻焦虑，缓解疼痛。病情缓解时可进行适当的锻炼，以增强机体抗病力。

（2）热敷：用热水袋热敷上腹部，以解除胃痉挛，减轻腹痛。

（3）用药护理：遵医嘱给患者以清除幽门螺杆菌感染治疗时，注意观察药物的疗效及不良反应。

1）胶体铋剂：枸橼酸铋钾（CBS）为常用制剂，因其在酸性环境中方起作用，故宜在餐前半小时服用。服 CBS 过程中可使齿、舌变黑，可用吸管直接吸入。部分患者服药后出现便秘和粪便变黑，停药后可自行消失。少数患者有恶心、一过性血清转氨酶升高等，极少出现急性肾衰竭。

2）抗菌药物：阿莫西林服用前应询问患者有无青霉素过敏史，应用过程中注意有无迟发性过敏反应的出现，如皮疹。甲硝唑可引起恶心、呕吐等胃肠道反应，应在餐后半小时服用，并可遵医嘱用甲氧氯普胺、维生素 B12 等拮抗。

2. 营养失调：低于机体需要量　与畏食、消化吸收不良等有关。

（1）饮食治疗的原则：向患者说明摄取足够营养素的重要性，鼓励患者少量多餐进食，以高热量、高蛋白、高维生素、易消化的饮食为原则。避免摄入过咸、过甜、过辣的刺激性食物。

（2）制定饮食计划：与患者共同制定饮食计划，指导患者及家属改进烹饪技巧，增加食物的色、香、味，刺激患者食欲。胃酸低者食物应完全煮熟后食用，以利于消化吸收，并可给刺激胃酸分泌的食物，如肉汤、鸡汤等；高胃酸者应避免进食酸性、多脂肪食物。

（3）营养状况评估：观察并记录患者每天进餐次数、量、品种，以了解其摄入的营养素能否满足机体需要。定期测量体重，监测有关营养指标的变化，如血红蛋白浓度、血清蛋白等。

（八）其他护理诊断 / 问题

1. 焦虑　与病情反复、病程迁延有关。

2. 知识缺乏　缺乏对慢性胃炎病因和预防知识的了解。

（九）健康指导

1. 疾病知识指导　向患者及家属介绍本病的有关病因，指导患者避免诱发因素。教育患者保持良好的心理状态，平时生活要有规律，合理安排工作和休息时间。

2. 饮食指导　指导患者加强饮食卫生和饮食营养，养成有规律的饮食习惯；避免过冷、过热、辛辣等刺激性食物及浓茶、咖啡等饮料；嗜酒者应戒酒，防止乙醇损伤胃黏膜；注意饮食卫生。

3. 用药指导　根据患者的病因、具体情况进行指导，如避免使用对胃黏膜有刺激的药物，必须使用时应同时服用制酸剂或胃黏膜保护剂；介绍药物的不良反应，如有异常及时复诊，定期门诊复查。

（十）预后

慢性胃炎长期持续存在，但多数患者无症状。少数慢性非萎缩性胃炎可演变为慢性多灶萎缩性胃炎，极少数慢性多灶萎缩性胃炎经长期演变可发展为胃癌。约 15% ~ 20% 幽门螺杆菌感染引起的慢性胃炎会发生消化性溃疡。

第四节　消化性溃疡护理

消化性溃疡（peptic ulcer）主要指发生在胃和十二指肠的慢性溃疡，即胃溃疡（gastric ulcer，GU）和十二指肠溃疡（duodenal ulcer，DU）。因溃疡形成与胃酸 / 胃蛋白酶的消化作用有关而得名。溃疡的黏膜层缺损超过黏膜肌层，不同于糜烂。本病是全球性常见病，可发生于任何年龄。全世界约有 10% 的人口一生中患过此病。20 世纪 70 年代以来消化性溃疡的发病率有下降的趋势。

一、病因与发病机制

胃十二指肠黏膜具有一系列防御和修复机制，溃疡的发生是由于对胃十二指肠黏膜有损害作用的侵袭因素（aggressive factors）与黏膜自身防御 / 修复因素（defensive/repairing factors）之间失去平衡的结果。这种失平衡可能是由于侵袭因素增强，也可能是防御 / 修复因素减弱，或两者兼有之。GU 主要是防御 / 修复因素减弱，DU 则主要是侵袭因素增强。现将这些病因及导致溃疡发生的机制分述如下。

1. 幽门螺杆菌感染　幽门螺杆菌感染是消化性溃疡的主要病因，其机制尚未阐明。

2. 非甾体类抗炎药　非甾体类抗炎药（NSAID）如阿司匹林、吲哚美辛等是引起消化性溃疡的另一常见原因。大量研究资料表明，服用 NSAID 患者发生消化性溃疡及其并发症的危险性显著高于普通人群。NSAID 可直接作用于胃、十二指肠黏膜，透过细胞膜弥散入黏膜上皮细胞内，细胞内高浓度 NSAID 产生细胞毒而损害胃黏膜屏障。

3. 胃酸和胃蛋白酶　消化性溃疡的最终形成是由于胃酸 / 胃蛋白酶对黏膜自身消化所致，而胃蛋白酶的活性取决于胃液 pH，当胃液 pH 在 4 以上时，胃蛋白酶便失去活性，因此胃酸在其中起决定性作用，是溃疡形成的直接原因。

4. 其他因素　吸烟，遗传，胃十二指肠运动异常等原发病因能加重幽门螺杆菌或 NSAID 对胃黏膜的损伤。

二、病理

消化性溃疡大多为单发，也可多个，呈圆形或椭圆形。DU 多发生于球部，前壁较常见；GU 多在胃角和胃窦、胃体的小弯侧。DU 直径多小于 15mm，GU 一般小于 20mm，但巨大溃疡（DU>20mm，CU>30mm）亦非罕见，需与恶性溃疡鉴别。溃疡浅者累及黏膜肌层，深者则可达肌层，甚至浆膜层，穿破浆膜层时导致穿孔，血管破溃引起出血。溃疡边缘常有增厚，基底光滑、清洁，表面覆有灰白或灰黄色纤维渗出物。

三、临床表现

临床表现不一，部分患者可无症状，或以出血、穿孔等并发症为首发症状。典型的消化性溃疡有以下临床特征：①慢性过程，病史可达数年至数十年；②周期性发作，发作与自发缓解相交替，发作期可为数周或数月，缓解期也长短不一，发作常呈季节性，多在秋冬或冬春之交发病，可因精神情绪不良或过劳而诱发；③发作时上腹痛呈节律性，与进食有关。

1. 症状　以腹痛为主。

（1）腹痛：上腹部疼痛是本病的主要症状，可为钝痛、灼痛、胀痛甚至剧痛，或呈饥饿样不适感。疼痛部位多位于上腹中部、偏右或偏左。多数患者疼痛有典型的节律，DU 表现为空腹痛即餐后 2 ~ 4 小时或（及）午夜痛，进食或服用抗酸剂后可缓解；GU 的疼痛多在餐后 1 小时内出现，经 1 ~ 2 小时后逐渐缓解，至下餐进食后再次出现疼痛，午夜痛也可发生，但较 DU 少见。部分患者无上述典型疼痛，而仅表现为无规律性的上腹隐痛不适。也可因并发症而发生疼痛性质及节律的改变。

（2）其他：消化性溃疡除上腹疼痛外，尚可有反酸、嗳气、恶心、呕吐、食欲减退等消化不良症状，也可有失眠、多汗、脉缓等自主神经功能失调表现。

2. 体征　溃疡活动期可有上腹部固定而局限的轻压痛，DU 压痛点常偏右。缓解期则无明显体征。

3. 特殊类型的消化性溃疡　①无症状性溃疡：约 15% ~ 35% 消化性溃疡患者无任何症状，尤以老年人多见，多因其他疾病做胃镜或 X 线胃肠钡餐检查时偶然发现，或当发生出血或穿孔等并发症时，甚至于尸体解剖时始被发现。②老年人消化性溃疡：溃疡常较大，临床表现多不典型，常无任何症状或症状不明显，疼痛多无规律，食欲不振、恶心、呕吐、消瘦、贫血等症状较突出，需与胃癌鉴别。③复合性溃疡：指胃与十二指肠同时存在溃疡，多数 DU 发生先于 GU。其临床症状并无特异性，但幽门梗阻的发生率较单独 GU 或 DU 高。④幽门管溃疡：较为少见，常伴胃酸分泌过高。其主要表现为餐后立即出现较为剧烈而无节律性的中上腹疼痛，对抗酸药反应差，易出现幽门梗阻、穿孔、出血等并发症。⑤球后溃疡：指发生于十二指肠球部以下的溃疡，多位于十二指肠乳头的近端。其夜间痛和背部放射性疼痛较为多见，并发大量出血者亦多见，药物治疗效果差。

4. 并发症 出血、穿孔、幽门梗阻为主。

（1）出血：出血是消化性溃疡最常见的并发症，大约 50% 的上消化道大出血是由于消化性溃疡所致。

（2）穿孔：溃疡病灶向深部发展穿透浆膜层则并发穿孔。溃疡穿孔在临床上可分为急性、亚急性和慢性三种类型，以急性最为常见。

（3）幽门梗阻：主要由 DU 或幽门管溃疡引起。急性梗阻多因炎症水肿和幽门部痉挛所致，梗阻为暂时性，随炎症好转而缓解；慢性梗阻主要由于溃疡愈合后瘢痕收缩而呈持久性。

（4）癌变：少数 GU 可发生癌变，DU 则极少见。对长期 GU 病史，年龄在 45 岁以上，经严格内科治疗 4 ~ 6 周症状无好转，粪便隐血试验持续阳性者，应怀疑癌变，需进一步检查和定期随访。胃溃疡与十二指肠溃疡的鉴别见表 4–1。

表 4–1 胃溃疡与十二指肠溃疡的鉴别

	胃溃疡（GU）	十二指肠溃疡（DU）
常见部位	胃角或胃窦、胃小弯	十二指肠球部
胃酸分泌	正常或降低	增多
发病机制	主要是防御 / 修复因素减弱	主要是侵袭因素增强
发病年龄	中老年	青壮年
Hp 检出率	80% ~ 90%	90% ~ 100%
疼痛特点	餐后 – 小时疼痛 – 餐前缓解 – 进餐后一小时在痛，午夜痛少见	餐前痛 – 进餐后缓解 – 餐后 2 ~ 4 小时再痛 – 进餐后缓解，午夜痛多见

四、实验室及其他检查

1. 胃镜和胃黏膜活组织检查 是确诊消化性溃疡的首选检查方法。胃镜检查可直接观察溃疡部位、病变大小、性质，并可在直视下取活组织做病理检查和幽门螺杆菌检测。内镜下，消化性溃疡多呈圆形、椭圆形或呈线形，边缘光滑，底部有灰黄色或灰白色渗出物，溃疡周围黏膜可充血、水肿，可见皱襞向溃疡集中。

2. X 线钡餐检查 适用于对胃镜检查有禁忌或不愿接受胃镜检查者。溃疡的 X 线直接征象是龛影，对溃疡诊断有确诊价值。

3. 幽门螺杆菌检测 是消化性溃疡的常规检测项目，其结果可作为选择根除幽门螺杆菌治疗方案的依据。可通过侵入性（如快速尿素酶测定、组织学检查和幽门螺杆菌培养等）和非侵入性（如 ^{13}C 或 14C 尿素呼气试验、粪便幽门螺杆菌抗原检测等）方法检测出幽门螺杆菌。其中 ^{13}C 或 ^{14}C 尿素呼气试验检测幽门螺杆菌感染的敏感性及特异性均较高而无须胃镜检查，常作为根除治疗后复查的首选方法。

4. 粪便隐血试验 隐血试验阳性提示溃疡有活动，如 GU 患者持续阳性，应怀疑有癌变的可能。

五、诊断要点

慢性病程、周期性发作的节律性上腹疼痛，且上腹痛可为进食或抗酸药所缓解的临床表现，可做出初步诊断。但确诊有赖胃镜检查。X 线钡餐检查发现龛影也有确诊价值。

六、治疗要点

治疗的目的在于消除病因、缓解症状、愈合溃疡、防止复发和防治并发症。

1. 降低胃酸的药物 包括抗酸药和抑制胃酸分泌药两类。前者与胃内盐酸作用形成盐和水，使胃内酸度降低，对缓解溃疡疼痛症状有较好效果，常用碱性抗酸药有氢氧化铝、铝碳酸镁及其复方制剂等。但长期和大量应用，其不良反应较大，故目前很少单一应用抗酸药来治疗溃疡。

2. 保护胃黏膜药物 硫糖铝和枸橼酸铋钾（胶体次枸橼酸铋，CBS）目前已少用做治疗消化性溃疡的一线药物。但枸橼酸铋钾因兼有较强的抑制幽门螺杆菌作用，可在根除幽门螺杆菌联合治疗时使用，但此药过量蓄积会引起神经毒性，不宜长期服用。此外，前列腺素类药物米索前列醇具有增加胃十二指肠黏膜的黏液/碳酸氢盐分泌、增加黏膜血流和一定的抑制胃酸分泌作用，主要用于NSAID相关性溃疡的预防，但其可引起子宫收缩，孕妇忌服。

3. 根除幽门螺杆菌治疗　凡有幽门螺杆菌感染的消化性溃疡，无论初发或复发、活动或静止、有无并发症，均应予以根除幽门螺杆菌治疗。目前推荐以PPI或胶体铋剂为基础加上两种抗生素的三联治疗方案。如奥美拉唑（40mg/d）或枸橼酸铋钾（480mg/d）加上克拉霉素（500～1000mg/d）和阿莫西林（2000mg/d）或甲硝唑（800mg/d）。上述剂量每天分2次服，疗程7～14天。

4. 手术治疗　对于大量出血经内科治疗无效、急性穿孔、瘢痕性幽门梗阻、胃溃疡疑有癌变及正规治疗无效的顽固性溃疡可选择手术治疗。

七、护理评估

1. 病史　以了解治疗经过及大便颜色为主。

（1）患病及治疗经过：询问发病的有关诱因和病因，如发病是否与天气变化、饮食不当或情绪激动等有关；有无暴饮暴食、喜食酸辣等刺激性食物的习惯；是否嗜烟酒；有无经常服用NSAID药物史；家族中有无溃疡病患者等。询问患者的病程经过，例如首次疼痛发作的时间，疼痛与进食的关系，是餐后还是空腹出现，有无规律，部位及性质如何，应用何种方法能缓解疼痛。曾做过何种检查和治疗，结果如何。

（2）目前病情与一般情况：询问此次发病与既往有无不同，是否伴有恶心、呕吐、嗳气、反酸等其他消化道症状，有无呕血、黑便、频繁呕吐等症状。日常休息与活动如何等。

（3）心理－精神－社会状况：本病病程长，有周期性发作和节律性疼痛的特点，如不重视预防和正规治疗，病情可反复发作并产生并发症，从而影响患者的工作和生活，使患者产生焦虑急躁情绪。应注意评估患者及家属对疾病的认识程度，评估患者有无焦虑或恐惧等心理，了解患者家庭经济状况和社会支持情况如何，患者所能得到的社区保健资源和服务如何。

2. 身体评估　全面了解全身状况及腹部体征。

（1）全身状况：有无痛苦表情，有无消瘦、贫血貌，生命体征是否正常。

（2）腹部体征：上腹部有无固定压痛点，有无胃蠕动波，全腹有无压痛、反跳痛，有无腹肌紧张，有无空腹振水音，有无肠鸣音减弱或消失等。

3. 实验室及其他检查　主要有以下几方面。

（1）血常规：有无红细胞计数、血红蛋白减少。

（2）粪便隐血试验：是否为阳性。

（3）幽门螺杆菌检测：是否为阳性。

（4）胃液分析：BAO和MAO是增高、减少还是正常。

（5）X线钡餐造影：有无典型的溃疡龛影及其部位。

（6）胃镜及黏膜活检：溃疡的部位、大小及性质如何，有无活动性出血。

八、常用护理诊断/问题

1. 疼痛：腹痛　与胃酸刺激溃疡面，引起化学性炎症反应有关。

2. 营养失调：低于机体需要量　与疼痛致摄入量减少及消化吸收障碍有关。

九、目标

（1）患者能描述引起疼痛的因素。

（2）能应用缓解疼痛的方法和技巧，疼痛减轻或消失。

（3）能建立合理的饮食习惯和结构。

十、护理措施及依据

1. 疼痛 以缓解腹痛为主要护理目的。

（1）帮助患者认识和去除病因：向患者解释疼痛的原因和机制，指导其减少或去除加重和诱发疼痛的因素：①对服用NSAID者，若病情允许应停药；若必须用药，可遵医嘱换用对胃黏膜损伤少的NSAID，如塞来昔布或罗非昔布；②避免暴饮暴食和进食刺激性饮食，以免加重对胃黏膜的损伤；③对嗜烟酒者，劝其戒除，但应注意突然戒断烟酒可引起焦虑、烦躁，反过来也会刺激胃酸分泌，故应与患者共同制定切实可行的戒烟酒计划，并督促其执行。

（2）指导缓解疼痛：注意观察及详细了解患者疼痛的规律和特点，并按其疼痛特点指导缓解疼痛的方法。如DU表现为空腹痛或午夜痛，指导患者在疼痛前或疼痛时进食碱性食物（如苏打饼干等），或服用制酸剂。也可采用局部热敷或针灸止痛。

（3）休息与活动：溃疡活动期且症状较重者，嘱其卧床休息几天至1～2周，可使疼痛等症状缓解。病情较轻者则应鼓励其适当活动，以分散注意力。

（4）用药护理：根据医嘱给予药物治疗，并注意观察药效及不良反应。

1）抗酸药：如氢氧化铝凝胶等，应在饭后1小时和睡前服用。服用片剂时应嚼服，乳剂给药前应充分摇匀。抗酸药应避免与奶制品同时服用，因两者相互作用可形成络合物。酸性的食物及饮料不宜与抗酸药同服。氢氧化铝凝胶能阻碍磷的吸收，引起磷缺乏症，表现为食欲不振、软弱无力等症状，甚至可导致骨质疏松。长期大量服用还可引起严重便秘、代谢性碱中毒与钠潴留，甚至造成肾损害。若服用镁制剂则易引起腹泻。

2）H_2受体拮抗剂：药物应在餐中或餐后即刻服用，也可把1天的剂量在睡前服用。若需同时服用抗酸药，则两药应间隔1小时以上。若静脉给药应注意控制速度，速度过快可引起低血压和心律失常。西咪替丁对雄激素受体有亲和力，可导致男性乳腺发育、阳痿以及性功能紊乱，且其主要通过肾脏排泄，用药期间应监测肾功能。此外，少数患者还可出现一过性肝损害和粒细胞缺乏，亦可出现头痛、头晕、疲倦、腹泻及皮疹等反应，如出现上述反应需及时协助医生进行处理。因药物可随母乳排出，哺乳期应停止用药。

3）质子泵抑制剂：奥美拉唑可引起头晕，特别是用药初期，应嘱患者用药期间避免开车或做其他必须高度集中注意力的工作。此外，奥美拉唑有延缓地西泮及苯妥英钠代谢和排泄的作用，联合应用时需慎重。兰索拉唑的主要不良反应包括皮疹、瘙痒、头痛、口苦、肝功能异常等，轻度不良反应不影响继续用药，较为严重时应及时停药。泮托拉唑的不良反应较少，偶可引起头痛和腹泻。

4）其他药物：硫糖铝片宜在进餐前1小时服用，可有便秘、口干、皮疹、眩晕、嗜睡等不良反应。不能与多酶片同服，以免降低两者的效价。

2. 营养失调 低于机体需要量增加热能及补充高蛋白。

（1）进餐方式：指导患者有规律地定时进食，以维持正常消化活动的节律。在溃疡活动期，以少食多餐为宜，每天进餐4～5次，避免餐间零食和睡前进食，使胃酸分泌有规律。一旦症状得到控制，应尽快恢复正常的饮食规律。饮食不宜过饱，以免胃窦部过度扩张而增加促胃液素的分泌。进餐时注意细嚼慢咽，避免急食，咀嚼可增加唾液分泌，后者具有稀释和中和胃酸的作用。

（2）食物选择：选择营养丰富，易消化的食物。除并发出血或症状较重外，一般无须规定特殊食谱。症状较重的患者以面食为主，因面食柔软易消化，且其含碱能有效中和胃酸，不习惯于面食则以软米饭或米粥替代。由于蛋白质类食物具有中和胃酸作用，可适量摄取脱脂牛奶，宜安排在两餐之间饮用，但牛奶中的钙质吸收有刺激胃酸分泌的作用，故不宜多饮。脂肪到达十二指肠时虽能刺激小肠分泌抑促胃液素，抑制胃酸分泌，但同时又可引起胃排空减慢，胃窦扩张，致胃酸分泌增多，故脂肪摄取应适量。应避免食用机械性和化学性刺激性强的食物。机械性刺激强的食物指生、冷、硬、粗纤维多的蔬菜和水果，如洋葱、韭菜、芹菜等。化学性刺激强的食物有浓肉汤、咖啡、浓茶和辣椒、酸醋等调味品等。

（3）营养监测：监督患者采取合理的饮食方式和结构，定期测量体重、监测血清蛋白和血红蛋白等营养指标。

十一、评价

（1）患者能说出引起疼痛的原因，情绪稳定，戒除烟酒，饮食规律，能选择适宜的食物，未见因饮食不当诱发疼痛。

（2）能正确服药，上腹部疼痛减轻并逐渐消失。

（3）能建立合理的饮食方式和结构，营养指标在正常范围内。

十二、其他护理诊断 / 问题

1. 焦虑　与疾病反复发作，病程迁延有关。

2. 知识缺乏　缺乏有关消化性溃疡病因及预防知识。

3. 潜在并发症　上消化道大量出血、穿孔、幽门梗阻、癌变。

十三、健康指导

1. 疾病知识指导　向患者及家属讲解引起和加重消化性溃疡的相关因素。指导患者保持乐观情绪，规律生活，避免过度紧张与劳累，选择合适的锻炼方式，提高机体抵抗力。指导患者建立合理的饮食习惯和结构，戒除烟酒，避免摄入刺激性食物。

2. 用药指导与病情监测　教育患者遵医嘱正确服药，学会观察药效及不良反应，不随便停药或减量，防止溃疡复发。指导患者慎用或勿用致溃疡药物，如阿司匹林、咖啡因、泼尼松等。定期复诊。若上腹疼痛节律发生变化或加剧，或者出现呕血、黑便时，应立即就医。

十四、预后

由于内科有效治疗的发展，预后远较过去为佳，死亡率显著下降。死亡主要见于高龄患者，由于大出血和急性穿孔等并发症所致。

第五节　胃癌护理

胃癌（gastric cancer）是最常见的恶性肿瘤之一，在每年新诊断的癌症病例数中胃癌位居第四位，在癌症病死率中排列第二位。胃癌发病率在不同年龄、各国家地区和种族间有较大差异。虽然近年来全球总发病率有所下降，但 2/3 胃癌病例分布在发展中国家。男性胃癌的发病率和死亡率高于女性，男女之比约为 2 ∶ 1，发病年龄以中老年居多，55 ~ 70 岁为高发年龄段。一般而言，有色人种比白种人易患本病。日本、中国、俄罗斯、南美和东欧为高发区，而北美、西欧、澳大利亚和新西兰发病率较低。我国以西北地区发病率最高，中南和西南地区则较低。全国平均每年死亡率约为 16/10 万。

一、病因与发病机制

胃癌的发生是一个多因素参与、多步骤进行性发展的过程，一般认为其发生是下列因素共同参与所致。

1. 环境与饮食因素　流行病学调查资料显示，从胃癌高发区国家向低发区国家的移民，第一代仍保持胃癌高发病率，但第二代显著下降，而第三代发生胃癌的危险性已接近当地居民。由此提示本病与环境因素相关。长期食用霉变食品、咸菜、烟熏和腌制鱼肉，以及高盐食品，可增加胃癌发生的危险性。烟熏和腌制食品中含高浓度的硝酸盐，后者可在胃内受细菌硝酸盐还原酶的作用形成亚硝酸盐，再与胺结合成致癌的亚硝胺。高盐饮食致胃癌危险性增加的机制尚不清楚，可能与高浓度盐造成胃黏膜损伤，使黏膜易感性增加而协同致癌作用有关。流行病学研究提示，多吃新鲜水果和蔬菜、使用冰箱及正确贮藏食物，可降低胃癌的发生。

2. 幽门螺杆菌感染　1994 年 WHO 宣布幽门螺杆菌是人类胃癌的 I 类致癌原，其诱发胃癌的可能机制有：幽门螺杆菌导致的慢性炎症有可能成为一种内源性致突变原；幽门螺杆菌是一种硝酸盐还原剂，具有催化亚硝化作用而起致癌作用；幽门螺杆菌的某些代谢产物促进上皮细胞变异。

3. 遗传因素　胃癌有明显的家族聚集倾向，尤其浸润型胃癌有更高的家族发病倾向，提示该型与遗传因素有关。一般认为遗传素质使致癌物质对易感者更易致癌。

4. 癌前状态　胃癌的癌前状态分为癌前疾病和癌前病变。前者指与胃癌相关的胃良性疾病，有发生胃癌的危险性，如慢性萎缩性胃炎、胃息肉、残胃炎、胃溃疡；后者指较易转变为癌组织的病理学变化，如肠型化生和异型增生。

二、病理

胃癌的好发部位依次为胃窦（58%）、贲门（20%）、胃体（15%）、全胃或大部分胃（7%）。根据癌肿侵犯胃壁的程度，可分为早期和进展期胃癌。早期胃癌指癌组织浸润深度不超过黏膜下层，不论其有无局部淋巴结转移。进展期胃癌深度超过黏膜下层，已侵入肌层者为中期，侵及浆膜或浆膜者称晚期胃癌。

早期胃癌按日本内镜学会分为隆起型（Ⅰ型）、平坦型（Ⅱ型）和凹陷型（Ⅲ型）。进展期胃癌采用 Borrmann 分型分为隆起型（Ⅰ型）、局限溃疡型（Ⅱ型）、浸润溃疡型（Ⅲ型）和弥漫浸润型（Ⅳ型）。弥漫浸润型如果累及胃大部或全胃时称皮革胃（linitis ultrasonography）。局限溃疡型和浸润溃疡型较多见。

组织学上，胃癌以腺癌为主，可分为乳头状腺癌、管状腺、低分化腺癌、黏液腺癌和印戒细胞癌。按胃癌的生长方式非为膨胀型和浸润型，膨胀型癌细胞以团块形式生长，预后较好；浸润型癌细胞以分散形式向纵深扩散，预后较差。

胃癌有 4 种扩散方式：①直接蔓延侵袭至相邻器官；②淋巴结转移：胃的淋巴系统与锁骨上淋巴结相连接，转移到该处时称为 Virchow 淋巴结（Virchow node）；③血行转移：最常转移到肝，其次是肺、腹膜及肾上腺，晚期患者 6% 以上可发生血行转移；④种植转移：癌细胞浸出浆膜层脱落入腹腔，种植于肠壁和盆腔，如种植于卵巢，称为 Krukenberg 瘤（Krukenberg tumor）；也可在直肠周围形成一明显的结节状板样肿块。

三、临床表现

1. 症状　不同阶段出现的症状有所不同。

（1）早期胃癌：多无症状，或仅有一些非特异性消化道症状。

（2）进展期胃癌：上腹痛为最早出现的症状，可急可缓，开始仅有上腹饱胀不适，餐后加重。继之有隐痛不适，偶呈节律性溃疡样疼痛，但这种疼痛不能被进食或服用制酸剂缓解。常伴有食欲缺乏、厌食，体重下降。胃壁受累时可有早饱感，即虽感饥饿，但稍进食即感饱胀不适；贲门癌累及食管下端时可出现吞咽困难；胃窦癌引起幽门梗阻时出现严重恶心、呕吐；黑便或呕血常见于溃疡型胃癌。转移至身体其他脏器可出现相应的症状，如转移至骨骼时，可有全身骨骼剧痛；转移至肝可引起右上腹痛、黄疸和（或）发热；转移至肺可引起咳嗽、咯血、呃逆等；胰腺转移则会出现持续性上腹痛并放射至背部等。

2. 体征　早期胃癌无明显体征，进展期在上腹部可扪及肿块，有压痛。肿块多位于上腹部偏右，呈坚实可移动结节状。肝脏转移可出现肝大，并扪及坚硬结节，常伴黄疸。腹膜转移时可发生腹腔积液，移动性浊音阳性。远处淋巴结转移时可扪及 Virchow 淋巴结，质硬不活动。直肠指诊时在直肠膀胱间凹陷可触及一板样肿块。此外，某些胃癌患者出现伴癌综合征（paraneoplastic syndrome），包括反复发作的浅表性血栓静脉炎（Trousseau 征，Trousseau sign）、黑棘皮病（皮肤皱褶处有色素沉着，尤其在两腋）和皮肌炎等，可有相应的体征，有时可在胃癌被察觉前出现。

3. 并发症　可并发胃出血、贲门或幽门梗阻、穿孔等。

四、实验室及其他检查

1. 血常规检查　多数患者有缺铁性贫血，系长期失血所致。

2. 粪便隐血试验　呈持续阳性，有辅助诊断意义。

3. 内镜检查　内镜直视下可观察病变部位、性质，并取黏膜做活组织检查，是目前最可靠的诊断手段。早期胃癌可表现为小的息肉样隆起或凹陷，一片变色的黏膜，或粗糙不平呈颗粒状，有时不易辨认；进展期胃癌可表现为凹凸不平、表面污秽的肿块，或不规则较大溃疡，常见渗血及溃烂。目前亦用超声内镜检查，它是一种将超声探头引入内镜的检查，可判断胃内或胃外的肿块，观察肿瘤侵犯胃壁的深度，对肿瘤侵犯深度的判断准确率可达 90%，有助于区分早期和进展期胃癌。

4. X 线钡餐检查　胃癌主要表现为充盈缺损（息肉样或隆起性病变）、边缘欠规则或腔内龛影（溃疡）和胃壁僵直失去蠕动（癌浸润）等，其与良性息肉及良性溃疡的鉴别尚需依赖组织病理学检查。

五、诊断要点

确诊主要依赖内镜和活组织检查及 X 线钡餐检查。早期诊断是根治胃癌的前提，有下列现象者应及早和定期行胃镜检查：① 40 岁以上患者，尤其男性，近期出现消化不良、呕血或黑便者；②慢性萎缩性胃炎伴胃酸缺乏，有肠化生及不典型增生者；③良性溃疡但胃酸缺乏者；④胃溃疡经正规治疗 2 个月无效，X 线钡餐提示溃疡增大者；⑤ X 线发现胃息肉 >2cm 者；⑥胃切除术后 10 年以上者。

六、治疗要点

1. 手术治疗　是目前唯一有可能根治胃癌的方法，治疗效果取决于胃癌的病期、癌肿侵袭深度和扩散范围。对早期胃癌，一般首选胃部分切除术，如已有局部淋巴结转移，则应同时予以清扫。对进展期患者，如无远处转移，应尽可能手术切除。

2. 化学治疗　应用抗肿瘤药物辅助手术治疗，在术前、术中及术后使用，以抑制癌细胞的扩散和杀伤残存的癌细胞，从而提高手术效果。联合化疗亦可用于晚期胃癌不能施行手术者，常用药物有氟尿嘧啶（fluorouracil，5FU）、丝裂霉素（mitomycin，MMC）、替加氟（tegafur，FT-207）、多柔比星（doxorubicin，ADM）等。

3. 内镜下治疗　对早期胃癌可在内镜下行高频电凝切除术、光动力治疗、内镜下激光等治疗。内镜下微波凝固疗法可用于早期胃癌以及进展期胃癌发生梗阻者。

七、常用护理诊断 / 问题、措施及依据

1. 疼痛：腹痛　与癌细胞浸润有关。

（1）观察疼痛特点：注意评估疼痛的性质、部位，是否伴有严重的恶心和呕吐、吞咽困难、呕血及黑便等症状。如出现剧烈腹痛和腹膜刺激征，应考虑发生穿孔的可能性，及时协助医师进行有关检查或手术治疗。

（2）止痛治疗的护理：遵医嘱给予相应的止痛药，目前治疗癌性疼痛的主要药物有非麻醉镇痛药（阿司匹林、吲哚美辛、对乙酰氨基酚等），弱麻醉性镇痛药（可待因、布桂嗪等），强麻醉性镇痛药（吗啡、哌替啶等），辅助性镇痛药（地西泮、异丙嗪、氯丙嗪等）。

患者自控镇痛（patient control analgesia，PCA）：该方法是用计算机化的注射泵，经由静脉、皮下或椎管内连续性输注止痛药，患者可自行间歇性给药。该方式用药灵活，可根据患者需要提供合适的止痛药物剂量、增减范围、间隔时间，从而做到个体化给药。可在连续性输注中间歇性地增加药，从而控制患者突发的疼痛，克服了用药的不及时性，减少了患者对止痛药的总需要量和对专业人员的依赖性，增加了患者自我照顾和对疼痛的自主控制能力。

（3）心理护理：患者在知晓自己的诊断后，预感疾病的预后不佳，加之躯体的痛苦，会出现愤怒、抑郁、焦虑甚至绝望等负性心理反应，而患者的负性情绪又会加重其躯体不适。因此，护士应与患者建立良好的护患关系，运用倾听、解释、安慰等技巧与患者沟通，表示关心与体贴，并及时取得家属的配合，以避免自杀等意外的发生。耐心听取患者自身感受的叙述，并给予支持和鼓励。同时介绍有关胃癌治疗进展信息，提高患者治疗的信心；指导患者保持乐观的生活态度，用积极的心态面对疾病，树立战胜疾病、

延长生存期的信心。此外，协助患者取得家庭和社会的支持，对稳定患者的情绪，也有不可忽视的作用。

2. 营养失调：低于机体需要量　与胃癌造成厌食、吞咽困难、消化吸收障碍等有关。

（1）饮食护理：让患者了解充足的营养支持对机体恢复有重要作用，对能进食者鼓励其尽可能进食易消化、营养丰富的流质或半流质饮食。提供清洁的进食环境，并注意增加食物的色、香、味，增进患者的食欲。

（2）静脉营养支持：对贲门癌有吞咽困难者，中、晚期患者应按医嘱静脉输注高营养物质，以维持机体代谢需要。幽门梗阻时，可行胃肠减压，同时遵医嘱静脉补充液体。

（3）营养监测：定期测量体重，监测血清蛋白和血红蛋白等营养指标。

八、其他护理诊断 / 问题

1. 活动无耐力　与疼痛及患者机体消耗有关。

2. 有体液不足的危险　与幽门梗阻致严重呕吐有关。

3. 悲伤　与患者知道疾病的预后有关。

九、健康指导

1. 疾病预防指导　对健康人群开展卫生宣教，提倡多食富含维生素C的新鲜水果、蔬菜，多食肉类、鱼类、豆制品和乳制品；避免高盐饮食，少进食咸菜、烟熏和腌制食品；食品贮存要科学，不食霉变食物。对胃癌高危人群如中度或重度胃黏膜萎缩、中度或重度肠化、不典型增生或有胃癌家族史者应遵医嘱给予根除幽门螺杆菌治疗。对癌前状态者，应定期检查，以便早期诊断及治疗。

2. 生活方式指导　指导患者生活规律，保证充足的睡眠，根据病情和体力，适量活动，增强机体抵抗力。注意个人卫生，特别是体质衰弱者，应做好口腔、皮肤黏膜的清洁，防止继发性感染。指导病人运用适当的心理防卫机制，保持乐观态度和良好的心理状态、以积极的心态面对疾病。

3. 用药指导与病情监测　指导患者合理使用止痛药，并应发挥自身积极的应对能力，以提高控制疼痛的效果。嘱患者定期复诊，以监测病情变化和及时调整治疗方案。教会患者及家属如何早期识别并发症，及时就诊。

十、预后

进展期胃癌如不治疗，存活时间平均约 1 年。胃癌在根治术后 5 年的存活率取决于胃壁受累深度、淋巴结受累范围和肿瘤生长方式。早期胃癌预后良好，术后 5 年生存率可达 90% ~ 95%；侵及肌层或深达浆膜层者，预后不佳。

第五章

呼吸内科疾病护理

第一节　慢性阻塞性肺疾病护理

慢性阻塞性肺疾病（chronic obstructive pulmonary disease，COPD）简称慢阻肺，是以持续气流受限为特征的可以预防和治疗的疾病，其气流受限多呈进行性发展，与气道和肺组织对香烟烟雾等有害气体或有害颗粒的异常慢性炎症反应有关。急性加重和并发症影响患者整体疾病的严重程度。肺功能检查对确定气流受限有重要意义。在吸入支气管扩张剂后，第一秒用力呼气容积（FEV_1）占用力肺活量（FVC）百分比（FEV_1/FVC）<70% 表明存在持续气流受限。

慢阻肺与慢性支气管炎和肺气肿（emphysema）有密切关系。慢性支气管炎是指在除外慢性咳嗽的其他已知原因后，患者每年咳嗽、咳痰持续 3 个月以上并连续 2 年者。肺气肿则指肺部终末细支气管远端气腔出现异常持久的扩张，并伴有肺泡壁和细支气管的破坏，而无明显的肺纤维化。当慢性支气管炎、肺气肿患者肺功能检查出现持续气流受限时，则能诊断为慢阻肺；如患者只有慢性支气管炎和（或）肺气肿，而无持续气流受限，则不能诊断为慢阻肺。

一些已知原因或具有特征病理表现的疾病也可导致持续气流受限，如支气管扩张症、肺结核纤维化病变、严重的间质性肺疾病、弥漫性细支气管炎以及闭塞性细支气管炎等，但均不属于慢阻肺。

COPD 是呼吸系统疾病中的常见病和多发病，患病率和病死率均居高不下。1992 年在我国北部和中部地区，对 102 230 名农村成人进行了调查，COPD 的患病率为 3%。近年来对我国 7 个地区 20 245 名成年人进行调查，COPD 的患病率占 40 岁以上人群的 8.2%。

因肺功能进行性减退，严重影响患者的劳动力和生活质量。COPD 造成巨大的社会和经济负担，根据世界银行 / 世界卫生组织发表的研究，预计至 2020 年 COPD 将成为世界疾病经济负担的第五位。

一、病因及发病机制

本病的病因与慢性支气管炎相似。可能是多种环境因素与机体自身因素长期相互作用的结果。其发病机制包括以下几个方面。

1. 炎症机制　气道、肺实质及肺血管的慢性炎症是 COPD 的特征性改变，中性粒细胞、巨噬细胞、T 淋巴细胞等炎症细胞均参与了 COPD 发病过程。中性粒细胞的活化和聚集是 COPD 炎症过程的一个重要环节，通过释放中性粒细胞弹性蛋白酶、中性粒细胞组织蛋白酶 G、中性粒细胞蛋白酶 3 和基质金属蛋白酶引起慢性黏液高分泌状态并破坏肺实质。

2. 蛋白酶 - 抗蛋白酶失衡　蛋白水解酶对组织有损伤、破坏作用；抗蛋白酶对弹性蛋白酶等多种蛋白酶具有抑制功能，其中 α_1- 抗胰蛋白酶（α_1-AT）是活性最强的一种。蛋白酶增多或抗蛋白酶不足均可导致组织结构破坏产生肺气肿。吸入有害气体、有害物质可以导致蛋白酶产生增多或活性增强，而抗蛋白酶产生减少或灭活加快；同时氧化应激、吸烟等危险因素也可以降低抗蛋白酶的活性。先天性 α_1- 抗胰蛋白酶缺乏，多见于北欧血统的个体，我国尚未见正式报道。

3. 氧化应激 有许多研究表明 COPD 患者的氧化应激增加。氧化物主要有超氧阴离子（O_2^-）、羟根（OH）、次氯酸（HCIO）、H_2O_2 和一氧化氮（NO）等。氧化物可直接作用并破坏许多生化大分子如蛋白质、脂质和核酸等，导致细胞功能障碍或细胞死亡，还可以破坏细胞外基质；引起蛋白酶—抗蛋白酶失衡；促进炎症反应，如激活转录因子 NF-KB，参与多种炎症因子的转录，如 1L-8、TNF-α、诱导型一氧化氮合酶（NOS）和环氧化物酶等。

4. 其他 如自主神经功能失调、营养不良、气温变化等都有可能参与 COPD 的发生、发展。上述发病机制共同作用，产生两种重要病变：第一，小气道病变，包括小气道炎症、小气道纤维组织形成、小气道管腔黏液栓等，使小气道阻力明显升高。第二，肺气肿病变，使肺泡对小气道的正常牵拉力减小，小气道较易塌陷；同时，肺气肿使肺泡弹性回缩力明显降低。这种小气道病变与肺气肿病变共同作用，造成慢阻肺特征性的持续气流受限。

二、临床表现

1. 症状 起病缓慢、病程较长。主要症状如下。

（1）慢性咳嗽：随病程发展可终身不愈。常晨间咳嗽明显，夜间有阵咳或排痰。

（2）咳痰：一般为白色黏液或浆液性泡沫性痰，偶可带血丝，清晨排痰较多。急性发作期痰量增多，可有脓性痰。

（3）气短或呼吸困难：早期在劳力时出现，后逐渐加重，以致在日常活动甚至休息时也感到气短，是 COPD 的标志性症状。

（4）喘息和胸闷：部分患者特别是重度患者或急性加重时出现喘息。

（5）其他：晚期患者有体重下降，食欲减退等。

2. 体征 早期体征可无异常，随疾病进展出现以下体征。

（1）视诊：胸廓前后径增大，肋间隙增宽，剑突下胸骨下角增宽，称为桶状胸。部分患者呼吸变浅，频率增快，严重者可有缩唇呼吸等。

（2）触诊：双侧语颤减弱。

（3）叩诊：肺部过清音，心浊音界缩小，肺下界和肝浊音界下降。

（4）听诊：两肺呼吸音减弱，呼气延长，部分患者可闻及湿性啰音和（或）干性啰音。

3. 并发症

（1）慢性呼吸衰竭：常在 COPD 急性加重时发生，其症状明显加重，发生低氧血症和（或）高碳酸血症，可具有缺氧和二氧化碳潴留的临床表现。

（2）自发性气胸：如有突然加重的呼吸困难，并伴有明显的发绀，患侧肺部叩诊为鼓音，听诊呼吸音减弱或消失，应考虑并发自发性气胸，通过 X 线检查可以确诊。

（3）慢性肺源性心脏病：由于 COPD 肺病变引起肺血管床减少及缺氧致肺动脉痉挛、血管重塑，导致肺动脉高压、有心室肥厚扩大，最终发生有心功能不全。

三、辅助检查

1. 肺功能检查 肺功能检查是判断持续气流受限的主要客观指标，对 COPD 诊断、严重程度评价、疾病进展、预后及治疗反应等有重要意义。

（1）使用支气管扩张剂后，$FEV_1/FVC<70\%$ 可确定为持续气流受限。

（2）肺总量（TLC）、功能残气量（FRC）和残气量（RV）增高，肺活量（VC）减低，表明肺过度充气。

2. 胸部 X 线检查 COPD 早期胸片可无变化，以后可出现肺纹理增粗、紊乱等非特异性改变，也可出现肺气肿改变。X 线胸片改变对 COPD 诊断特异性不高，主要作为确定肺部并发症及与其他肺疾病鉴别之用。

3. 胸部 CT 检查 CT 检查可见慢阻肺的小气道病变、肺气肿以及并发症的表现，但其主要临床意义在于排除其他具有类似症状的呼吸系统疾病。

4. 血气检查　对确定发生低氧血症、高碳酸血症、酸碱平衡失调以及判断呼吸衰竭的类型有重要价值。

5. 其他　COPD 并发细菌感染时，外周血白细胞增高，核左移。痰培养可能查出病原菌：常见病原菌为肺炎链球菌、流感嗜血杆菌、卡他莫拉菌、肺炎克雷白杆菌等。

四、诊断与稳定期病情严重程度评估

主要根据吸烟等高危因素史、临床症状、体征及肺功能检查等综合分析确定。肺功能检查见持续气流受限是 COPD 诊断的必备条件。吸入支气管扩张剂后 FEV1/FVC<70% 为确定存在持续气流受限的界限。

目前多主张对稳定期慢阻肺采用综合指标体系进行病情严重程度评估。

1. 症状评估　可采用改良版英国医学研究委员会呼吸困难问卷（mMRC 问卷）进行评估（表 5–1）。

表 5–1　mMRC 问卷

MMRCT 分级	呼吸困难症状
0 级	剧烈活动时出现呼吸困难
1 级	平地快步行走或爬缓坡时出现呼吸困难
2 级	由于呼吸困难，平地行走时比同龄人慢或需要停下来休息
3 级	平地行走 100m 左右或数分钟后需要停下来喘气
4 级	因严重呼吸困难而不能离开家，或在穿衣服、脱衣服时出现呼吸困难

2. 肺功能评估　可使用 GOLD 分级：慢阻肺患者吸入支气管扩张剂后 FEVi/FVC<70%。再依据其 FEV1 下降程度进行气流受限的严重程度分级，见表 5–2。

3. 急性加重风险评估　在过去的 1 年中有 2 次或 2 次以上的急性加重或 FFV_1% pred<50%，均提示今后急性加重的风险增加。

依据上述症状、肺功能分级以及急性加重风险等，即可对稳定期慢阻肺患者病情严重程度进行综合性评估，并依据该评估结果选择稳定期的主要治疗药物（表 5–3）。

表 5–2　慢阻肺患者气流受限严重程度的肺功能分级

肺功能分级	患者肺功能 FEV_1 占预计值的百分比（FEV_1% pred）
GOLD1 级（轻度）	FEV_1% pred ≥ 80%
GOLD2 级（中度）	50% ≤ FEV_1%pred<80%
GOLD3 级（重度）	30% ≤ FEV_1% pred ＜ 50%
GOLD4 级（极重度）	FEV_1% pred ＜ 30

表 5–3　稳定期慢阻肺患者病情严重程度的综合性评估及其主要治疗药物

患者综合评估分组	特征	肺功能分级加重次数	上一年急性	mMRC 分级	首选治疗药
A 组	低风险，症状少	COLD1 ～ 2 级	≤ 1 次	0 ～ 1 级	SAMA 或 SABA，必要时
B 组	低风险，症状多	GOLDI ～ 2 级	≤ 1 次	≥ 2 级	LAMA 或 LABA
C 组	低风险，症状少	GOLD3 ～ 4 级	≥ 2 次	0 ～ 1 级	ICS 加 LABA，或 LAMA
D 组	低风险，症状多	GOLD3 ～ 4 级	≥ 2 次	≥ 2 级	ICS 加 LABA，或 LAMA

注：SABA，短效 β_2 受体激动剂；SAMA，短效抗胆碱能药物；LABA，长效 β_2 受体激动剂；LAMA，长效抗胆碱能药物；ICS，吸入糖皮质激素。

五、治疗原则

1. 稳定期治疗

（1）教育和劝导患者戒烟：因职业或环境粉尘、刺激性气体所致者，应脱离污染环境。

（2）支气管舒张药：可根据患者病情严重程度选用。

1）β_2肾上腺素受体激动剂：短效β_2受体激动剂（SABA）主要有沙丁胺醇（salbutamol）、特布他林（terbutaline）等定量雾化吸入剂，数分钟内起效，疗效持续4～5h，每次100～200μg（1～2喷），24h内不超过12喷；长效β_2受体激动剂（LABA）主要有沙美特罗（salmeterol）、福莫特罗（formot-erol）等，作用持续12h以上，每日吸入2次。

2）抗胆碱能药：短效抗胆碱药（SAMA）主要有异丙托溴铵（ipratropium bromide）定量雾化吸入剂，起效较沙丁胺醇慢，疗效持续6～8h，每次40～80μg，每日3～4次；长效抗胆碱药（LAMA）主要有噻托溴铵（tiotropium bromide），作用时间长达24h以上，每次吸入剂量18μg，每日1次。

3）茶碱类：包括短效和长效剂型。短效剂型如氨茶碱（aminophylline），常用剂量为每次100～200mg，每日3次；长效剂型如缓释茶碱（theophylline SR），常用剂量为每次200～300mg，每12h 1次。高剂量茶碱因其潜在的不良反应，不建议常规应用。吸烟、饮酒、服用抗惊厥药、利福平等可引起肝脏酶受损并缩短茶碱半衰期，降低疗效；高龄、持续发热、心力衰竭和肝功能明显障碍者，同时应用西咪替丁、大环内酯类药物、氟喹诺酮类药物和口服避孕药等均可能使茶碱血药浓度增加。由于此类药物的治疗浓度和中毒浓度相近，建议有条件的医院监测茶碱的血药浓度。

（3）糖皮质激素：对高风险患者（C组和D组），有研究显示长期吸入糖皮质激素与长效β_2肾上腺素受体激动剂联合制剂，可增加运动耐量、减少急性加重发作频率、提高生活质量，甚至有些患者的肺功能得到改善。目前常用剂型有沙美特罗加氟替卡松、福莫特罗加布地奈德。不推荐长期口服、肌内注射或静脉应用糖皮质激素治疗。

（4）祛痰药：对痰不易咳出者可应用。常用药物有盐酸氨溴索（ambroxol），30mg，每日3次，N-乙酰半胱氨酸（N-acetylcysteine）0.2g，每日3次，或羧甲司坦（carbocisteine）0.5g，每日3次。桃金娘油0.3g，每日3次。

（5）长期家庭氧疗（LTOT）：对COPD慢性呼吸衰竭者可提高生活质量和生存率。对血流动力学、运动能力、肺生理和精神状态均会产生有益的影响。LTOT指征：①$PaO_2 \leq 55mmHg$，或$SaO_2 \leq 88\%$，有或没有高碳酸血症。②$PaO_2$55～60mmHg，或$SaO_2<89\%$，并有肺动脉高压、心力衰竭所致水肿或红细胞增多症（血细胞比容>0.55）。一般用鼻导管吸氧，氧流量为1.0～2.0L/min，吸氧时间10～15h/d。目的是使患者在静息状态下，达到$PaO_2 \geq 60mmHg$和（或）使SaO_2升至90%以上。

2. 急性加重期治疗　急性加重是指咳嗽、咳痰、呼吸困难比平时加重或痰量增多或成黄痰，或者是需要改变用药方案。

（1）确定急性加重期的原因及病情严重程度，最多见的急性加重原因是细菌或病毒感染。

（2）根据病情严重程度决定门诊或住院治疗。

（3）支气管舒张药：药物同稳定期。

有严重喘息症状者可给予较大剂量雾化吸入治疗，如应用沙丁胺醇500μg或异丙托溴铵500μg，或沙丁胺醇1 000μg加异丙托溴铵250～500μg，通过小型雾化器给患者吸入治疗以缓解症状。

（4）低流量吸氧：发生低氧血症者可鼻导管吸氧，或通过文丘里（Venturi）面罩吸氧。鼻导管给氧时，吸入的氧浓度与给氧流量有关，估算公式为吸入氧浓度（%）=21+4×氧流量（L/min）。一般吸入氧浓度为28%～30%，应避免吸入氧浓度过高引起二氧化碳潴留。

（5）抗生素：当患者呼吸困难加重，咳嗽伴痰量增加、有脓性痰时，应根据患者所在地常见病原菌类型及药物敏感情况积极选用抗生素治疗。如给予β内酰胺类/β内酰胺酶抑制剂；第二代头孢菌素、大环内酯类或喹诺酮类。如门诊可用阿莫西林/克拉维酸、头孢唑肟 0.25g 每日 3 次、头孢呋辛 0.5g 每日 2 次、左氧氟沙星 0.4g 每日 1 次、莫西沙星或加替沙星 0.4g 每日 1 次；较重者可应用第三代头孢菌素如头孢曲松钠 2.0g 加于生理盐水中静脉滴注，每日 1 次。住院患者当根据疾病严重程度和预计的病原菌更积极地给予抗生素，一般多静脉滴注给药。如果找到确切的病原菌，根据药敏结果选用抗生素。

（6）糖皮质激素：对需住院治疗的急性加重期患者可考虑口服泼尼松龙 30 ~ 40mg/d，也可静脉给予甲泼尼龙 40 ~ 80mg 每日一次。连续 5-7 天。

（7）祛痰剂：溴己新 8 ~ 16mg，每日 3 次；盐酸氨溴索 30mg，每日 3 次酌情选用。如患者有呼吸衰竭、肺源性心脏病、心力衰竭，具体治疗方法可参阅有关章节治疗内容。

六、护理评估

评估有无吸烟、感染、理化刺激、过敏等发病因素，询问有无呼吸道防御功能降低、营养素缺乏、遗传易患因素等，了解有无诱发因素，如过度疲劳、受凉感冒、接触有害气体等。

七、护理诊断/合作性问题

1. 气体交换受损　与气道阻塞、通气不足、呼吸肌疲劳、分泌物过多和肺泡呼吸面积减少有关。
2. 清理呼吸道无效　与分泌物增多而黏稠、气道湿度减低和无效咳嗽有关。
3. 焦虑　与健康状况的改变、病情危重、经济状况有关。
4. 活动无耐力　与疲劳、呼吸困难、氧供与氧耗失衡有关。
5. 营养失调：低于机体需要量　与食欲降低、摄入减少、腹胀、呼吸困难、痰液增多有关。
6. 潜在并发症　自发性气胸、慢性肺源性心脏病、呼吸衰竭等。

八、护理措施

1. 气体交换受损

（1）休息与活动：中度以上 COPD 急性加重期患者应卧床休息，协助患者采取舒适体位，极重度患者宜采取身体前倾位，使辅助呼吸肌参与呼吸。视病情安排适当的活动，以不感到疲劳、不加重症状为宜。室内保持合适的温湿度，冬季注意保暖，避免直接吸入冷空气。

（2）病情观察：观察咳嗽、咳痰及呼吸困难的程度，监测动脉血气分析和水、电解质、酸碱平衡情况，警惕呼吸衰竭和白发性气胸等并发症的发生。

（3）氧疗护理：呼吸困难伴低氧血症者，遵医嘱实施控制性氧疗。一般采用鼻导管持续低流量吸氧，氧流量 1 ~ 2L/min，应避免吸入氧浓度过高而引起二氧化碳潴留。提倡长期家庭氧疗，氧疗有效的指标：患者呼吸困难减轻、呼吸频率减慢、发绀减轻、心率减慢、活动耐力增加。

（4）用药护理：遵医嘱应用抗生素、支气管舒张药和祛痰药，注意观察疗效及不良反应。

（5）呼吸功能锻炼：COPD 患者需要增加呼吸频率来代偿呼吸困难，这种代偿多数依赖于辅助呼吸肌参与呼吸，即胸式呼吸。然而胸式呼吸的效能低于腹式呼吸，患者容易疲劳，因此，护士应指导患者进行缩唇呼吸、膈式或腹式呼吸、吸气阻力器的使用等呼吸训练，以加强胸、膈呼吸肌的肌力和耐力，改善呼吸功能。

1）缩唇呼吸：缩唇呼吸的技巧是通过缩唇形成的微弱阻力来延长呼气时间，增加气道压力，延缓气道塌陷。患者闭嘴经鼻吸气，然后通过缩唇（吹口哨样）缓慢呼气，同时收缩腹部（图 5-1）。一吸气与呼气时间比为 1 ：2 或 1 ：3。缩唇的程度与呼气流量：以能使距口唇 15 ~ 20cm 处、与口唇等高水平的蜡烛火焰随气流倾斜又不至于熄灭为宜。

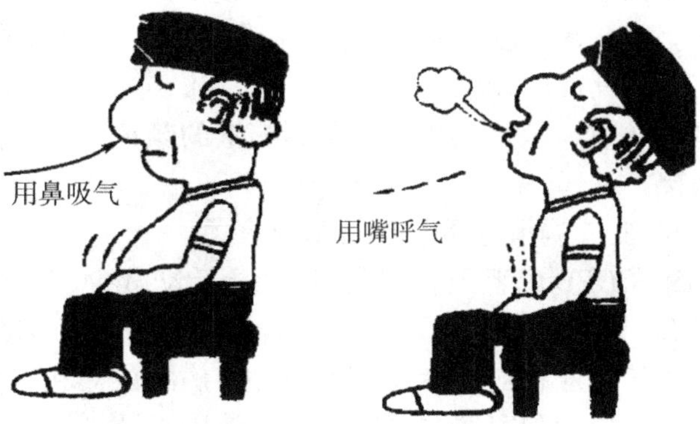

图 5-1 缩唇呼吸方法

2）嗝式或腹式呼吸：患者可取立位、平卧位或半卧位，两手分别放于前胸部和上腹部。用鼻缓慢吸气时，膈肌最大程度下降，腹肌松弛，腹部凸出，手感到腹部向上抬起。呼气时经口呼出，腹肌收缩，膈肌松弛，膈肌随腹腔内压增加而上抬，推动肺部气体排出，手感到腹部下降（图 5-2）。

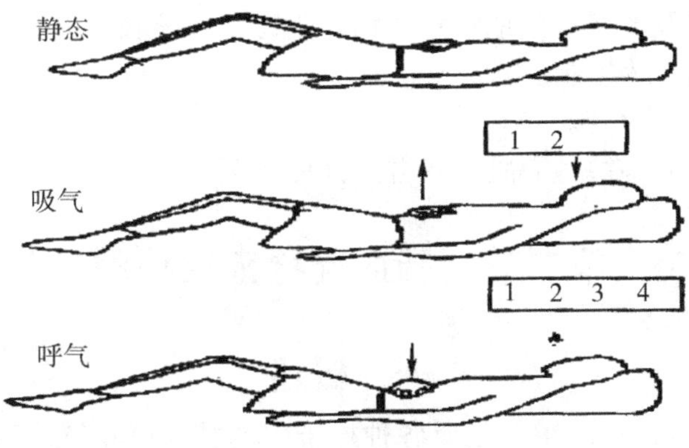

图 5-2 膈式或腹式呼吸

另外，可以在腹部放置小枕头、杂志或书帮助训练腹式呼吸。如果吸气时，物体上升，证明是腹式呼吸。缩唇呼吸和腹式呼吸每天训练 3 ~ 4 次，每次重复 8 ~ 10 次。腹式呼吸需要增加能量消耗，因此只能在疾病恢复期或出院前进行训练。

2. 清理呼吸道无效

（1）保持呼吸道通畅：及时清除呼吸道分泌物，保持呼吸道通畅，是改善通气、防止和纠正缺氧与二氧化碳潴留的前提。根据患者的情况选择合适的胸部物理治疗，必要时协助医生建立人工气道。

①湿化气道：痰多黏稠、难以咳出的患者需多饮水，以达到稀释痰液的目的。也可遵医嘱每天进行雾化吸入治疗。这种疗法适用于痰液黏稠不易咳出者。

②有效咳痰：晨起时咳嗽，可排除夜间聚积在肺内的痰液；就寝前咳嗽排痰有利于患者的睡眠。咳嗽时，患者取坐位，头略前倾，双肩放松，屈膝，前臂垫枕，如有可能应使双足着地，有利于胸腔的扩展，增加咳痰的有效性。咳痰后恢复坐位，进行放松性深呼吸。深呼吸和有效咳痰还有助于防止和减少肺不张、肺炎的发生。

③协助排痰：护士或家属协助给予胸部叩击和体位引流，有利于分泌物的排出。也可用特制的按摩器协助排痰。

④机械吸痰：适用于痰液黏稠无力咳出、咳嗽反射减弱或消失及意识不清的患者。可经口、鼻或建立人工气道进行负压吸引。

（2）用药护理：注意观察药物疗效和不良反应。①止咳药：喷托维林是非麻醉性中枢镇咳药，不良反应有口干、恶心、腹胀、头痛等。②祛痰药：溴己新偶见恶心、转氨酶增高，消化性溃疡者慎用。盐酸氨溴索是润滑性祛痰药，不良反应较轻。

（3）病情观察：密切观察咳嗽、咳痰的情况，包括痰液的颜色、量及性状，以及咳痰是否顺畅。观察体温变化、呼吸困难情况。

3. 焦虑　与健康状况的改变、病情危重、经济状况有关。

（1）去除产生焦虑的原因：COPD患者因长期患病、社会活动减少、经济收入降低等因素失去自信，易形成焦虑和抑郁的心理状态，部分患者因此不愿意配合治疗，护士应帮助患者消除导致焦虑的原因。

（2）帮助患者树立信心：护士应针对患者及其家属对疾病的认知和态度以及由此引起的心理、性格、生活方式等方面的改变，与患者和家属共同制定和实施康复计划，消除诱因、定期进行呼吸肌功能锻炼、坚持合理用药，减轻症状，增强战胜疾病的信心。

（3）指导患者放松技巧：教会患者缓解焦虑的方法，如听轻音乐、下棋、做游戏等娱乐活动，以分散注意力，减轻焦虑。

4. 活动无耐力　中、重度患者应休息，病情缓解后应逐渐增加全身活动。

九、护理评价

（1）患者有无咳嗽，以及能否有效地将痰咳出。听诊肺部呼吸音有无异常。患者痰液的性质和体温有无变化，感染是否得到有效控制。

（2）患者有无焦虑的心理改变。

（3）有无慢性呼吸衰竭、肺源性心脏病等并发症的出现。

第二节　肺血栓栓塞症护理

一、概述

肺栓塞（pulmonary embolism，PE）是以各种栓子阻塞肺动脉系统为其发病原因的一组疾病或临床综合征的总称，包括PTE、脂肪栓塞综合征、羊水栓塞、空气栓塞等。

肺血栓栓塞症（pulmonary thromboembolism，PTE）为来自静脉系统或右心的血栓阻塞肺动脉或其分支所致的疾病，以肺循环和呼吸功能障碍为其主要临床和病理生理特征。

PTE为PE最常见的类型，占PE中的绝大多数，通常所称的PE即指PTE。

急性PTE造成肺动脉较广泛阻塞时，可引起肺动脉高压，至一定程度导致有心失代偿、有心扩大，出现急性肺源性心脏病。

肺动脉发生栓塞后，若其支配区的肺组织因血流受阻或中断而发生坏死，称为肺梗死（pulmonary infarction，PI）。由于肺组织的多重供血与供氧机制，PTE中仅约不足15%发生PI。

引起PTE的血栓主要来源于深静脉血栓形成（deep venous thrombosis，DVT）。DVT与PTE实质上为一种疾病过程在不同部位、不同阶段的表现，两者合称为静脉血栓栓塞症（venous thromboembolism，VTE）。

一、流行病学

PTE和DVT的发病率较高，病死率亦高，已经构成了世界性的重要医疗保健问题。欧美国家DVT和PTE的年发病率分别约为1.0%0和0.5%。新近资料显示，美国VTE的年新发病例数超过60万，其中PTE患者23.7万，DVT患者37.6万，因VTE死亡的病例数超过29万。欧盟国家VTE的年新发病例数超过150万，其中PTE患者43.5万，DVT患者68.4万，因VTE死亡的病例数超过54万。未经治疗的PTE的病死率为25%～30%。

过去我国医学界曾将PTE视为“少见病”，随着对该疾病认识的深入以及诊断技术的提高，现在这种观念已被彻底改变。近年来国内VTE的诊断例数迅速增加，来自国内60家大型医院的统计资料显示，住院患者中PTE的比例从1997年的0.26%。上升到2008年的1.45%。尽管如此，由于PTE的症状缺乏特异性，确诊需特殊的检查技术，故PTE的检出率偏低，临床上仍存在较严重的漏诊和误诊现象，对此应当给予充分关注。

三、危险因素

DVT和PTE具有共同的危险因素，即VTE的危险因素，包括任何可以导致静脉血液淤滞、静脉系统内皮损伤和血液高凝状态的因素，即Virchow三要素。具体可以分为原发性和继发性两类(表5-4)。原发性危险因素多与遗传变异相关，包括V因子突变、蛋白C缺乏、蛋HS缺乏和抗凝血酶缺乏等，常以反复静脉血栓形成和栓塞为主要临床表现。如患者，特别是40岁以下的年轻患者无明显诱因反复发生DVT和PTE，或发病呈家族聚集倾向，应注意做相关原发性危险因素的检查。继发性危险因素是指后天获得的易发生DVT和PTE的多种病理和病理生理改变。包括骨折、创伤、手术、恶性肿瘤和口服避孕药等。上述危险因素既可以单独存在，也可以同时存在、协同作用。年龄是独立的危险因素，随着年龄的增长，DVT和PTE的发病率逐渐增高。

表5-4 VTE的危险因素（括号内数字为该人群中发生VTE的百分率）

原发性（遗传性）		继发性（获得性）
抗凝血酶缺乏	创伤/骨折	血小板异常
先天性异常纤维蛋白原血症	髋部骨折（50% ~ 75%）	克罗恩病（Crohn disease）
血栓调节蛋白（thrombomodulin）异常	脊髓损伤（50% -100%）	充血性心力衰竭（ >12%）

临床上对于存在危险因素、特别是同时存在多种危险因素的病例，应加强预防和及时识别DVT和PTE的意识。对未发现明确危险因素的患者，应注意其中部分人存在隐藏的危险因素，如恶性肿瘤等。但即使积极地应用较完备的技术手段，临床上仍有相当比例的病例难以明确危险因素。

四、病理和病理生理

引起PTE的血栓可以来源于下腔静脉径路、上腔静脉径路或有心腔，其中大部分来源于下肢深静脉，特别是从腘静脉上端到髂静脉段的下肢近端深静脉（占50% ~ 90%）。盆腔静脉丛亦是血栓的重要来源。颈内和锁骨下静脉内插入、留置导管和静脉内化疗，使来源于上腔静脉径路的血栓较以前增多。右心腔来源的血栓所占比例较小。PTE的形成机制见图5-3。

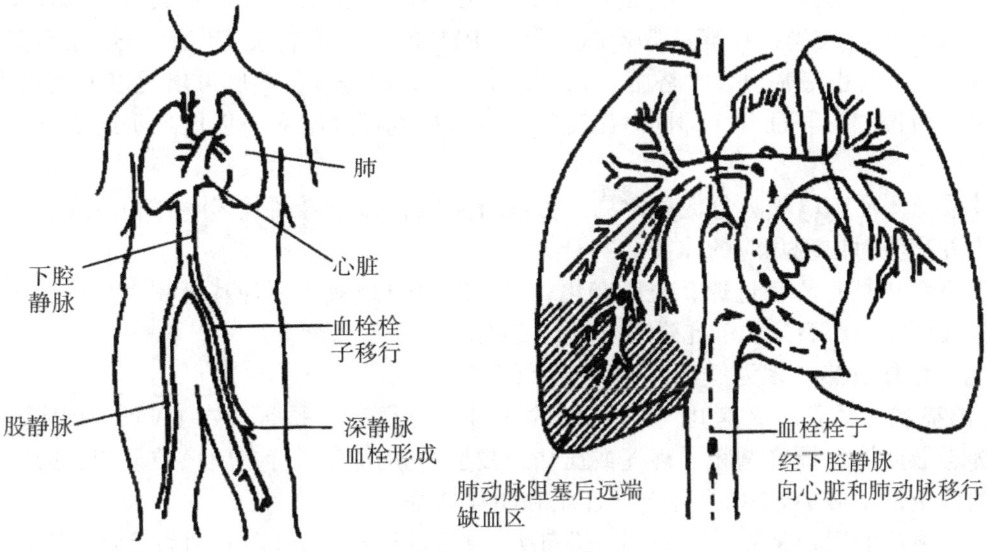

图5-3 PTE的形成机制

外周深静脉血栓形成后脱落随静脉血流移行至肺动脉内形成肺动脉内血栓栓塞肺动脉的血栓栓塞既可以是单一部位的，也可以是多部位的。病理检查发现多部位或双侧性的血栓栓塞更为常见。一般认为栓塞更易发生于右侧和下肺叶。发生栓塞后有可能在栓塞局部继发血栓形成，参与发病过程。

1．血流动力学改变　栓子阻塞肺动脉及其分支达一定程度后，通过机械阻塞作用，加之神经体液因素和低氧所引起的肺动脉收缩，导致肺循环阻力增加、肺动脉高压；右心室后负荷增高，右心室壁张力增高，至一定程度引起急性肺源性心脏病，右心室扩大，可出现右心功能不全，回心血量减少，静脉系统瘀血；右心扩大致室间隔左移，使左心室功能受损，导致心排出量下降，进而可引起体循环低血压或休克；主动脉内低血压和右心房压升高，使冠状动脉灌注压下降，心肌血流减少，特别是心室内膜下心肌处于低灌注状态，加之 PTE 时心肌耗氧增加，可致心肌缺血，诱发心绞痛。右心室心肌耗氧量增加和右心室冠状动脉灌注压下降相互作用，导致右心室缺血和功能障碍，并且可能产生恶性循环最终导致死亡。

2．气体交换障碍　栓塞部位的肺血流减少，肺泡无效腔量增大；肺内血流重新分布，通气 / 血流比例失调；右心房压升高可引起功能性闭合的卵网孔开放，产生心内右向左分流；神经体液因素可引起支气管痉挛；毛细血管通透性增高，间质和肺泡内液体增多或出血；栓塞部位肺泡表面活性物质分泌减少，肺泡萎陷，呼吸面积减小；肺顺应性下降，肺体积缩小并可出现肺不张：如累及胸膜，则可出现胸腔积液。以上因素导致呼吸功能不全，出现低氧血症，代偿性过度通气（低碳酸血症）或相对性低肺泡通气。

3．肺梗死　由于肺组织同时接受肺动脉、支气管动脉和肺泡内气体三重氧供，故肺栓塞时只有约 15% 的患者出现肺梗死。一般只有在患有基础心肺疾病或病情严重影响到肺组织的多重氧供时才发生肺梗死。

4．慢性血栓栓塞性肺动脉高压　慢性血栓栓塞性肺动脉高压（chronic thromboembolic pulmonary hy-pertension，CTEPH）指急性 PTE 后肺动脉内血栓未完全溶解，或 PTE 反复发生，出现血栓机化、肺血管管腔狭窄甚至闭塞，导致肺血管阻力增加、肺动脉压力进行性增高、右心室肥厚甚至右心衰竭。栓塞所致病情的严重程度取决于以上机制的综合和相互作用。栓子的大小和数量、多个栓子的依次栓塞间隔时间、是否同时存在其他心肺疾病、个体反应的差异及血栓溶解的快慢对发病过程有重要影响。

五、临床表现

1．症状　PTE 的症状多种多样，但均缺乏特异性。症状的严重程度亦有很大差别，可以从无症状、隐匿，到血流动力学不稳定，甚或发生猝死。

常见症状有：①不明原因的呼吸困难及气促，尤以活动后明显，为 PTE 最多见的症状；②胸痛，包括胸膜炎性胸痛或心绞痛样疼痛；③晕厥，可为 PTE 的唯一或首发症状；④烦躁不安、惊恐甚至濒死感；⑤咯血，常为小量咯血，大咯血少见；⑥咳嗽、心悸等。各病例可出现以上症状的不同组合。临床上有时出现所谓“三联征”，即同时出现呼吸困难、胸痛及咯血，但仅见于约 20% 的患者。

2．体征

（1）呼吸系统体征：以呼吸急促最常见。可以有发绀，肺部可闻及哮鸣音和（或）细湿啰音，并发肺不张和胸腔积液时出现相应的体征。

（2）循环系统体征：心动过速；血压变化，严重时可出现血压下降甚至休克，颈静脉充盈或异常搏动，肺动脉瓣区第二心音（P_2）亢进或分裂，三尖瓣区收缩期杂音。

（3）其他：可伴发热，多为低热，少数患者有 38℃以上的发热。

3．DVT 的症状与体征　在考虑 PTE 诊断的同时，必须注意是否存在 DVT，特别是下肢 DVT。其主要表现为患肢肿胀、周径增粗、疼痛或压痛、皮肤色素沉着，行走后患肢易疲劳或肿胀加重。但需注意，半数以上的下肢 DVT 患者无自觉症状和明显体征。

应测量双侧下肢的周径来评价其差别。进行大、小腿周径的测量点分别为髌骨上缘以上 15cm 处，髌骨下缘以下 10cm 处。双侧相差 >lcm 即考虑有临床意义。

六、诊断要点

PTE的临床表现多样，有时隐匿，缺乏特异性，确诊需特殊检查。检出PTE的关键是提高诊断意识，对有疑似表现、特别是高危人群中出现疑似表现者，应及时安排相应检查。诊断程序一般包括疑诊、确诊、求因三个步骤。

1. 根据临床情况疑诊 PTE（疑诊） 如患者出现上述临床症状、体征，特别是存在前述危险因素的病例出现不明原因的呼吸困难、胸痛，晕厥、休克，或伴有单侧或双侧不对称性下肢肿胀、疼痛等，应进行如下检查。

（1）血浆 D- 二聚体（D-dimer）：是交联纤维蛋白在纤溶系统作用下产生的可溶性降解产物，为一个特异性的纤溶过程标记物。通常采用酶联免疫吸附法（ELISA）测定，D- 二聚体界值为 500 μg/L，其敏感性高而特异性差。急性 PTE 时升高，但因特异性差，对 PTE 无诊断价值；若其含量低于 500 μg/L，则对 PTE 有重要的排除诊断价值。

（2）动脉血气分析：常表现为低氧血症、低碳酸血症，肺泡一动脉血氧分压差 $[P(A-a)O_2]$ 增大，部分患者的血气结果可以正常。

（3）心电图：大多数病例表现有非特异性的心电图异常。最常见的改变为窦性心动过速。当有肺动脉及右心压力升高时，可出现 V_1 ~ V_2 甚或 V_4 的 T 波倒置和 ST 段异常、SIQ Ⅲ T Ⅲ征（即 I 导联 S 波加深，Ⅲ导联出现 Q/q 波及 T 波倒置）、完全或不完全性右束支传导阻滞、肺型 P 波、电轴右偏及顺钟向转位等。对心电图改变，需作动态观察，注意与急性冠状动脉综合征相鉴别。

（4）X 线胸片：可显示如下信息。①肺动脉阻塞征：区域性肺纹理变细、稀疏或消失，肺野透亮度增加。②肺动脉高压症及有心扩大征：右下肺动脉干增宽或伴截断征，肺动脉段膨隆以及有心室扩大。③肺组织继发改变：肺野局部片状阴影，尖端指向肺门的楔形阴影，肺不张或膨胀不全，肺不张侧可见横膈抬高，有时并发少至中量胸腔积液。X 线胸片对鉴别其他胸部疾病有重要帮助。

（5）超声心动图：对提示 PTE 和除外其他心血管疾患以及进行急性 PTE 危险度分层有重要价值。对于严重的 PTE 病例，超声心动图检查发现右心室功能障碍（right ventricular dysfunction）的一些表现，可提示或高度怀疑 PTE。若在右心房或右心室发现血栓，同时患者临床表现符合 PTE，即可做出诊断。超声检查偶可因发现肺动脉近端的血栓而确诊。超声检查符合下述两项指标时即可诊断右心室功能障碍：①右心室扩张；②右心室壁运动幅度减低；③吸气时下腔静脉不萎陷；④三尖瓣反流压差 >30mmHg。而右心室壁增厚（>5mm）对于提示是否存在 CTEPH 有重要意义。

（6）下肢深静脉检查：下肢为 DVT 最多发部位，超声检查为诊断 DVT 最简便的方法，若阳性可以诊断 DVT，同时对 PTE 有重要提示意义。另外，放射性核素或 X 线静脉造影、CT 静脉造影（CTV）、MRI 静脉造影（MRV）等对于明确是否存在 DVT 亦具有重要价值。

2. 对疑诊病例进一步明确诊断（确诊） 在临床表现和初步检查提示 PTE 的情况下，应安排 PTE 的确诊检查，包括以下 4 项，其中 1 项阳性即可明确诊断。

（1）螺旋 CT：是 PTE 的一线确诊手段。采用特殊操作技术进行 CT 肺动脉造影（CTPA），能够准确发现段以上肺动脉内的血栓。①直接征象：肺动脉内的低密度充盈缺损，部分或完全包围在不透光的血流之间（轨道征），或者呈完全充盈缺损，远端血管不显影。②间接征象：肺野楔形密度增高影，条带状高密度区或盘状肺不张，中心肺动脉扩张及远端血管分支减少或消失（图 5-4）。

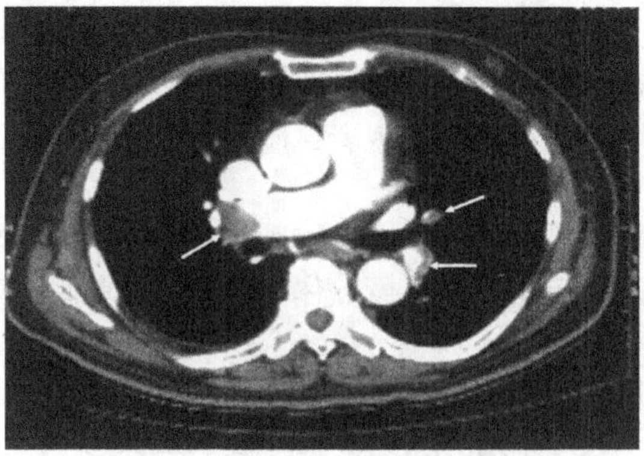

图 5-4　CTPA（右肺动脉层面）

（2）放射性核素肺通气 / 血流灌注（V/Q）扫描：是 PTE 的重要诊断方法。典型征象是呈肺段分布的肺血流灌注缺损，并与通气显像不匹配。一般可将 V/Q 显像结果分为三类。①高度可能：其征象为至少 2 个或更多肺段的局部灌注缺损，而该部位通气良好或 X 线胸片无异常。②正常或接近正常。③非诊断性异常：其征象介于高度可能与正常之间。若结果呈高度可能，具有诊断意义。V/Q 显像对于远端肺栓塞诊断价值更高，且可用于肾功能不全和碘造影剂过敏患者。新近发展的 V/Q 断层显像（V/Q SPECT）诊断 PTE 的准确性更高，定位、定量更精确，敏感性 96% ~ 99%，特异性 91% ~ 98%。

（3）磁共振成像和磁共振肺动脉造影（magnetic reson ancelmaging/pulmonary angiography，MRI/MR-PA）：MRPA 可以直接显示肺动脉内的栓子及 PTE 所致的低灌注区，可确诊 PTE，但对肺段以下水平的 PTE 诊断价值有限。可用于肾功能严重受损、对碘造影剂过敏或妊娠患者。

（4）肺动脉造影：为诊断 PTE 的经典与参比方法。其敏感性约为 98%，特异性为 95% ~ 98%。直接征象右肺动脉内造影剂充盈缺损，伴或不伴轨道征的血流阻断；间接征象右肺动脉造影剂流动缓慢，局部低灌注，静脉回流延迟或消失等。肺动脉造影是一种有创性检查，发生致命性或严重并发症的可能性分别为 0.1% 和 1.5%，应严格掌握适应证。

3. 寻找 PTE 的成因和危险因素（求因）

（1）明确有无 DVT：对某一病例只要疑诊 PTE，无论其是否有 DVT 症状，均应进行体检，并行深静脉超声、放射性核素或 X 线静脉造影、CT 静脉造影（CTV）、MRI 静脉造影（MRV）、肢体阻抗容积图（IPG）等检查，以帮助明确是否存在 DVT 及栓子的来源。

（2）寻找发生 DVT 和 PTE 的诱发因素：如制动、创伤、肿瘤、长期口服避孕药等。同时要注意患者有无易栓倾向，尤其是对于年龄小于 40 岁，复发性 PTE 或有突出 VTE 家族史的患者，应考虑易栓症的可能性，应进行相关原发性危险因素的检查。对不明原因的 PTE 患者，应对隐源性肿瘤进行筛查。

七、PTE 的临床分型

1. 急性肺血栓栓塞症

（1）高危（大面积）PTE：临床上以休克和低血压为主要表现，即体循环动脉收缩压 <90mmHg，或较基础值下降幅度≥ 40mmHg，持续 15min 以上。须除外新发生的心律失常、低血容量或感染中毒症等其他原因所致的血压下降。此型患者病情变化快，预后差，临床病死率 >15%，需要积极予以治疗。

（2）中危（次大面积）PTE：血流动力学稳定，但存在右心功能不全和（或）心肌损伤。有心功能不全的诊断标准：临床上出现右心功能不全的表现，超声心动图提示存在右心室功能障碍，或脑钠肽（BNP）升高（>90pg/mL）或 N 末端脑钠肽前体（NT-proBNP）升高（>500pg/mL）。心肌损伤：心电图 ST 段升高或压低，或 T 波倒置；cTNI 升高（>0.4ng/mL）或 cTNT 升高（>0.1ng/mL）。此型患者可能出现病情恶化，临床病死率为 3% ~ 15%，故需密切监测病情变化。

（3）低危（非大面积）PTE：血流动力学稳定，无右心功能不全和心肌损伤。临床病死率 <1%。

2. 慢性血栓栓塞性肺动脉高压　CTEPH 常表现为呼吸困难、乏力、运动耐量下降。多可追溯到呈慢性、进行性发展的肺动脉高压的相关临床表现，后期出现心力衰竭。影像学检查证实肺动脉阻塞，经常呈多部位、较广泛的阻塞，可见肺动脉内贴血管壁、环绕或偏心分布、有钙化倾向的团块状物等慢性栓塞征象；常可发现 DVT 的存在；有心导管检查示静息肺动脉平均压 >25mmHg，活动后肺动脉平均压 >30mmHg；超声心动图检查示右心室壁增厚（有心室游离壁厚度 >5mm），符合慢性肺源性心脏病的诊断标准。

八、治疗原则

急性肺栓塞的处理原则是早期诊断，早期干预，根据患者的危险度分层选择合适的治疗方案和治疗疗程。

1. 一般处理与呼吸循环支持治疗　对高度疑诊或确诊 PTE 的患者，应进行严密监护，监测呼吸、心率、血压、静脉压、心电图及动脉血气的变化；卧床休息，保持大便通畅，避免用力，以免促进深静脉血栓脱落；可适当使用镇静、止痛、镇咳等相应的对症治疗。

采用经鼻导管或面罩吸氧，以纠正低氧血症。对于出现右心功能不全但血压正常者，可使用多巴酚丁胺和多巴胺；若出现血压下降，可增大剂量或使用其他血管加压药物，如去甲肾上腺素等。

2. 抗凝治疗　为 PTE 和 DVT 的基本治疗方法，可以有效地防止血栓再形成和复发，为机体发挥自身的纤溶机制溶解血栓创造条件。抗凝药物主要有普通肝素（unfractionated heparin，UFH）、低分子肝素（low-molecular-weight heparins，LMWH）、磺达肝癸钠（fondaparinux）和华法林（warfarin）等。

抗血小板药物的抗凝作用不能满足 PTE 或 DVT 的抗凝要求。

临床疑诊 PTE 时，如无禁忌证，即应开始抗凝治疗。

抗凝治疗前应测定基础活化部分凝血酶时间（APTT）、凝血酶原时间（PT）及血常规（含血小板计数、血红蛋白），应注意是否存在抗凝的禁忌证，如活动性出血、凝血功能障碍、未予控制的严重高血压等。对于确诊的 PTE 病例，大部分禁忌证属相对禁忌证。

（1）普通肝素：予 3 000 ~ 5 000U 或按 80U/kg 静注，继之以 18U/（kg·h）持续静滴。在开始治疗后的最初 24h 内每 4 ~ 6h 测定 APTT，根据 APTT 调整剂量，尽快使 APTT 达到并维持于正常值的 1.5 ~ 2.5 倍。达稳定治疗水平后，改为每天测定 APTT 一次。肝素亦可用皮下注射方式给药。一般先予静注负荷量 3 000 ~ 5 000U，然后按 250U/kg 剂量每 12h 皮下注射一次。调节注射剂量，使注射后 6 ~ 8h 的 APTT 达到治疗水平。

肝素应用期间，应注意监测血小板，以防出现肝素诱导的血小板减少症（heparin-inducedthrombo-cytopenia，HIT）。在使用 UFH 时，第 1 周每 1 ~ 2 天、第 2 周起每 3 ~ 4 天必须复查血小板计数一次。若出现血小板迅速或持续降低达 30% 以上，或血小板计数 <100×109/L，应停用 UFH。

（2）低分子肝素：必须根据体重给药（anti-XaU/kg 或 mg/kg。不同 LMWH 的剂量不同，详见下文），每日 1 ~ 2 次，皮下注射。对于大多数病例，按体重给药是有效的，不需监测 APTT 和调整剂量，但对过度肥胖或孕妇宜监测血浆抗 Xa 因子活性（plasma anti-Xaactivity），并据此调整剂量。各种 LMWH 的具体用法如下。①那曲肝素（nadroparin）钙：86anti-Xa U/kg 皮下注射，每 12h 1 次，单次总量不超过 17 100U。②伊诺肝素（enoxaparin）钠：1mg/kg 皮下注射，每 12h 1 次，单次总量不超过 180mg。③达肝素（dalteparin）钠：100anti-Xa U/kg 皮下注射，每 12h 1 次，单次总量不超过 18 000U。不同厂家制剂需参照其产品使用说明。

UFH 或 LMWH 须至少应用 5 天，直到临床情况平稳。对大面积 PTE 或髂股静脉血栓，UFH 或 LM-WII 须用至 10 天或更长。

（3）磺达肝癸钠：是一种小分子的合成戊糖，通过与抗凝血酶特异结合，介导对 Xa 因子的抑制作用，无 HI 工作用。可用于 VTE 的初始治疗，也可替代肝素用于出现 HIT 患者的抗凝治疗。应用方法：5mg（体重 <50kg）、7.5mg（体重 50 ~ 100kg）、10mg（体重 > 100kg），皮下注射，每日一次。

（4）华法林：在肝素 / 磺达肝癸钠开始应用后的第 1 天即可加用口服抗凝剂华法林，初始剂量为 3.0 ~ 5.0mg。由于华法林需要数天才能发挥全部作用，因此与肝素需至少重叠应用 5 天，当国际标准化比率（INR）达到 2.5（2.0 ~ 3.0）时，或 PT 延长至正常值的 1.5 ~ 2.5 倍时，持续至少 24h，方可停用肝素，单用华法林抗凝治疗，根据 INR 或 PT 调节其剂量。

抗凝治疗的持续时间因人而异。一般口服华法林的疗程至少为 3 ~ 6 个月。部分病例的危险因素短期可以消除，例如服雌激素或临时制动，疗程可能为 3 个月即可。对于栓子来源不明的首发病例，需至少给予 6 个月的抗凝。对复发性 VTE、并发肺心病或危险因素长期存在者，抗凝治疗的时间应更为延长，达 12 个月或以上，甚至终生抗凝。

妊娠的前 3 个月和最后 6 周禁用华法林，可用肝素或低分子肝素治疗。产后和哺乳期妇女可以服用华法林。

华法林的主要并发症是出血。华法林所致出血可以用维生素 K 拮抗。华法林有可能引起血管性紫癜，导致皮肤坏死，多发生于治疗的前几周。

（5）新型抗凝药物：包括直接凝血酶抑制剂阿加曲班（argatroban）、达吡加群酯（dabigatran）以及直接 Xa 因子抑制剂利伐沙班（rivaroxaban）、阿哌沙班（apixaban）等。

3. 溶栓治疗　主要适用于高危（大面积）PTE 病例（有明显呼吸困难、胸痛、低氧血症等）。对于部分中危（次大面积）PTE，若无禁忌证可考虑溶栓，次大面积 PTE 的溶栓适应证仍有待确定。对于血压和右心室运动功能均正常的低危病例，不宜溶栓。溶栓的时间窗一般定为 14 天以内，但若近期有新发 PTE 征象可适当延长。溶栓应尽可能在 PTE 确诊的前提下慎重进行。对有明确溶栓指征的病例宜尽早开始溶栓。

溶栓治疗的绝对禁忌证包括：活动性内出血和近期自发性颅内出血。相对禁忌证包括：2 周内的大手术、分娩、器官活检或不能压迫止血部位的血管穿刺，10 天内的胃肠道出血，15 天内的严重创伤，1 个月内的神经外科或眼科手术，难于控制的重度高血压（收缩压 >180mmHg，舒张压 >110mmHg），3 个月内的缺血性脑卒中，创伤性心肺复苏，血小板计数 <100 × 109/L，抗凝过程中（如正在应用华法林），心包炎或心包积液，妊娠，细菌性心内膜炎，严重肝、肾功能不全，糖尿病出血性视网膜病变，高龄（年龄 >75 岁）等。对于致命性大面积 PTE，上述绝对禁忌证亦虚被视为相对禁忌证。溶栓治疗的主要并发症为出血。最严重的是颅内出血，发生率约 1% ~ 2%，发生者近半数死亡。用药前应充分评估出血的危险性，必要时应配血，做好输血准备。溶栓前宜留置外周静脉套管针，以方便溶栓中取血监测，避免反复穿刺血管。

常用的溶栓药物有尿激酶（UK）、链激酶（SK）和重组组织型纤溶酶原激活剂（rt-PA）。溶栓方案与剂量。①尿激酶：2h 溶栓方案，按 20 000U/kg 剂量，持续静脉滴注 2h；另可考虑负荷量 4 400U/kg，静脉注射 10min，随后以 2 200U/（kg・h）持续静滴 12h。②链激酶：负荷量 250 000U，静脉注射 30min，随后以 100 000U/h 持续静滴 24h。链激酶具有抗原性，故用药前需肌内注射苯海拉明或地塞米松，以防止过敏反应。链激酶 6 个月内不宜再次使用。③ rt-PA：50mg 持续静注 2h。使用尿激酶、链激酶溶栓时无须同时使用肝素治疗；但以 rt-PA 溶栓，当 rt-PA 注射结束后即可使用肝素。

溶栓治疗后，应每 2 ~ 4h 测定一次活化部分凝血活酶时间（APTT），当其水平降至正常值的 2 倍（≤ 60s）时，即应启动规范的肝素治疗。

溶栓后应注意对临床及相关辅助检查情况进行动态观察，评估溶栓疗效。

4. 肺动脉导管碎解和抽吸血栓　对于肺动脉主干或主要分支的高危（大面积）PTE，并存在以下情况者：溶栓治疗禁忌，经溶栓或积极的内科治疗无效，或在溶栓起效前（在数小时内）很可能会发生致死性休克。如果具备相当的专业人员和技术，可采用导管辅助去除血栓（导管碎解和抽吸肺动脉内巨大血栓），一般局部小剂量溶栓和机械碎栓联合应用。

5. 肺动脉血栓摘除术　风险大，病死率高，需要较高的技术条件，仅适用于经积极的内科治疗或导管介入治疗无效的紧急情况，如致命性肺动脉主干或主要分支堵塞的高危（大面积）PTE，有溶栓禁忌证，或在溶栓起效前（在数小时内）很可能会发生致死性休克。

6. 放置腔静脉滤器　对于急性 PTE 并发抗凝禁忌的患者，为防止下肢深静脉大块血栓再次脱落阻塞肺动脉，可考虑放置下腔静脉滤器。对于上肢 DVT 病例，还可应用上腔静脉滤器。置入滤器后如无禁忌证（出血风险去除），宜长期口服华法林抗凝，定期复查有无滤器上血栓形成。

7. CTEPH 的治疗　口服华法林 3.0 ~ 5.0mg/d，根据 INR 调整剂量，维持 INR 2.0 ~ 3.0。若阻塞部位处于手术可及的肺动脉近端，可考虑行肺动脉血栓内膜剥脱术；反复下肢深静脉血栓脱落者，可放置下腔静脉滤器。

九、护理评估

（1）因素评估：VTE 的危险因素评估。

（2）病史评估：既往是否有、VTE、DVT 病史，如血栓性静脉炎、静脉曲张等。

（3）评估 PTE 的临床分型和栓塞面积：因为急性肺栓塞病情轻重主要取决于栓塞面积大小。

（4）健康行为与心理状态的评估：重点评估内容包括对疾病的高危因素以及引起自身疾病直接因素的了解，对疾病预防重要性的认识程度和避免栓塞再复发方法的掌握程度，患者对应用溶栓和抗凝药物期间出血倾向的自我监测意义与方法的掌握程度，以及因胸痛等症状所引起的紧张、恐惧或焦虑的程度。

十、护理诊断 / 合作性问题

1. 气体交换受损　与肺血管阻塞所致通气 / 血流比例失调有关。
2. 恐惧　与突发的严重呼吸困难、胸痛有关。
3. 有猝死的危险　与静脉血栓形成有关。
4. 有出血的危险　与应用溶栓和抗凝药物有关。

十一、护理措施

1. 气体交换受损

（1）保持氧气供需平衡：当患者突然出现呼吸困难、胸痛时，需立即通知医生，并且要安慰患者，抬高床头，协助患者取舒适体位。在持续监测和评估患者其他表现的同时要做好给氧、血气分析和进行相关辅助检查的准备。主要护理措施包括以下两个方面。①休息：包括生理和心理两方面。活动、呼吸运动加快、心率加快、情绪紧张和恐惧均可增加氧气消耗，加重呼吸困难，因此，患者应绝对卧床休息，抬高床头或取半卧位，指导患者进行深慢呼吸，并通过采用放松术等方法减轻恐惧心理，降低耗氧量。②给氧：患者有呼吸困难时，应立即根据缺氧严重程度选择适当地给氧方式和吸入氧分数进行给氧治疗，以提高肺泡氧分压（PAO_2）。对于轻中度呼吸困难的患者可采用鼻导管或面罩给氧，对于严重呼吸困难的患者可能需要机械通气。

（2）监测呼吸及重要脏器的功能状态：对高度怀疑或确诊 PTE 的患者，需住监护病房，对患者进行严密监测，包括下以 4 个方面。①呼吸状态：当出现呼吸浅促，动脉血氧饱和度降低，心率加快等表现，提示呼吸功能受损、机体缺氧。②意识状态：监测患者有无烦躁不安、嗜睡、意识模糊、定向力障碍等脑缺氧的表现。③循环状态：需监测患者有无颈静脉充盈、肝大、肝颈静脉回流征阳性、下肢水肿及静脉压升高等有心功能不全的表现。当较大的肺动脉栓塞后，可使左心室充盈压降低、心排血量减少，因此需严密监测血压和心率的改变。④心电活动：肺动脉栓塞时可导致心电图的改变，当监测到心电图的动态改变时，有利于肺栓塞的诊断。溶栓治疗后如出现胸前导联 T 波倒置加深可能是溶栓成功、右心室负荷减轻、急性右心扩张好转的表现。另外，严重缺氧的患者可导致心动过速和心律失常，需严密监测患者的心电改变。

（3）溶栓与抗凝治疗的护理：按医嘱及时、正确给予溶栓及抗凝制剂，监测疗效及不良反应。

1）溶栓剂应用护理：按医嘱给予溶栓剂，应注意对临床及相关实验室检查情况进行动态观察，评价溶栓疗效。溶栓治疗的主要并发症是出血，最常见的出血部位为血管穿刺处，严重的出血包括腹膜后出血和颅内出血，后者发生率为 1% ~ 2%，一旦发生，预后差，约半数患者死亡。因此对溶栓治疗患者应：①密切观察出血征象，如皮肤青紫、血管穿刺处出血过多、血尿、腹部或背部疼痛、严重头疼、神志改变等。②严密监测血压，当血压过高时及时报告医生进行适当处理。③给药前宜留置外周静脉套管针，以方便溶栓过程中取血监测，避免反复穿刺血管。静脉穿刺部位压迫止血需加大力量并延长压迫时间。④用尿激酶或链激酶溶栓治疗后，应每 2 ~ 4 小时测定一次 PT 或 APTT，当其水平降至正常值的 2 倍时按医嘱开始应用肝素抗凝。

2）抗凝剂应用护理。①肝素：在开始治疗后的最初 24h 内每 4 ~ 6h 监测 APTT，达稳定治疗水平后，改为每天监测 APTT。肝素治疗的不良反应包括出血和肝素诱导的血小板减少症（heparin-inducedthrombocytopenia，HIT），出血的监测见“溶栓剂应用护理”。HIT 的发生率较低，但一旦发生，常比较严重，因此在治疗的第 1 周应每 1 ~ 2 天、第 2 周起每 3 ~ 4 天监测血小板计数，若出现血小板迅速或持续降低达 30% 以上，或血小板计数 <100 × 109/L，应报告医生停用 UFH。②华法林：华法林的疗效主要通过监测 INR 是否达到并保持在治疗范围进行评价，因此，在治疗期间需定期监测 INR。在 INR 未达到治疗水平时需每天监测，达到治疗水平时每周监测 2 ~ 3 次，共监测 2 周，以后延长到每周监测 1 次或更长。华法林的主要不良反应是出血，观察见“溶栓剂应用护理”。发生出血时用维生素 K 拮抗。在用华法林治疗的前几周还可能引起血管性紫癜，导致皮肤坏死，需注意观察。

（4）消除再栓塞的危险因素。①急性期：患者除绝对卧床外，还需避免下肢过度屈曲，一般在充分抗凝的前提下卧床时间为 2 ~ 3 周。保持大便通畅，避免用力，以防下肢血管内压力突然升高，使血栓再次脱落形成新的危及生命的栓塞。②恢复期：需预防下肢血栓形成，如患者仍需卧床，下肢须进行适当的活动或被动关节活动，穿抗栓袜或气压袜，不在腿下放置垫子或枕头，以免加重下肢循环障碍。③观察下肢深静脉血栓形成的征象：由于下肢深静脉血栓形成以单侧下肢肿胀最为常见，因此需测量和比较双侧下肢周径，并观察有无局部皮肤颜色的改变，如发绀。下肢周径的测量方法：大、小腿周径的测量点分别为髌骨上缘以上 15cm 处和髌骨下缘以下 10cm 处，双侧下肢周径差 >1cm 有临床意义。检查是否存在 Homan 征阳性（轻轻按压膝关节并取屈膝、踝关节急速背曲时出现腘窝部、腓肠肌疼痛）。

（5）右心功能不全的护理：如患者出现右心功能不全的症状，需按医嘱给予强心剂，限制水钠摄入，并按肺源性心脏病进行护理。

（6）低排血量和低血压的护理：当患者心排血量减少出现低血压甚至休克时应按医嘱给予静脉输液和升压药物，记录液体出入量，当患者同时伴有右心功能不全时尤应注意液体出入量的调整，平衡低血压需输液和心功能不全需限制液体之间的矛盾。

2. 恐惧

（1）增加患者的安全感：当患者突然出现严重的呼吸困难和胸痛时，医务人员需保持冷静，避免引起紧张慌乱的气氛而加重患者的恐惧心理。护士应尽量陪伴患者，告诉患者目前的病情变化，用患者能够理解的词句和方式解释各种设备、治疗措施和护理操作，并采用非言语性沟通技巧，如抚摸、握住患者的手等增加患者的安全感，减轻其恐惧。当病情剧变时，亲人的陪伴可有效地降低患者的焦虑和恐惧心理，因此，在不影响抢救的前提下，可允许家属陪伴患者。

（2）鼓励患者充分表达自己的情感：应用适当的沟通技巧促使患者表达自己的担忧和疑虑。

（3）用药护理：按医嘱适当使用镇静、止痛、镇咳等相应的对症治疗措施，注意观察疗效和不良反应。

第三节　睡眠呼吸暂停综合征护理

睡眠呼吸暂停低通气综合征（sleep apnea hypopnea syndrome，SAHS）是指各种原因导致睡眠状态下反复出现呼吸暂停和（或）低通气，引起低氧血症、高碳酸血症、睡眠中断，从而使机体发生一系列病理生理改变的临床综合征。病情逐渐发展可出现肺动脉高压、肺心病、呼吸衰竭、高血压、心律失常、脑血管意外等严重并发症。

在 40 岁以上人群中，男性多于女性，老年人患病率更高。阻塞型睡眠呼吸暂停低通气综合征在美国的患病率为 2% ~ 4%，西班牙 1.2% ~ 3.9%，澳大利亚高达 6.5%，日本约 1.3% ~ 4.2%，我国香港地区 4.1%，上海市 3.62%，长春市为 4.81%。

睡眠呼吸暂停低通气综合征是指每晚睡眠过程中呼吸暂停反复发作 30 次以上或睡眠呼吸暂停低通气指数（apnea hypopnea index，AHI）≥ 5 次 / 小时并伴有嗜睡等临床症状。呼吸暂停是指在睡眠过程中口鼻呼吸气流完全停止 10 秒以上。低通气是指睡眠过程中呼吸气流强度（幅度）比基础水平降低 50% 以上，并伴有血氧饱和度比基础水平下降≥ 4% 或微醒觉，（它包括三个特点：气流明显减少大于 50%；气流中度减少小于 50% 并伴有氧去饱和度大于 4%；或气流中度减少小于 50%，伴有脑电图出现微觉醒）睡眠呼吸暂停低通气指数是指每小时睡眠时间内呼吸暂停加低通气的次数。

一、病因及发病机制

1. 中枢型睡眠呼吸暂停综合征（central sleep apnea syndrome，CSAS）　单纯 CSAS 较少见，一般少于呼吸暂停患者的 10%，也有报道只有 4%。通常可进一步分为高碳酸血症和正常碳酸血症两大类。可与阻塞型睡眠呼吸暂停低通气综合征并存，多数有运动系统或神经系统的病变。神经系统的病变，如血管栓塞或变性疾病引起的脊髓病变、脑炎、枕骨大孔发育畸形、脊髓灰质炎、家族性自主神经异常等；或有肌肉疾患，肌强直性营养不良、膈肌的病变、肌病。部分充血性心力衰竭经常出现称为 Cheyne-Stokes 呼吸的中枢性呼吸暂停，其发病机制可能与以下因素有关：①睡眠时呼吸中枢对各种不同刺激的反应性减低；②中枢神经系统对低氧血症特别是 CO_2 浓度改变引起的呼吸反馈调节的不稳定性；③呼气与吸气转换机制异常等。

2. 阻塞型睡眠呼吸暂停低通气综合征（obstructive sleep apnea hypopnea syndrome，OSAHS）

（1）解剖学因素：多数有上呼吸道特别是鼻、咽部位狭窄的病理基础，如肥胖、变应性鼻炎、鼻息肉、扁桃体肥大、咽壁肥厚、软腭松弛、悬雍垂过长、肢端肥大症、巨舌、舌根后坠、先天性小颌畸形等。

（2）体液、内分泌因素：OSAHS 多见于男性以及绝经后的妇女，肥胖、肢端肥大症、甲状腺功能减低症或注射睾酮的患者也有一定的发病率。其发病机制可能与睡眠状态下上气道软组织、肌肉的塌陷性增加。睡眠期间上气道肌肉对低氧和二氧化碳的刺激反应性降低有关，此外还与神经因素有关。

二、临床表现

1. 白天临床表现

（1）嗜睡是最常见的症状，轻者可表现为日间工作或学习时间困倦、瞌睡，严重时吃饭、与人谈话时即可入睡，甚至发生更为严重的后果，如驾车时打瞌睡导致交通事故等。

（2）头晕乏力由于夜间反复呼吸暂停、低氧血症，使睡眠连续性中断，醒觉次数增多，睡眠质量下降，常有轻重不同的疲倦、头晕、乏力。

（3）精神行为异常、注意力不集中、记忆力和判断力下降、精细操作能力下降，症状严重时不能胜任工作，老年人可表现为痴呆。夜间低氧血症对大脑的损害以及睡眠结构的改变，尤其是深睡眠时间减少是主要的原因。

（4）头痛常在清晨或夜间出现，隐痛多见，不剧烈，可持续 1 ~ 2h，有时需服止痛药才能缓解。与血压升高、颅内压及脑血流的变化有关。

（5）个性变化烦躁、焦虑、易激动等，家庭和社会生活均会受一定影响，由于与家庭成员和朋友情感逐渐疏远，可出现抑郁症。

（6）有 10% 的患者可出现性欲减退，甚至阳痿。

2. 夜间临床表现

（1）打鼾是主要症状，鼾声不规则，高低不等，往往是鼾声气流停止一喘气鼾声交替出现，一般气流中断时间为 20 ~ 30s，个别长达 2min 以上，此时患者可出现明显的发绀症状。

（2）呼吸暂停 75% 的同室或同床睡眠者发现患者有呼吸暂停，常常担心呼吸不能恢复而推醒患者，呼吸暂停多随着喘气、憋醒或响亮的鼾声而终止。OSAHS 患者有明显的胸腹矛盾呼吸。

（3）憋醒呼吸暂停后突然憋醒，常伴有翻身，四肢不自主运动甚至抽搐，或突然坐起，感觉心慌、胸闷或心前区不适。

（4）多动不安因低氧血症，患者夜间翻身、转动较频繁。

（5）多汗出汗较多，以颈部、上胸部明显，与气道阻塞后呼吸用力和呼吸暂停导致的高碳酸血症有关。

（6）夜尿部分患者诉夜间小便次数增多，个别出现遗尿。

（7）睡眠行为异常表现为恐惧、惊叫、呓语、夜游、幻听等。

三、辅助检查

1. 血液检查　病情时间长，低氧血症严重者，血红细胞计数和血红蛋白可有不同程的度增加。

2. 动脉血气分析　病情严重或已并发肺心病、呼吸衰竭者，可有低氧血症、高碳酸血症和呼吸性酸中毒。

3. 胸部 X 线检查　并发肺动脉高压、高血压、冠心病时，可有心影增大，肺动脉段突出等相应表现。

4. 肺功能检查　病情严重有肺心病、呼吸衰竭时，有不同程度的通气功能障碍。

5. 心电图　有高血压、冠心病时，出现心室肥厚、心肌缺血或心律失常等变化。

四、诊断要点

根据患者睡眠时打鼾伴呼吸暂停、白天嗜睡、身体肥胖、颈围粗及其他临床症状可做出初步诊断。确诊有赖于多导睡眠图监测。

五、治疗要点

1. 一般治疗　对引起上呼吸道阻塞的原发病进行治疗。

2. 减肥治疗　减肥能明显降低呼吸暂停和低通气的发生。

3. 药物治疗　鼻塞的患者睡前用血管收缩剂滴鼻，有呼吸道感染着给予抗感染治疗。

4. 气道正压通气（positive airway pressure，PAP）　适应证：① AHI ≥ 15 次 / 小时的患者；② AHI<15 次 / 小时，但白天嗜睡等症状明显的患者；③手术治疗失败或复发者；④不能耐受其他方法治疗者，禁忌证为昏迷、咯血、肺大疱、血压不稳定等。

（1）经鼻持续气道正压通气：是治疗中重度 OSAHS 患者的首选方法，可以有效地消除夜间打鼾、呼吸暂停和通气等，也可显著改善白天嗜睡、头痛及记忆力减退等症状。可用于不适合手术和经手术、减肥等治疗效果不佳者。

（2）双水平气道内正压通气（bilevel positive airway pressure，BiPAP）：在 CPAP 机的基础上发展起来的小型、可携型、使用简便的无创人工呼吸机，吸气、呼气正压可分别调节，同步性能好，较 CPAP 易于被患者接受。

（3）自动调压智能（auto-CPAP）呼吸机治疗：根据患者睡眠时气道阻塞所致血氧饱和度降低程度不同，呼吸机送气压力自行随时调节，患者耐受性好，但价格昂贵。

5. 外科手术治疗

（1）腭垂软咽成型术（uvulopalatopharyngoplasty，UPPP）：为目前最常用的手术方法，适用于咽腔狭窄的患者。手术复发较常见（50% ~ 70%）。术后鼾声消失并不意味着呼吸暂停和低氧血症的改善，术后仍应随访和监测患者。

（2）正颌手术：少数 OSAHS 患者有不同程度的下颌畸形。

（3）气管切开造口术：用于严重的 OSAHS 伴严重的低氧血症，导致昏迷、心力衰竭、肺心病或心律失常者，是防止气道阻塞、解除窒息最有效的急救措施。

6. 口腔内矫治器　可使睡眠时的呼吸暂停或低通气有一定程度的减少，改善血氧饱和度并提高睡眠质量。

六、护理诊断、护理措施及依据

1. 气体交换受损　与睡眠时呼吸暂停和低通气有关。

（1）体位：协助患者采取有效措施维持侧卧位睡眠，可使用安眠枕或睡衣后缝制小球的方法，有利于保证患者头向一侧或保持侧卧位。

（2）戒烟酒：吸烟可引起咽喉炎，增加上呼吸道狭窄。饮酒可加重打鼾及睡眠呼吸暂停，患者睡前 3 ~ 5h 应避免饮酒。

（3）减少危险因素：避免服用安眠药，适当减肥，防治上呼吸道感染等。

（4）PAP 治疗的护理。

1）保证夜间治疗时间：指导患者 PAP 治疗的关键在于长期佩戴 PAP 呼吸机，经常（≥ 70%）夜晚使用 PAP 机，每晚使用≥ 4h。当患者体型肥胖、病情重，需要的 PAP 压力较高时，有些患者在睡梦中将鼻罩扯掉中断治疗，应调整合适的 PAP 压力，或使用 BiPAP 呼吸机增加舒适度。

2）选择合适的面罩：鼻罩比口鼻全罩更为舒适，可选择鼻枕来进行 PAP 治疗，其不良反应小、漏气少、对睡眠干扰小，经口漏气者可采用全面罩治疗。

3）气道湿化：PAP 治疗时使用湿化器可减轻口咽鼻部的不适症状（鼻塞、鼻内干燥、通气不畅），从而提高患者对 PAP 治疗的依从性。

4）防止皮肤破损：在每次用鼻罩之前，应先洗脸，清洗鼻罩，可防止皮肤过敏。使用气泡型鼻罩、额部垫海绵等防止鼻背溃疡。

5）心理护理：PAP 呼吸机只是一种呼吸辅助装置，呼吸的节律完全由患者自己控制，尽力加深加快呼吸与其配合，反而会加重不适感觉，患者应努力调整自己的心态，心情平静、按平时的节律呼吸。

6）减少噪音：采取带耳塞、隔音玻璃罩或将 PAP 呼吸机置于壁橱内等方法可减少噪音的影响。

7）病情观察：注意观察患者是否因通气障碍出现憋醒、精神行为异常、惊恐，以及 PAP 治疗过程的适应于配合情况。

2. 睡眠形态紊乱　与睡眠中出现打鼾、呼吸暂停和憋醒有关。

七、健康指导

1. 疾病知识指导　使患者了解 OSAHS 的相关知识，识别病情的因素，指导戒烟戒酒。通过讲座、宣传手册和个别指导，帮助患者学会正确使用PAP呼吸机，并定期随访评价和提高PAP治疗的依从性，保证治疗效果。

2. 运动指导　肥胖是引起睡眠呼吸暂停的原因之一，鼓励患者进行有效的体育锻炼，减轻体重，增加有效通气。

第六章

心内科疾病护理

第一节　冠状动脉粥样硬化性心脏病

冠状动脉粥样硬化性心脏病（coronary atherosclerotic heart diease）指冠状动脉（冠脉）发生粥样硬化引起管腔狭窄或闭塞，导致心肌缺血缺氧或坏死而引起的心脏病，简称冠心病（coronary heart disease，CHD），亦称缺血性心脏病。冠心病是动脉粥样硬化导致器官病变的最常见类型，也是严重危害人类健康的常见病。据 WHO 2011 年资料显示，我国冠心病死亡人数已位列世界第二位。

本病病因尚未完全确定，目前认为是多种因素作用于不同环节所致，这些因素称为危险因素。主要危险因素有 7 种。①年龄与性别：多发于 40 岁以上成人，男性发病早于女性。②血脂异常：脂质代谢异常是动脉粥样硬化最重要的危险因素。③高血压：高血压患者患病率较血压正常者高 3 ~ 4 倍。④吸烟：与不吸烟者比较，吸烟者本病的发病率和病死率增高 2 ~ 6 倍，且与每日吸烟的支数呈正比。⑤糖尿病和糖耐量异常：糖尿病患者本病的发病率较非糖尿病者高出数倍，且病变进展迅速；本病患者糖耐量减低者也十分常见。⑥肥胖。⑦家族史：有冠心病、糖尿病、高血压和血脂异常家族史者，冠心病发病率增加。其他危险因素有 4 种。① A 型性格者。②口服避孕药。③进食高热量、高动物脂肪、高胆固醇、高糖饮食。④微量元素摄入量的改变等。对于本病发病机制，近年多数学者支持“内皮损伤反应学说”，认为本病各种主要危险因素最终都损伤动脉内膜，而粥样硬化病变的形成是动脉对内皮、内膜损伤做出的炎症 – 纤维增生性反应的结果。

WHO 曾将冠心病分为隐匿型或无症状型冠心病、心绞痛、心肌梗死、缺血性心肌病、猝死 5 型。近年趋向于根据发病特点和治疗原则不同分为两大类。①慢性冠脉病，也称慢性心肌缺血综合征，包括稳定型心绞痛、缺血性心肌病和隐匿性冠心病等。②急性冠状动脉综合征，包括不稳定型心绞痛、非 ST 段抬高型心肌梗死和 ST 段抬高型心肌梗死，也有将冠心病猝死包括在内。

本节重点介绍稳定型心绞痛和急性 ST 段抬高型心肌梗死。

一、稳定型心绞痛

稳定型心绞痛（stable angina pectoris）也称劳力性心绞痛，是在冠状动脉固定性严重狭窄基础上，由于心肌负荷的增加引起心肌急剧的、暂时的缺血缺氧的临床综合征。其特点为阵发性的前胸压榨性疼痛或憋闷感觉，主要位于胸骨后部，可放射至心前区和左上肢尺侧，常发生于劳力负荷增加时，持续数分钟，休息或服用硝酸酯制剂后疼痛消失。疼痛发作的程度、频度、性质及诱发因素在数周至数月内无明显变化。

本病的基本病因是冠状动脉粥样硬化。发病机制主要是冠状动脉存在固定狭窄或部分闭塞，其扩张性减弱，血流量减少，对心肌的供血量相对比较固定，如心肌的血液供应减低到尚能应付心脏平时的需要，则休息时可无症状。在劳力、情绪激动、饱食、寒冷等情况下，一旦心脏负荷突然增加，心肌氧耗量增加，而冠状动脉的供血却不能相应地增加以满足心肌对血液的需求时，即可引起心绞痛。产生疼痛感觉的直接因素，可能是在缺血、缺氧的情况下，心脏内积聚过多的代谢产物，刺激心脏内自主神经的传入纤维末梢所致。

（一）护理评估

1. 健康史 询问患者有无高血压、高脂血症、吸烟、糖尿病及肥胖等危险因素；有无劳累、情绪激动、饱食、寒冷、吸烟等诱发因素；有无感染、甲状腺功能亢进症或心律失常等心肌氧耗增加因素；有无低血压等冠状动脉血流减少因素；有无贫血和低氧血症等血液携氧能力下降因素；有无不良生活方式；是否 A 型性格；有无冠心病家族史等。

2. 身体状况

（1）症状：心绞痛以发作性疼痛为主要临床表现，疼痛的特点如下。

1）部位：主要在胸骨体之后，可波及心前区，范围约手掌大小，甚至横贯前胸，界限不很清楚。常放射至左肩、左臂内侧达无名指和小指，或至颈、咽或下颌部。

2）性质：胸痛常为压迫、发闷或紧缩性，也可有烧灼感，但不像针刺或刀扎样锐性痛，偶伴濒死的恐惧感觉。发作时，患者常被迫停止正在进行的活动，直至症状缓解。

3）诱因：发作常由体力劳动或情绪激动所诱发，饱食、寒冷、吸烟、心动过速和休克等亦可诱发。疼痛多发生于劳累或激动的当时，而不是在劳力之后。典型的心绞痛常在相似的条件下重复发生，但有时同样的劳累只在早晨而不在下午引起心绞痛，提示与晨间交感神经兴奋性增高等昼夜节律变化有关。

4）持续时间：多为 3 ~ 5 分钟，很少超过半小时。

5）缓解方式：一般在停止原来诱发症状的活动后即可缓解，舌下含用硝酸甘油等硝酸酯类药物也能在几分钟内使之缓解。

（2）体征：平时一般无异常体征。心绞痛发作时常有心率增快、血压升高、表情焦虑、皮肤冷或出汗，有时出现第四或第三心音奔马律。可有暂时性心尖部收缩期杂音。

3. 心理 - 社会状况 心绞痛发作时，患者多有紧张或恐惧等心理；反复发作，或病情加重影响体力活动，患者易产生焦虑、烦躁、担忧等心理。

4. 辅助检查

（1）心电图检查：是发现心肌缺血、诊断心绞痛最常见的检查方法。约半数患者静息时心电图正常。心绞痛发作时，绝大多数患者可出现暂时性心肌缺血引起的 ST 段压低（≥ 0.1mV），发作缓解后恢复，有时出现 T 波倒置。运动负荷试验和心电图连续动态监测，可显著提高缺血性心电图的检出率。

（2）放射性核素检查：可提示心肌供血不足或血供消失，对心肌缺血诊断较有价值。

（3）冠状动脉造影：可发现狭窄性病变的部位并估计其程度，目前仍然是诊断冠心病较准确的方法。

5. 治疗要点 稳定型心绞痛的治疗原则是改善冠脉血供和降低心肌耗氧以改善患者症状，提高生活质量，同时治疗冠脉粥样硬化，预防心肌梗死和死亡，以延长生存期。

（1）发作时治疗。①休息：发作时立即休息，一般患者在停止活动后症状即逐渐消失。②药物治疗：较重的发作，可使用作用较快的硝酸酯制剂，扩张冠状动脉，降低阻力，增加冠脉循环的血流量；还通过对周围血管的扩张作用，减少静脉回流心脏的血量，减轻心脏前后负荷和心肌的需氧，从而缓解心绞痛。常用硝酸甘油或硝酸异山梨酯。

（2）缓解期治疗。①调整生活方式：宜尽量避免各种确知足以诱导发作的因素。②药物治疗：使用改善缺血、减轻症状的药物，如 β 受体拮抗剂、硝酸酯类药、钙通道阻滞剂等；使用预防心肌梗死、改善预后的药物，如阿司匹林、氯吡格雷、他汀类药物、血管紧张素转换酶抑制剂等。③血管重建治疗：如经皮冠状动脉介入治疗、冠状动脉旁路移植术等。

（二）常见护理诊断问题

1. 疼痛——胸痛 与心肌缺血、缺氧有关。

2. 活动无耐力 与心肌氧的供需失调有关。

3. 知识缺乏 缺乏控制诱发因素及预防心绞痛发作的知识。

4. 潜在并发症 心肌梗死。

（三）护理目标

患者疼痛症状减轻或消失；活动耐力增强，活动后无不适反应；能说出心绞痛发作的原因和诱因，并采取有效的自我救护措施；并发症得到有效防治。

（四）护理措施

1. 一般护理　心绞痛发作时应立即停止活动，就地休息，必要时遵医嘱吸氧。疼痛缓解后，与患者一起分析引起心绞痛发作的诱因。保持排便通畅，切忌用力排便，以免诱发心绞痛。

2. 病情观察　心绞痛发作时应注意观察患者胸痛的部位、性质、程度、持续时间及缓解方式等，给予心电监测，描记疼痛发作时心电图，严密监测心率、心律和血压变化，观察患者有无面色苍白、大汗、恶心、呕吐等，发现异常变化立即通知医生并协助处理。

3. 用药护理　遵医嘱正确用药，注意观察药物疗效和不良反应。①稳定型心绞痛发作时给予硝酸甘油0.5mg舌下含化，1～2分钟起效，约半个小时后作用消失；或硝酸异山梨酯5～10mg舌下含化，2～5分钟见效，作用维持2～3小时。延迟见效或完全无效时提示患者并非患冠心病或为严重的冠心病。②硝酸甘油不良反应有头痛、面色潮红、心率反射性加快和低血压等，应告知患者及家属第一次含用硝酸甘油时，应注意可能发生体位性低血压。③心绞痛发作频繁者，遵医嘱给予硝酸甘油静滴，注意控制液体的滴速，并告知患者及家属不可擅自调节滴速，以防低血压发生。④应用他汀类药物时，应严密监测转氨酶及肌酸激酶等生化指标，及时发现药物可能引起的肝脏损害和心肌病。

4. 心理护理　心绞痛发作时应专人守护患者，给予心理安慰，增加安全感。解释疾病过程与治疗配合，解除紧张不安情绪，以减少心肌耗氧量。指导患者采取放松技术，缓解焦虑和恐惧。

5. 健康指导

（1）疾病知识指导：生活方式的改变是冠心病治疗的基础，应指导患者注意以下几点。①合理膳食：宜摄入低热量、低脂、低胆固醇、低盐饮食，多食蔬菜、水果和粗纤维食物，宜少食多餐，一次进食不宜过饱。②戒烟、限酒。③适量运动：建议稳定型心绞痛患者每天有氧运动30分钟，每周运动5天。注意个体差异，避免过度劳累，以不致发生疼痛症状为度，必要时需要在监测下进行。④自我心理调适：调整心态，减轻精神压力，逐渐改变急躁易怒性格，保持心理平衡。

（2）用药指导：指导患者遵医嘱服药，学会监测药物疗效和不良反应。嘱患者外出时随身携带硝酸甘油以备急需，硝酸甘油见光易分解，应放在棕色瓶内存放于干燥处，以免潮解失效。药瓶开封后每6个月更换1次，以确保疗效。

（3）病情监测指导：教会患者及家属心绞痛发作时的缓解方法。一旦心绞痛发作频繁、程度加重、持续时间延长、硝酸甘油疗效差，应及时就医，警惕心肌梗死的发生。告知患者定期复查心电图、血压、血糖、血脂及肝功能等。

（五）护理评价

患者心前区疼痛是否减轻或消失，活动耐力是否增强，是否能陈述控制诱发因素及预防心绞痛发作的知识，并发症是否得到有效防治。

二、急性ST段抬高型心肌梗死

急性ST段抬高型心肌梗死（ST–segment elevation myocardial infarction，STEMI）是指急性心肌缺血性坏死，大多是在冠脉病变的基础上，发生冠脉血供急剧减少或中断，使相应的心肌严重而持久地急性缺血所致。临床特点为持久的胸骨后剧烈疼痛、发热、白细胞计数和血清心肌坏死标志物增高以及心电图进行性改变，可发生心律失常、休克及心力衰竭等。

本病的基本病因是冠状动脉粥样硬化，造成一支或多支血管管腔狭窄和心肌血供不足，而侧支循环尚未充分建立。在此基础上，一旦血供急剧减少或中断，使心肌严重而持久地急性缺血达20～30分钟以上，即可发生急性心肌梗死。研究证明，绝大多数的急性心肌梗死是由于不稳定的粥样斑块溃破，继而出血和管腔内血栓形成，而使管腔闭塞。少数情况下粥样斑块内出血或血管持续痉挛，也可使冠状动脉完全闭塞。

（一）护理评估

1. 健康史 询问患者有无冠心病危险因素及心绞痛发作史；有无饱餐特别是进食多量脂肪致血脂增高，血黏稠度增高的诱因；有无重体力劳动、情绪过分激动、用力排便及血压剧升使心肌氧耗骤增，冠脉供血明显不足等诱因；有无休克、脱水、出血、外科手术或严重心律失常使心排血量骤降，冠脉灌注量锐减等诱因。

2. 身体状况

（1）先兆。约半数以上患者在发病前数日有乏力、胸部不适、活动时心悸、气急、烦躁及心绞痛等前驱症状，其中以新发生心绞痛或原有心绞痛加重最为突出。心绞痛发作较以往频繁、程度加重、持续时间长、硝酸甘油疗效差、诱发因素不明显。同时心电图示 ST 段一过性明显抬高或压低，T 波倒置或增高等情况。如及时住院处理，可使部分患者避免发生心肌梗死。

（2）症状。

1）疼痛：是最早出现、最突出的症状，多发生于清晨。疼痛部位和性质与心绞痛相似，但诱因多不明显，且常发生于安静时，程度较重，持续时间较长，可达数小时或更长，休息和含服硝酸甘油片多不能缓解。患者常烦躁不安、出汗、恐惧或有濒死感。少数患者无疼痛，一开始即表现为休克或急性心力衰竭。部分患者疼痛位于上腹部，被误认为胃穿孔、急性胰腺炎等急腹症；部分患者疼痛放射至下颌、颈部、背部上方，被误认为骨关节痛。

2）全身症状：一般在疼痛发生后 24 ~ 48 小时出现，表现为发热、心动过速、白细胞增高及红细胞沉降率增快等，由坏死物质吸收所引起。体温一般在 38℃左右，很少超过 39℃，持续约 1 周。

3）胃肠道症状：疼痛剧烈时常伴恶心、呕吐、上腹部胀痛，重者可发生呃逆。

4）心律失常：见于 75% ~ 95% 的患者，多发生在起病 1 ~ 2 天，24 小时内最多见。各类心律失常中以室性心律失常最多，尤其是室性期前收缩，如室性期前收缩频发（每分钟 5 次以上）、成对出现或呈短阵室性心动过速、多源性或落在前一心搏的易损期（Ron T），常为心室颤动的先兆。心室颤动是急性心肌梗死早期，特别是入院前的主要死因。下壁心肌梗死易发生房室传导阻滞及窦性心动过缓；前壁心肌梗死易发生室性心律失常，如发生房室传导阻滞表明梗死范围广泛、情况严重。

5）低血压和休克：疼痛期中血压下降常见，未必是休克。如疼痛缓解而收缩压仍低于 80mmHg，患者烦躁不安、面色苍白、皮肤湿冷、脉细而快、大汗淋漓、尿量减少、神志迟钝、甚至昏厥者，则为休克表现。休克多在起病后数小时至数日内发生，见于约 20% 的患者，主要是心源性，为心肌广泛（40% 以上）坏死，心排血量急剧下降所致。

6）心力衰竭：发病率约为 32% ~ 48%，主要是急性左心衰竭，可在起病最初几日内发生，或在疼痛、休克好转阶段出现，为梗死后心脏舒缩力显著减弱或不协调所致。

（3）体征。心率多增快也可减慢。心尖区第一心音减弱，可出现舒张期奔马律。10% ~ 20% 患者在起病第 2 ~ 3 天出现心包摩擦音，为反应性纤维性心包炎所致。除极早期血压可增高外，几乎所有患者都有血压降低；起病前有高血压者，血压可降至正常，且可能不再恢复到起病前水平。可有与心律失常、休克或心力衰竭相关的其他体征。

（4）并发症。①乳头肌功能失调或断裂。②心脏破裂。③栓塞。④心室壁瘤。⑤心肌梗死后综合征。

3. 心理 - 社会状况 急性 ST 段抬高型心肌梗死时胸痛程度剧烈，患者可有濒死感，或行紧急溶栓、介入治疗，易产生恐惧心理。因入住冠心病监护病房，面对一系列检查、治疗和护理，加之心肌梗死使患者活动耐力和自理能力下降，对预后的担心、对工作与生活的顾虑等，患者易产生焦虑和悲观情绪。

4. 辅助检查

（1）心电图：有定性和定位诊断价值。特征性改变为：① ST 段抬高呈弓背向上型，在画向坏死区周围心肌损伤区的导联上出现。②宽而深的 Q 波（病理性 Q 波），在面向透壁心肌坏死区的导联上出现。③ T 波倒置，在面向损伤区周围心肌缺血区的导联上出现。心电图动态性改变呈超急性期、急性期、亚急性期及慢性期改变过程。ST 段抬高性心肌梗死的定位和定范围可根据出现特征性改变的导联数来判断（表 6-1）。

表 6-1 ST 段抬高型心肌梗死的心电图定位诊断

部位	特征性改变的导联	部位	特征性改变的导联
前间隔	V_1、V_2、V_3	广泛前壁	V_1、V_2、V_3、V_4、V_5
局限前壁	V_3、V_4、V_5	下壁	Ⅱ、Ⅲ、aVF
前侧壁	V_5、V_6、V_7、Ⅰ、aVL	高侧壁	Ⅰ、aVL

（2）实验室检查。

1）血液检查。起病 24 ~ 48 小时后，白细胞可增至（10 ~ 20）× 10^9/L，中性粒细胞增多，红细胞沉降率增快，C 反应蛋白增高，均可持续 1 ~ 3 周。

2）血清心肌坏死标记物。

a. 心肌肌钙蛋白 I（cTnI）或 T（cTnT）：特异性很高，是诊断心肌梗死的敏感指标，在起病 3 ~ 4 小时后升高，cTnI 于 11 ~ 24 小时达高峰，7 ~ 10 天降至正常，cTnT 于 24 ~ 48 小时达高峰，10 ~ 14 天降至正常。

b. 肌酸激酶同工酶（CK-MB）：在起病后 4 小时内升高，16 ~ 24 小时达高峰，3 ~ 4 日恢复正常。其增高的程度能较准确地反映梗死的范围，其高峰出现时间是否提前有助于判断溶栓治疗是否成功。

c. 肌红蛋白：在急性心肌梗死后出现最早，也十分敏感，但特异性不是很强。于起病后 2 小时内升高，12 小时内达高峰，24 ~ 48 小时内恢复正常。

（3）其他检查：放射性核素检查、超声心动图有助于确定梗死的部位和范围。

5. 治疗要点　对急性 ST 段抬高型心肌梗死，强调及早发现、及早住院，并加强住院前的就地处理。治疗原则是尽快恢复心肌的血液灌注（到达医院后 30 分钟内开始溶栓或 90 分钟内开始介入治疗）以挽救濒死的心肌、防止梗死扩大或缩小心肌缺血范围，保护和维持心脏功能，及时处理严重心律失常、泵衰竭和各种并发症，防止猝死，使患者不但能度过急性期，且康复后还能保持尽可能多的有功能的心肌。

（1）监护和一般治疗：急性期卧床休息。在冠心病监护室进行心电图、血压和呼吸的监测，除颤仪应随时处于备用状态。必要时吸氧。

（2）解除疼痛：心肌再灌注治疗开通梗死相关血管、恢复缺血心肌的供血，是解除疼痛最有效的方法，但在再灌注治疗前可选用下列药物尽快解除疼痛。①吗啡 2 ~ 4mg 静脉注射或哌替啶 50 ~ 100mg 肌内注射。②硝酸酯类药物。③ β 受体拮抗剂：无心力衰竭、低心输出量状态、心源性休克危险性增高、其他使用 β 受体拮抗剂禁忌证者，应在发病 24 小时内尽早常规口服 β 受体拮抗剂。

（3）抗血小板治疗：除非有禁忌证，STEMI 患者均需要联合应用包括阿司匹林和血小板二磷酸腺苷（ADP）受体拮抗剂在内的口服抗血小板药物，负荷剂量后给予维持剂量。

（4）抗凝治疗：常用的抗凝药包括普通肝素、低分子肝素和比伐卢定等。

（5）再灌注心肌治疗：于起病 3 ~ 6 小时最多在 12 小时内进行，使闭塞的冠状动脉再通，心肌得到再灌注。①紧急经皮冠状动脉介入治疗（PCI）。②溶栓疗法：常用药物有尿激酶、链激酶或重组链激酶、重组组织型纤维蛋白溶酶原激活剂及新型的选择性纤溶酶原激活剂包括替奈普酶、阿替普酶和来替普酶。③紧急冠状动脉旁路搭桥术。

（6）其他治疗：如血管紧张素转换酶抑制剂或血管紧张素受体拮抗剂、调脂治疗、抗心律失常和传导障碍治疗、抗休克治疗、抗心力衰竭治疗、极化液疗法等，

（二）常见护理诊断问题

1. 疼痛——胸痛　与心肌缺血坏死有关。
2. 活动无耐力　与心肌氧的供需失调有关。
3. 有便秘的危险　与进食少、活动少、不习惯床上排便有关。
4. 恐惧　与剧烈胸痛伴濒死感有关。
5. 潜在并发症　猝死、心力衰竭、心源性休克。

（三）护理目标

患者胸痛减轻或消失；活动耐力逐渐提高；患者能描述预防便秘的措施，无便秘发生；恐惧感减轻或消失，情绪平稳；并发症得到有效防治。

（四）护理措施

1. 一般护理

（1）休息与活动：急性期 12 小时卧床休息，保持病室安静、舒适，减少探视，避免不良刺激。翻身、进食、洗漱及排便等均由护理人员帮助料理。若病情稳定无并发症，24 小时内应鼓励患者在床上行肢体活动；若无低血压，第 3 天就可在病房内走动；梗死后 4 ~ 5 天，逐步增加活动，直至每天 3 次步行 100 ~ 150m。

（2）饮食护理：起病 4 ~ 12 小时内给予流质饮食，以减轻胃扩张。之后逐渐过渡到低脂、低胆固醇清淡饮食，提倡少量多餐。

（3）给氧：对有呼吸困难和血氧饱和度降低者，最初几日间断或持续通过鼻导管、面罩吸氧，氧流量为 2 ~ 5L/min，以增加心肌氧的供应，减轻缺血和疼痛。

（4）保持大便通畅：了解患者日常的排便习惯、排便次数、性状及排便难易程度等。指导患者采取通便措施。如养成每日定时排便的习惯，合理饮食，多食蔬菜和水果等富含纤维素的食物；无糖尿病者每日清晨给予蜂蜜 20ml 加温开水同饮；适当腹部按摩以促进肠蠕动；无腹泻者遵医嘱常规应用缓泻剂，以防止便秘时用力排便导致病情加重；必要时遵医嘱使用开塞露或低压盐水灌肠。

2. 病情观察 监测心电图、血压和呼吸。严重心力衰竭者还需监测肺毛细血管压和静脉压。密切观察心律、心率、血压和心功能的变化，为适时采取治疗措施、避免猝死提供客观资料。监测人员必须极端负责，既不放过任何有意义的变化，又保证患者的安静和休息。

3. 治疗配合

（1）用药护理：①遵医嘱给予吗啡或哌替啶缓解疼痛时，应注意有无呼吸抑制、脉搏加快及血压下降等不良反应。②给予硝酸酯类药物时，应随时监测血压变化，严格控制静脉输液量和滴速，维持收缩压在 100mmHg 以上。③使用阿司匹林、肝素等抗血小板治疗和抗凝治疗过程中应严密观察有无出血倾向。④溶栓治疗前，应询问患者有无溶栓禁忌证，协助医生做好溶栓前血常规、出凝血时间和血型等检查，建立并保持静脉通道畅通，遵医嘱正确应用溶栓药物；溶栓过程中应注意观察有无寒战、发热、皮疹等过敏反应，有无低血压及出血等，一旦出血，应紧急处理。溶栓是否成功的判断标准：根据冠状动脉造影观察血管再通情况直接判断，或根据下以 4 点进行判断。①心电图抬高的 ST 段于 2 小时内回降大于 50%。②胸痛 2 小时内基本消失。③ 2 小时内出现再灌注性心律失常。④血清 CK–MB 酶峰值提前出现（14 小时内）等间接判断血栓是否溶解。

（2）经皮冠状动脉介入治疗护理：对需施行直接 PCI 治疗者，边遵医嘱给予常规治疗和做术前准备，边将患者送入心导管室。

4. 心理护理 疼痛发作时应有专人陪伴，鼓励患者表达内心感受，给予心理支持。向患者讲明住进冠心病监护室后，病情的任何变化都在医护人员的严密监护下，并能得到及时的治疗，以缓解患者的恐惧心理。简要地解释疾病过程与治疗配合，说明不良情绪会增加心肌耗氧量，不利于病情的控制。医护人员进行各项抢救操作时，应紧张有序，避免忙乱带给患者不信任感和不安全感。及时向家属通告患者的病情和治疗情况，解答家属的疑问，协助患者和家属提高应对疾病的能力，维持患者和家属的心理健康。

5. 健康指导

（1）疾病知识指导：指导患者积极做到全面综合的二级预防，预防再次梗死和其他心血管事件。牢记冠心病二级预防 ABCDE 5 项原则：A. 抗血小板、抗心绞痛治疗和 ACEI；B. β 受体拮抗剂预防心律失常，减轻心脏负荷等；控制血压；C. 控制血脂和戒烟；D. 控制饮食和糖尿病治疗；E. 健康教育和运动。

（2）心理指导：心肌梗死后患者焦虑情绪多来自对今后工作能力和生活质量的担心，应予以充分地理解并指导患者保持乐观、平和的心态，正确对待病情，告诉家属对患者要积极配合和支持，当患者出现紧张、焦虑或烦躁等不良情绪时应予以理解并设法疏导，必要时争取患者工作单位领导和同事的支持。

（3）康复指导：加强运动康复教育，与患者和家属一起制订个体化运动处方，指导患者出院后的运动康复训练，逐步作适当的体育锻炼，有利于体力和工作能力的增进。经 2 ~ 4 个月的体力活动锻炼后，酌情恢复部分或轻工作，以后部分患者可恢复全天工作，但应避免过重体力劳动或精神过度紧张。

（4）用药指导与病情监测：指导患者按医嘱服药，列举不遵医行为导致严重后果的病例，让患者认识到遵医嘱用药的重要性；告知药物的用法、作用和不良反应，教会患者定时测脉搏、血压，随身携带药物和用药手册等，定期电话随访，帮助患者提高用药依从性。教会患者及家属识别病情变化及紧急自救措施，若胸痛发作频繁、程度较重、时间较长、服用硝酸酯制剂疗效较差时，提示急性心血管事件，应及时就医。

（五）护理评价

患者胸痛是否减轻或消失，活动耐力是否增强，大便是否通畅，情绪是否稳定，并发症是否得到有效防治。

第二节　房间隔缺损

一、概述

房间隔缺损是指原始心房间隔在发生吸收和融合时出现异常，左右心房之间仍残留未闭的房间孔。

房间隔缺损病因不明，可能与母体怀孕感染病毒有关。房缺最基本的血流动力学改变是心房水平的左向右分流，由于正常左、右心房之间存在着压力阶差，左心房的氧合血经缺损分流至右心房，体循环血流量减少，可引起患儿发育迟缓，体力活动受到一定限制，部分患者亦可无明显症状。氧合血进入肺循环后可引起肺小血管内膜增生及中层肥厚等病变，导致肺动脉压及肺血管阻力升高，但其进程较缓慢，多出现在成年患者。

二、临床表现

1. 症状　单纯房间隔缺损较小者多无症状，缺损大或伴其他畸形者可出现劳累后心慌、气短、乏力、胸闷、咳嗽及反复呼吸道感染等。症状随病情发展可分为 3 个阶段。

（1）第一阶段：此阶段无症状，活动量不减少，仅表现为生长缓慢，易患呼吸道感染。

（2）第二阶段：症状逐渐明显，可出现活动后心慌气短，易疲劳，咳嗽等症状。

（3）第三阶段：患者症状加重，可出现活动后晕厥，右侧心力衰竭，咯血，发绀，发展为艾森曼格综合征。

2. 体征　胸骨左缘第 2、3 肋间可听到Ⅱ ~ Ⅲ /6 级收缩期杂音，性质较柔和，为吹风样。

3. 辅助检查

（1）心电图检查：电轴右偏、右束支传导阻滞或右心室肥厚。

（2）胸部 X 线检查：肺纹增多，右心房、右心室增大，肺动脉段隆突，主动脉结较小。

（3）超声心动图检查：右心房、右心室内经增大，肺动脉内径增宽。房间隔部分回声脱失。

（4）右心导管检查：右心房平均血氧含量高出上、下腔静脉平均血氧含量 1.9% 容积，说明在房间隔水平存在左向右分流。

三、治疗原则

房间隔缺损诊断确立，心电图、胸片显示心脏有改变，右心导管检查肺血流量大于体循环流量 1 ~ 1.5 倍，即使患儿无明显症状也应手术治疗。手术应在体外循环下进行，经纵劈胸骨正中切口，打开心包后，行心外探查有无左上腔静脉及异位肺静脉引流。缺损较小，四周有缘可直接缝合。缺损较大或合并肺静脉异位引流应用补片修补缺损并将异位引流的肺静脉开口隔入左心房。

四、护理评估

了解患者有无心慌、气短、上下肢皮肤发绀等。听诊胸骨左缘第2、3肋间是否有Ⅱ～Ⅲ/6级收缩期杂音，性质较柔和，为吹风样。

五、护理措施

1. 病情观察　密切观察生命体征，出现异常及时汇报处理。

2. 呼吸管理　带气管插管期间，做好肺部护理，勤吸痰，拔管后吸氧，嘱其深呼吸，雾化叩背促咳，促进肺部膨胀。伴有肺高压的患者使用呼吸机可适当地调大潮气量，必要时加呼气末正压通气（PEEP）。

3. 引流管的护理　观察引流管是否通畅，并注意引流液的量、颜色及性质。妥善固定引流管。

4. 心律失常的护理　术后72h内持续心电监护，详细记录心律、心率变化，发现异常及时处理。注意保暖，纠正酸碱失衡及电解质紊乱，维持心率成年人60～100/min小儿100～120/min最为理想。

5. 急性左侧心力衰竭的监护　预防急性左侧心力衰竭的发生，缺损较大者左心发育差，术后早期限制液体入量和速度；密切观察有无左侧心力衰竭症状；有左侧心力衰竭症状时，及时应用强心利尿、扩血管药物，保持呼吸道通畅，增加氧浓度等。

六、健康教育

（1）避免剧烈活动影响胸骨的愈合，半年内避免重体力劳动，注意劳逸结合，适当进行户外活动和锻炼，以利康复。

（2）心功能恢复较好者一般不需要用强心、利尿药。复杂畸形及重度肺高压或心功能差的患者按医嘱使用强心、利尿或扩血管药。出院前详细告知患者所服药的名称，剂量，服用的时间，可能出现的不良反应及处理方法，不可随意乱服药，以免发生危险。

（3）房缺手术后回到家中饮食除注意补充营养，搭配合理，易消化外，无特殊禁忌，无限制食盐。复杂畸形、心功能差及术后有充血性心力衰竭者应控制盐的摄入，每天控制在2～4g，嘱患者少食多餐，食量不可过饱，更不可暴饮暴食，尽量控制零食饮料，以免加重心脏负担。

（4）出院无特殊病情变化3～6个月可以复查后上学、生活要有规律不要过度疲劳。如出院活动后出现心悸、呼吸困难、发绀等症状及时到医院就诊。

第三节　室间隔缺损

一、概述

室间隔缺损是指两个心室的间隔组织完整性遭到破坏，致左右心室之间存在异常交通，是最常见的先天性心脏病之一，占先心病的23%～30%。室间隔缺损可单独存在，也可与其他畸形并存。心脏外伤及心肌梗死后也可造成室间隔穿孔。

先天性室间隔缺损是由于胚胎期原室间隔发育障碍所形成。室间隔缺损发生的部位、大小、数目变异很大，其引起的左向右分流量取决于缺损的大小及左、右心室的压力阶差，当心室水平有相当量的左向右分流时，肺血流量增加，经肺静脉回至左心房的血量亦增加，引起左心房扩大及左心房压升高，流经二尖瓣孔的血量增加，可产生相对性二尖瓣狭窄，心尖区可听到舒张期杂音。左心室工作量增加，左心室增大，左心房压升高可导致肺间质充血，患儿易患肺部或上呼吸道感染。

二、临床表现

1. 症状　小型室间隔缺损患者可无症状。大型室间隔缺损伴大量左向右分流者，在婴儿时出现生长发育迟缓，易反复发生上呼吸道感染及心力衰竭，到儿童期出现体力活动后心悸、气促。有严重肺动脉高压时可出现中央型发绀及肝、脾大等右侧心力衰竭征象。

2. 体征　患儿心前区可隆起，甚至出现鸡胸畸形。胸骨左缘第 3、4 肋间隙可扪及收缩期细震颤，并可听到Ⅲ、Ⅳ级收缩期杂音，肺动脉瓣区第二心音亢进分裂，后者在吸气时尤为明显。大量左向右分流者在心尖区可听到舒张期杂音。若伴有严重肺动脉高压，左向右分流量逐渐减少时，收缩期杂音逐渐减轻甚至消失，但肺动脉瓣区第二心音可明显增强，有时可出现肺动脉瓣关闭不全的舒张期杂音。

3. 辅助检查

（1）心电图检查：心电图改变与缺损分流量大小以及肺动脉压升高程度有关。

（2）胸部 X 线检查：小型缺损 X 线征可正常。较大缺损伴有大分流者，胸片示肺动脉段隆突，肺门血管影增粗，肺纹增多，左房左室扩大。有严重肺动脉高压时，周围肺血管影可正常，但肺动脉段突出明显，左心房左心室不大而右心室增大。

（3）超声心动图检查：可显示室间隔回声中断，并可确定缺损的大小及部位。

三、治疗原则

1. 小型缺损　小型缺损心电图、X 线正常，患儿无症状，可择期手术治疗。

2. 较大室间隔缺损　较大室间隔缺损伴有大量左向右分流者，确定诊断后即应手术治疗，因延迟手术可导致肺血管病变。大型室间隔缺损伴严重肺动脉高压，只要无中央型发绀及杵状指，动脉血氧饱和度正常，以左向右分流为主者应手术治疗，但手术死亡率高。

四、护理评估

了解患者有无心慌、气短、皮肤发绀等，有无易患上呼吸道感染的病史，听诊胸骨左缘第 3 ~ 4 肋间是否有收缩期吹风样杂音。

五、护理措施

1. 心律失常的护理　患者术中由于多种原因可损伤传导束容易造成三度房室传导阻滞，因此应密切观察患者心率及心律的变化，发现心电图上 P 波和 QRS 波无固定关系，心率常在 60/min 以下，应考虑房室传导阻滞，一般经复温、静脉滴注碳酸氢钠后可恢复正常。若处理后无改善可应用异丙肾上腺素静脉滴注等。

2. 使用血管活性药的护理　室间隔缺损合并肺动高压患者术后常使用多巴胺、硝酸甘油等血管活性药物，应注意：严格遵医嘱配制，配制浓度应准确，通用单位为每分钟每千克体重多少微克；要有浓度小牌，严格交接班；微量注射泵控制输入；单独一条静脉通路，升压药不得走小静脉，不得在走血管活性药的通路上静脉给药；进行血流动力学监测，严密观察患者的生命体征的变化。

3. 肺部并发症的护理　室间隔缺损患者因肺血较多，术前反复呼吸道感染，术后麻醉使呼吸道分泌物增加，及时吸出气管内的痰液，保持呼吸道通畅；严防低氧血症发生及 CO_2 潴留，以预防肺血管痉挛。拔除气管插管后，氧气吸入时间应延长 3 ~ 5d。同时在提高体内胶体渗透压的同时，应严格控制输液、输血速度，防止发生肺水肿。

4. 引流管的护理　术后 24h 内每 15 ~ 30min 挤压心包引流管 1 次，密切观察引流液的量和性质；发现异常及时报告医师，及早进行处理，如开胸止血或行心脏压塞解除术等。

5. 保持电解质和酸碱平衡　定时检测血气及血钾、钠、氯等；一旦发生异常，及时与医师联系处理，以纠正酸碱失衡和电解质紊乱。

六、健康教育

（1）鼓励患者早期下床活动，并按术前指导的康复锻炼方法进行锻炼。

（2）告知患者术后半年内避免重体力劳动，注意劳逸结合，适当进行户外活动和锻炼，以利健康，要减少到人多密集的地方去，预防感冒。

（3）告诉患者及家属遵医嘱按时用药，如有异常及时来院就诊，心功能恢复较好者一般不需要用强心、利尿药。复杂畸形及重度肺高压或心功能差的患者按医嘱使用强心、利尿或扩血管药。告知患者及家属所服药的名称、剂量、服用的时间、可能出现的不良反应及处理方法，不可随意乱服药，以免发生危险。

（4）注意补充营养，搭配合理，心功能差及有充血性心力衰竭者应控制盐的摄入，每天控制在 2 ~ 4g，嘱患者少食多餐，食量不可过饱，更不可暴饮暴食，尽量控制零食饮料以免加重心脏负担。

（5）嘱患者保持心情舒畅和充足的睡眠，鼓励患者树立信心，保持良好心态。

（6）对于儿童，父母要尽快纠正过于保护和溺爱的亲子行为，帮助孩子从患者角色逐渐转入正常人角色，利用各种方法增加其自信心，鼓励多与同龄人接触，建立正常的人际关系，消除自卑、孤独心理，降低孩子对家人的过分依赖。

（7）嘱患者每半年到医院复查。

第七章

神经外科疾病护理

第一节　面肌痉挛护理

面肌痉挛为高反应性功能障碍综合征的一种，为第Ⅶ对脑神经支配的一侧面部肌肉不随意地阵发性抽搐。一般先由眼轮匝肌开始，逐步扩散影响面部表情肌和口轮匝肌，又称面肌抽搐或半侧颜面痉挛。此病不危及患者生命，但影响患者的生活及社交活动，给患者造成心理负担，并以此为诱因引起患者的神经功能紊乱。

原发性面肌痉挛的病因及病理目前尚不十分清楚，可能是面神经通路上某些部位受到病理性刺激产生异常电冲动所致。

一、临床表现

该病女性多见，尤以 40 岁以后发病明显增多。初发病者多为一侧眼轮匝肌不自主抽搐，呈阵发性，随着病情进展，抽搐波及同侧面部其他肌肉，其中口角抽搐最为显著，严重者可累及同侧颈阔肌。

（1）抽搐的特点：阵发性、快速及不规律性，程度轻重不等。

（2）持续时间：一般开始发病时抽搐仅持续数秒钟，以后达数分钟或更长时间，间歇期变短、抽搐加重。

（3）严重者可呈面肌强直性抽搐，不能睁眼，口角歪向同侧，导致说话困难。

（4）该病患者常因紧张、过度劳累、面部过度运动使抽搐加剧，但不能自己控制抽搐发作，睡眠后症状消失。

（5）多为单侧发病，部分患者伴有面部疼痛或头晕、耳鸣，有的患者由于长期面肌痉挛出现同侧面肌肌力减弱，晚期患者可伴同侧面瘫。

二、辅助检查

1. 头颅 CT、MRI 检查　排除颅内病变，特别是脑桥小脑三角是否有肿瘤、蛛网膜囊肿或血管性病变。

2. 脑血管造影　必要时行脑血管造影。

3. 病变侧面肌肌电图检查　了解面肌的电兴奋性的典型特征，如出现肌纤维震颤和肌束震颤波。

三、治疗原则

对病因明确者应积极治疗其原发病。对原发性面肌痉挛可采用以下方法治疗：

1. 药物治疗

各种抗癫痫、镇静、安定剂等药物，如苯妥英钠、卡马西平、苯巴比妥、地西泮等，对少数患者可减轻症状，同时配合维生素 B_1、维生素 B_{12} 肌内注射效果更好。

2. 手术治疗

（1）微血管减压术：是治疗面肌痉挛的主要和首选方法。属于面神经非毁损性手术，最大的优势是既能解除面肌痉挛，又不造成面神经功能障碍。该手术是目前治疗原发性面肌痉挛效果可靠、疗效持久的方法。

（2）其他手术方法：包括面神经主干或部分神经束切断、药物封闭、面神经干射频治疗、面神经一舌下神经吻合等。主要原理是在面神经走行过程中对其实施损伤，以减少或中断面神经电冲动而达到治疗面肌痉挛的目的。

3. 肉毒素注射

在短期内可收到一定效果，现常用于治疗的有 4 种剂型：英国产 Dysport、美国产 Botox、日本产 GS-BOT15 和我国兰州生物制品研究所生产的注射用 A 型肉毒素。肉毒素面部注射后 2 ～ 7 日可见效，但维持时间较短，为 12 ～ 18 周，要多次注射维持疗效，每年需进行注射 4 次。其并发症是上睑下垂、面瘫和复视。

4. 其他治疗方法

无水酒精和地西泮注射液对面神经干或分支进行封闭，但疗效不确定，易引起面瘫等，现今已废弃。

四、护理评估

1. 健康史

询问患者一般情况，包括患者年龄、职业、民族、饮食营养是否合理，有无饮酒嗜好，有无尿便异常，睡眠是否正常，生活是否能自理，有无接受知识的能力。评估患者的既往有尤癫痫发作、家庭史、健康史、过敏史、用药史。

2. 身体状况

（1）询问患者抽搐的部位、性质及频率：仔细询问患者抽搐的部位是在一侧还是在两侧，起病部位在哪里；是否在平常的活动中即可诱发抽搐，持续时间多久，每次数秒或数分钟或更长时间等。

（2）了解起病形式及病程特点：询问患者是否呈持续性发作或间歇性周期发作，了解患者的病程长短，一般病程越长，间歇期变短，抽搐加重。

（3）了解神经系统有无阳性体征：晚期患者除轻度面瘫外，无明显阳性体征。

3. 心理 – 社会状况

评估患者的精神、心理状态。患者常因紧张、过度劳累、面部过度运动而抽搐加剧，但不能自己控制抽搐发作，可导致患者情绪低落甚至精神抑郁。了解患者及家庭成员对疾病的认识和期望值，了解患者的个性特点，有助于对患者进行针对性的心理指导和护理支持。

五、护理诊断

1. 自我形象紊乱　与面肌痉挛有关
2. 焦虑　与担心手术、疾病的预后有关。

六、护理措施

1. 术前护理

长期不自主的面容常影响人际交往，加上病程迁延，反复接受针灸、药物治疗，对手术治疗及术后效果缺少必要的了解，给患者带来巨大的痛苦和心理压力，因此，我们应耐心、热情解答患者所提出的问题，详细解释手术目的、方法、效果以及术后注意事项，解除患者的心理疑虑，增强对手术治疗的信心，正确认识和接受手术。

做术前常规准备如下。

①协助完成相关术前检查。②术前 8 小时禁食水。③术前 1 日清洗头发，术晨 2 小时局部备皮，局部备皮范围可用示指、中指、无名指三指之宽在耳后上方、后方划出。长发者应将余下的头发梳成小辫，扎在远离术野处。④手术前 1 日行抗生素皮试，术晨遵医嘱带入术中用药，术前 30 分钟预防性使用抗

菌药。⑤术晨更换清洁病员服。⑥术晨与手术室人员进行患者、药物核对后，送入手术室。⑦麻醉后置尿管。

2. 术后护理

（1）全麻术后护理常规。

①了解麻醉和手术方式、术中情况、切口和引流情况。②持续低流量吸氧。③持续心电监护。④床档保护防坠床。⑤严密观察生命体征及意识、瞳孔、肢体活动、反射，特别注意呼吸、血压的变化，警惕颅内高压的发生。

（2）各管道观察及护理。

①输液管保持通畅，留置针妥善固定，注意观察穿刺部位皮肤。②尿管按照尿管护理常规进行，一般术后第1日可拔除尿管，拔管后注意关注患者自行排尿情况。③面肌痉挛微血管减压术后一般均不需安置创腔引流管。

（3）伤口观察及护理。

①观察伤口有无渗血、渗液，若有应及时通知医师更换敷料。②术后第7日伤口拆线换。

（4）疼痛护理。

①评估患者疼痛情况，警惕颅内高压的发生。②遵医嘱给予脱水药或激素。③提供安静舒适的环境。

（5）基础护理。

做好口腔护理、尿管护理、定时翻身、患者清洁等工作。

（6）抗生素使用。

按照《抗菌药物临床应用指导原则》选择用药。

（7）体位与活动。

①全麻清醒前：去枕平卧位6小时，头偏向一侧。②全麻清醒后手术当日：睡枕，可适当抬高床头10°，侧卧位。③术后第1～2日：抬高床头15°～30°，侧卧位，以利静脉回流减轻脑水肿。④术后第2～6日：指导患者适当下床活动（无创腔引流管）。注意：活动能力应当根据患者个体化情况，循序渐进，对于年老或体弱的患者，应当相应推后活动进度。

（8）饮食护理。

①术后4～6小时，禁食。②术后6～10小时，进流质饮食。③术后第2日，进半流质或软食。④术后第3日，进普食，进食高蛋白、高维生素、易消化食物，忌辛辣、刺激性食物。

七、健康教育

1. 饮食

①饮食应营养丰富、易消化。②多吃新鲜蔬菜水果，预防便秘。③忌食刺激性食物，忌烟酒、浓茶、咖啡、无鳞鱼。

2. 活动

不要过于劳累。

3. 心理护理

保持良好的心态。

4. 服药

遵医嘱定时服用卡马西平等药物。

5. 改变生活习惯

勿抽烟、喝酒、剔牙。改变咀嚼习惯，避免单侧咀嚼导致颞下颌关节功能紊乱。

6. 复查

术后定期门诊随访。术后每3个月复查1次，半年后每半年复查1次，至少复查2年。由于手术仅仅解除了血管对面神经根部的压迫，而面神经功能需要一定时间才能修复正常，面肌痉挛一般在6个月内才能完全停止，故术后应定时服药、定期复查。

第二节 三叉神经痛护理

三叉神经痛又称为Fotrergin病。表现为颜面部三叉神经分布区内反复发作的、短暂的、闪电样、剧烈性疼痛，疼痛历时数秒或数分钟，疼痛呈周期性发作，发作间歇期同正常人一样，是神经系统最常见的疾病之一。

本病多发生于40岁以上人群，占患者总数的70% ~ 80%，随年龄增长发病率增加。女性多于男性。大多为单侧性，以右侧发病较多，且多见于三叉神经第三支和（或）第二支分布区域，少数为双侧发病，可以先后或同时两侧发病，双侧发病的约占5%。

临床上将三叉神经痛分为原发性和继发性（症状性）两大类。

1. 原发性三叉神经痛　指有临床症状，检查未发现明显的与发病有关的器质性或功能性病变。

2. 继发性（症状性）三叉神经痛　指疼痛由器质性病变如肿瘤压迫、炎症侵犯或多发性硬化引起。

一、临床表现

继发性三叉神经痛一般依据病因的不同有不同的临床表现，原发性三叉神经痛一般无明显体征，疼痛是原发性三叉神经痛最突出的临床表现，典型的三叉神经痛的疼痛可表现如下。

1. 疼痛的部位

疼痛发作仅限于三叉神经分布区，多为单侧，右侧较多，也常由一侧开始，而后累及对侧，且两侧疼痛发作区不一定对称。以一侧为主，发病初期，可先集中某一支分布区，长时间不变，多在一侧的三叉神经第2支或第3支或第2、3支两支内的区域，而后可逐渐扩散到其他支，但不扩散越过中线而至对侧。如第1支的疼痛主要分布在上睑和前额；第2支的疼痛区域在上唇、齿龈及颊部，也可有硬腭疼痛；第3支的疼痛部位在下唇、齿龈及下颌部。

2. 疼痛的性质

表现为面部、口腔及下颌部位的某一点，突然发生剧烈性、闪电式、短暂的疼痛，犹如刀割样、火烧样、针刺样或电击撕裂样痛，多在谈话、进餐或洗脸时发生，每次历经数秒或数十秒至1 ~ 2分钟不等，疼痛立即向三叉神经的一支或几支区域的范围扩散疼痛非常剧烈，以至于患者要停止谈话、停止饮食、停止行走，以双手掩住面部、严重者咬牙，用力揉搓面部，并且躲避谈话的人。

3. 疼痛的时间规律

在患者发病初期，疼痛发作次数较少，常在受凉感冒后出现，每次发作持续数秒或1 ~ 2分钟，骤然停止。发作间歇期如常人，间歇期长达数月或几年，但随着疾病的持续，发作间歇期会逐渐缩短，发作日益频繁一，自行停止自愈的病例很少。以后发作逐渐频繁，疼痛加重，病程可达到几年或数十年不一。严重发作时日夜不分，每日可达数十次，甚至上百次，不能进食喝水，体质消瘦，患者终日处于疼痛难耐状态，表情沮丧痛苦，乃至失去生活信心而轻生。有些患者早期呈季节性发作，在每年春天或秋天的一定时间，呈周期性发作，而且每次发作持续时间1 ~ 3个月不等，然后无任何原因的自然消失，、直到下一年的同一季节开始发作。一般很少见夜间发作。

4. 疼痛的触发点

即在痛侧三叉神经分布区内某一处，如嘴唇、口角、鼻翼、颊部、牙齿、牙龈、舌前等部位特别敏感，稍加触动就会引发疼痛，这些敏感区称为扳机点。一个患者可有数个触发点，凡是刺激和牵动此点便引起发作。从此点开始，立即放射到其他部位。面部刺激如谈话、唱歌、进食、洗脸、剃须、刷牙及风吹均可引发疼痛发作。很多患者因此而不敢洗脸、刷牙、吃东西，导致口腔、面部卫生状态极差，全身营养不良，局部皮肤粗糙，甚至局部肌肉萎缩，有的患者因怕触发疼痛而保持某一个姿势：不动。

5. 其他症状及神经系统体征

由于疼痛和面部肌肉痉挛性抽搐，口角可向患侧歪斜，发病初期，面部、眼结膜充血发红、流泪、流涕等；发病后期，发生结膜发炎、口腔炎等。有的患者在疼痛发作时，用手掌握住面颊并用力地搓揉，以期缓解疼痛，久而久之患侧面部皮肤变粗糙、增厚、眉毛稀少甚至脱落。神经系统体检时，原发性三叉神经痛患者除有部分患者角膜反射减弱或消失之外，均无阳性体征发现。少数患者，发病后期多因采用过酒精封闭及射频治疗，患侧疼痛区域内感觉减退，甚至部分麻木。

二、辅助检查

因原发性三叉神经痛的患者体格检查极少有阳性体征，其诊断主要依赖病史的采集。在检查患者面部感觉时，常在病侧某个部位，如上下唇、鼻翼、口角、牙齿、颊部、舌、额部等处发现扳机点。典型的原发性三叉神经痛，可根据疼痛发作部位、性质、触发点以及检查无神经系统阳性体征等予以确诊。对于诊断不明确者，头部 CT、MRI 平扫及增强扫描，可帮助排除颅后窝、脑桥小脑三角、海绵窦、Meckel 腔等部位肿瘤性或血管性病变所致继发性三叉神经痛。但对于三叉神经痛主要是进行磁共振检查，其他的检查均不能满足临床需求。

三、治疗原则

1. 药物治疗

无论是原发性，还是继发性三叉神经痛均可用药物治疗，如一旦病因明确，应积极针对病因治疗。

（1）卡马西平：是治疗三叉神经痛应用最广泛、最有效的药物。

（2）苯妥英钠：其疗效不如卡马西平，被列为第二位选用药物。

（3）其他药物：氯硝西泮、维生素 B_{12}、野木瓜注射液、654–2（山莨菪碱）。

（4）中药：毛冬青注射液、颅痛宁等。

2. 手术治疗

除外继发性三叉神经痛，对于药物治疗无效或不能耐受药物不良反应的患者，可选用适宜的、患者能接受的手术方式进行治疗。

四、护理评估

1. 健康史

询问患者一般情况，包括患者年龄、职业、民族、饮食营养是否合理，有无烟酒嗜好，有无尿便异常，睡眠是否正常，生活是否能自理，有无接受知识的能力。评估患者的既往有无癫痫发作、家庭史、健康史、过敏史、用药史。

2. 身体状况

（1）询问患者疼痛的部位、性质及频率：仔细询问患者疼痛的部位是在一侧还是在两侧，痛点位于哪里；询问患者是否有特别敏感的区域，如口角、鼻翼、颊部和舌部为敏感区；是否在平常的活动中即可诱发疼痛，严重者洗面、刷牙、说话、咀嚼、哈欠等都可诱发。疼痛的感觉如何，如电击样、针刺样、刀割样或撕裂样的剧烈疼痛。持续时间多久，每次数秒或 1 ~ 2 分钟等。是否有面肌抽搐现象。

（2）了解起病形式及病程特点：询问患者是否呈持续性发作或间歇性周期发作。了解其发病时局部有无伴随症状，如伴有面部发红、皮温升高、结膜充血和流泪等。了解患者的病程长短，一般病程越长，发作越频繁、越重。

（3）了解神经系统有无阳性体征：原发性三叉神经痛多无神经系统阳性体征。

3. 心理 – 社会状况

评估患者的精神、心理状态。三叉神经痛疼痛严重时可昼夜发作，可使患者夜不能眠或睡后痛醒，同时很多动作可以诱发疼痛发作，可导致患者面包憔悴、甚至精神抑郁或情绪低落。了解患者及家庭成员对疾病的认识和期望值。了解患者的个性特点，有助于对患者进行针对性的心理指导和护理支持。

五、护理诊断

1. 疼痛　与三叉神经受损、病变有关。

2. 焦虑与恐惧　与担心手术、疼痛、疾病的预后有关。

3. 潜在并发症　感染、低颅。

六、护理措施

1. 术前护理

（1）心理护理。

三叉神经痛可由咀嚼、哈欠、讲话等诱发，以致患者不敢做这些动作，表现为面色憔悴、精神抑郁和情绪低落，应根据患者不同的心理给予疏导和支持，帮助患者树立战胜疾病的信心，积极配合治疗。

（2）术前常规准备。

①协助完成相关术前检查。②术前 8 小时禁食水。③开颅微血管减压术患者术前 2 小时头部备皮，射频手术患者应嘱其在治疗前洗净需要穿刺的部位。④开颅微血管减压术患者手术前 1 日进行抗生素皮试，术晨遵医嘱带入术中用药，术前 30 分钟预防性使用抗菌药。⑤术晨更换清洁病员服。⑥术晨与手术室人员进行患者、药物核对后，送入手术室。⑦开颅微血管减压术患者麻醉后置尿管。⑧老年患者应监测血压、脉搏及血糖，调整患者的心功能、血压及血糖，并将其稳定在正常范围后再进行手术。

（3）营养护理。

给予全流或半流质饮食，鼓励患者争取在发作后的时间内多进食，以保证营养和增强体质。

2. 术后护理

（1）全麻术后护理常规。

①了解麻醉和手术方式。②持续低流量吸氧。③持续心电监护。④床档保护防坠床。⑤严密观察生命体征及意识、瞳孔、肢体活动、反射、有无面瘫（射频术者）等变化，特别注意呼吸、血压的变化，警惕颅内高压的发生。

（2）各管道观察及护理。

①输液管保持通畅，留置针妥善固定，注意观察穿刺部位皮肤。②尿管的护理按照尿管护理常规进行，一般术后第 1 日可拔除尿管，拔管后注意关注患者自行排尿情况。③引流管的护理：注意观察伤口有无渗血渗液，渗出液的量及颜色，是否有脑脊液漏；保持引流通畅，避免引流管弯曲、打折；妥善置引流管于床头；观察并记录引流液颜色、性状及量；更换引流装置严格无菌操作。

（3）伤口观察及护理。

①伤口有无渗血渗液，若有应及时通知医师并更换敷料。②射频术后患者穿刺点冰敷 6 小时。③术后第 7 日伤口拆线换药。

（4）疼痛护理。

①评估患者疼痛情况，警惕颅内高压的发生。②遵医嘱给予脱水药或激素。③保持室内光线柔和，周围环境安静、清洁、整齐和安全，避免患者因周围环境刺激而产生焦虑，加重疼痛。

（5）基础护理。

做好口腔护理、尿管护理、定时翻身、患者清洁等工作。

（6）症状护理。

观察患者疼痛的部位、性质，与患者进行交谈，帮助患者了解疼痛的原因与诱因；与患者讨论减轻疼痛的方法，如精神放松，听轻音乐，指导性想象，汁患者回忆一些有趣的事情等使其分散注意力，以减轻疼痛。

（7）用药护理。

注意观察药物的疗效与不良反应，发现异常情况及时报告医师处理卡马西平常为首选药，其不良反应有头晕、嗜睡、口干、恶心、消化不良、步态不稳等，但多于数日后消失。偶有皮疹，白细胞减少则需停药，如出现共济失调、复视、肝功能障碍、再生障碍性贫血等，需立即停药；如有短暂性精神错乱、全身瘙痒、手颤、记忆力减退、睡眠中出现肢体不随意抖动等，应通知医师处理。

（8）开颅术后体位与活动。①全麻清醒前：去枕平卧位 6 小时，头偏向一侧。②全麻清醒后手术当日：睡枕，可适当抬高床头 10° 侧卧位。③术后第 1 ~ 2 日：抬高床头 15° ~ 30° 侧卧位，以利静脉回流减轻脑水肿。④术后第 2 ~ 6 日：指导患者适当下床活动（无创腔引流管）。

注意：活动能力应当根据患者个体化情况，循序渐进，对于年老或体弱的患者，应当相应推后活动进度。

射频术后：全麻清醒前去枕平卧 4 ~ 6 小时，全麻清醒以后则体位无特殊要求，以患者自觉舒适为主。

（9）三叉神经根显微血管减压术后护理。①若为脑桥小脑三角肿瘤而致三叉神经痛应注意观察有无后组脑神经受累症状，针对相应症状实施护理。②做好患者的心理护理，减轻恐惧、紧张情绪，树立战胜疾病的信心。③协助患者按时服药，对患者讲明服药的注意事项及药理作用，不能随意加量、减量或停服。④疼痛发作剧烈时遵医嘱给予镇痛药。⑤观察脑脊液有无耳漏，有问题及时通知医师采取措施。⑥观察三叉神经痛症状有无减轻或减轻程度。⑦术后 24 小时内取头低脚高位，防止低颅压造成的头痛。

（10）饮食护理。①术后 4 ~ 6 小时，禁食。②术后 6 ~ 24 小时，进流质饮食。③术后第 2 日，进半流质或软食。④术后第 3 日，进普食，进食高蛋白、高维生素、易消化食物，忌辛辣、刺激性食物。

射频热凝术后患者饮食：麻醉清醒后可正常进食，但注意以清淡为宜，忌食辛辣食物，禁烟酒。

七、健康教育

1. 饮食

三要：要饮食规律，要营养丰富，要容易消化。二忌：忌刺激性食物，忌烟酒。一宜：宜清淡。

2. 服药

遵医嘱服用卡马西平等药物。服药期间注意药物疗效及不良反应，每周检查血常规，每月检查肝、肾功能。

3. 活动

根据体力，适当活动。

4. 良好生活习惯

讲究卫生、防止感染。避免过度劳累和情绪抑郁，保持心情舒畅。避免猛烈咀嚼和大声说话。

5. 复查

术后定期门诊随访。术后每 3 个月复查 1 次，半年后每半年复查 1 次，至少复查 2 年。

第三节　癫痫护理

癫痫是大脑神经元突发性异常放电，导致短暂的大脑功能障碍的一种慢性疾病，表现为运动、感觉、意识、自主神经、精神等不同障碍或可兼而有之二临床上以突然意识丧失、突然跌倒、四肢抽搐、口吐白沫或口中怪叫、醒后如常人为主要表现。癫痫系多发病之一，在我国患病率为 3% ~ 7%，发病率为 37/10 万，我国现有癫痫患者近 800 万，且以 40 万 / 年的速度增长，本病多在儿童期和青春期发病，因病程长、根治困难、发病不定时，给患者造成了巨大痛苦。癫痫发作是指脑神经元异常和过度超同步化放电所造成的临床现象，其特征是突然和一过性症状。

现代医学认为发生癫痫的原因可以分为两类。

1. 原发性癫痫　又称真性或特发性或隐源性癫痫。其真正的原因不明，与遗传因素有较密切的关系，这类患者的脑部没有可以解释症状的结构变化或代谢异常，

2. 继发性癫痫　又称症状性癫痫。指能找到病因的癫痫，如脑炎、脑膜炎、脑寄生虫病、脑瘤、脑外伤、脑缺氧，铅、汞等引起脑中毒等，均可导致本病的发生。

一、临床表现

1. 全面性强直－阵痉挛发作（GTCS）

又称为大发作，是最常见的发作类型之一，以意以丧失和全身对称性抽搐为特征。发作可以分为三期。

（1）强直期：患者突然意识丧失，跌倒在地，全身骨骼肌呈持续性收缩，上睑抬起，双眼球上窜．喉肌痉挛，发出尖叫，口先强张后突闭，可咬破舌尖，颈部和躯干先屈曲后反张。上肢自上举、后旋，转为内收、前旋，下肢自屈曲转为强直常持续 10 ～ 20 秒转入阵挛期。

（2）阵挛期：不同肌群强直和松弛相交替，可逐渐由肢端延及全身。阵挛频率逐渐减慢，松弛期逐渐延长，此期持续 30 ～ 60 秒。最后一次强烈痉挛后，抽搐突然终止。以上两期中，均可见心率增快，血压升高，汗、唾液和支气管分泌增多，瞳孔扩大等自主神经征象。呼吸暂时中断，皮肤由苍白转为发绀，瞳孔坳光反射和深浅反射消失。

（3）惊厥后期：阵挛期后，尚会有短暂的强直痉挛，造成牙关紧闭和尿便失禁。呼吸首先恢复，心率、血压和瞳孔回至正常。肌张力松弛，意识逐渐清醒。从发作开始至恢复经历 5 ～ 10 分钟。醒后自觉头痛、疲劳，对抽搐过程不能回忆。部分患者进入昏睡，少数在完全清醒前有自动症或惊恐等情绪反应。

2. 强直性发作

可表现为全身肌肉的强直性痉挛，往往会使肢体固定于某种紧张的位置，如四肢伸直、头眼偏向一方或后仰、角弓反张；呼吸肌受累时，面色可由苍白变为潮红，继而青紫。

3. 阵挛性发作

全身性惊厥发作有时可无强直发作，仅有重复的全身痉挛，频率逐渐变慢而强度不变，此型较少见。

4. 失神发作

典型失神发作称为小发作，发作为毫无先兆的短暂神志丧失，仅持续 3 ～ 5 秒，患者表现为突然语言或动作中断，呼之不应，双眼凝视，一般不跌倒；恢复也较突然，可继续原来的谈话或动作，可合并简单的自动性动作（如擦鼻、咀嚼、吞咽）。发作虽短暂但频繁，每日可发作数次，多则上百次。但智力一般不受影响，预后良好。

5. 肌阵挛发作

为突然、短暂和快速的肌收缩，可以是一块肌肉，也可以是全身肌群收缩。发作时间短，间隔时间长，常发作于即将入睡或醒来时，有意识的动作可使之加重，屈肌比伸肌更易受累，上肢多于下肢。

6. 失张力发作

全身或部分肌肉张力突然减低，表现为头下垂，下颌松弛而张口，上肢下垂，甚至倒地。可有短暂意识障碍。也可以表现为一侧肢体或单一肢体的局限性肌张力低下。

7. 单纯部分性发作

（1）部分运动性发作：为局部肢体抽搐发作。可发生于身体任何部位，最常见于一侧口角、眼睑、手或足趾，也可涉及一侧面部或一个肢体远端，有时表现为言语中断，一般持续数秒至数分钟，神志清楚。

（2）Jackson 发作：与上述发作不同之处在于 Jackson 发作在发作过程中发作范围是从非常局限扩散到较大范同。发作多起始于一侧拇指，沿腋部、肘部、肩部扩展。然后抽搐范围逐渐扩大，可以扩展到一个肢体或一侧肢体，神志清楚。

（3）躯体感觉发作：表现为一侧面部、肢体、躯干针刺感、麻木感，有时可为本体感觉或空间感觉异常。

（4）特殊感觉发作：以幻嗅发作（钩回发作）最为常见，多为不愉快嗅觉，如烧橡胶之恶臭味或尸体味。视觉发作因起始部位不同可以是闪光、彩条、波折线等简单的视幻觉到成形视幻视。听觉发作可以是简单的音调到成曲调的音乐。味觉发作常为有刺激性、愉快的或可憎的味幻觉。

（5）情感障碍发作：可表现为发作性抑郁、情绪低落、欣快、大笑，亦可暴怒、恐怖感等

（6）记忆障碍发作：以发作性记忆力丧失最常见，表现为“脑子一片空白”。也可以有“立体思维”或“全景思维”，已遗忘的事在发作中又浮现于脑海中，有时过去的全部经历会同时显现。

（7）知觉异常发作：可以为熟悉感，即对生疏的人或事出现一种莫名其妙的熟悉感，但很模糊，所

以又称似曾相识；也可以为陌生感，对非常熟悉的人或事突感生疏；错觉，包括视物显大症、视物显小症以及听错觉如音调改变，声音遥远，或对自身认识的异常如自觉肢体大小或质量发生变化。

8. 复杂部分性发作

虽可起病于任何年龄，但以儿童和青壮年始发者为多。发作时均有意识改变，患者此时突然凝视不动，与周围环境失去接触或保持部分接触，少数患者仅有上述意识障碍。多数患者还可出现自动症，如反复咀嚼、吞咽、吸吮、抚弄衣服、拍打自身或桌子；也可能表现为笨拙地继续原来正在进行的活动，如驾车、言语、走动、洗涤等，有的患者可以保持部分反应能力，发作时仍可回答简单问题，每次发作持续时间一般不超过 2 分钟，发作后常有疲惫、头昏、嗜睡，甚至定向力不全，发作大多起源于颞叶内侧面的海马、海马回、杏仁体等结构. 少数始于额叶。

9. 癫痫持续状态

（1）全身惊厥性癫痫持续状态：包括全身性强直 – 阵痉挛发作（CTCS）癫痫持续状态、强直性癫痫持续状态、阵挛性癫痫持续状态和肌阵挛性癫痫持续状态。最常见为 GTCS 癫痫持续状态，发作时可见全身抽搐、呼吸停止，可导致脑缺氧、脑水肿，重者可发生脑疝死亡。

（2）全身非惊厥性癫痫持续状态：主要有失神状态或小发作状态，表现为持续不同程度的意识障碍，可达 30 分钟以上，多见于儿童。

（3）简单部分性发作持续状态：表现为身体的某一部分持续不停地抽搐，可长达数小时或数日，但无意识障碍。

（4）复杂部分性发作持续状态：又称精神运动性发作持续状态，表现为长时间的精神错乱和神游，持续数日至数月，事后可完全无记忆一。

（5）偏侧性癫痫持续状态：表现为半侧阵挛性抽搐，常伴同侧偏瘫，多见于婴幼儿。

二、辅助检查

1. 脑电图检查（EEG）

癫痫发作时行 EEG 检查，除个别单纯部分性发作者，一般均可见特异性 EEG 改变。记录中可发现棘波、尖波、棘慢综合波，以及暴发活动等癫痫样波。发作间期仅 50%，的患者可记录到癫痫样波。EEG 的癫痫性可被过度换气、闪光刺激、药物所诱发，也可被大剂量抗惊厥药物所抑制。另外在少数正常人中可以记录到不正常的脑电活动，因此，EEG 检查正常而临床表现典型的患者不能否定癫痫之诊断，反之 1 ~ 2 次不正常 EEG 记录而无癫痫的临床表现也不能作为癫痫的依据。

2. 血液检查

血常规、血糖、血寄生虫全套（如肺吸虫、血吸虫、囊虫）等检查可帮助了解有无贫血、低血糖异常、寄生虫病等。

3. 脑血管造影

通过脑血管造影，特别是数字减影血管造影（DSA），可发现颅内动、静脉畸形，动脉瘤，血管狭窄或闭塞以及颅内占位性病变等。

4. 头部放射性核素、CT、MRI 检查

可发现占位性病变、脑萎缩等脑部器质性改变

三、治疗原则

1. 药物治疗

苯巴比妥、苯妥英钠、卡马西平、丙戊酸钠是目前广泛应用的一线抗癫痫药。

2. 手术治疗

对药物治疗无效的难治性癫痫可选择手术治疗。

四、护理评估

1. 健康史

（1）询问患者既往的身体健康状况，了解有无脑部疾病（如颅脑外伤、脑血管疾病等）和全身性疾病（如缺氧、中毒、儿童期的发热惊厥、缺钙、遗传性代谢病等）。

（2）询问患者是否接受过药物治疗，了解患者用药情况，如是否按医嘱用药、有无自行停药、减药或换药情况等。

2. 身体状况

（1）了解癫痫发作的过程与形式：①询问患者发病时间，了解患者发作的频率、发作形式和持续时间。②询问患者是否有头晕等前驱症状。③了解发作时的伴发症状，如有无意识的改变、尖叫、发绀、口吐白沫、尿便失禁及眼球转动等。④询问患者发病前后有何不适，了解发作期及发作后的精神、心理和躯体情况，如有无头痛、倦怠、恐惧、受伤等。

（2）观察有无神志、瞳孔改变：①询问患者病情，观察有无意识障碍，单纯部分性发作的患者发作时神志清楚，而全面性强直－阵痉挛发作的患者则以全身抽搐和意识障碍为特征，并可出现强直期、阵挛期、惊厥后期。②观察瞳孔的变化情况，全面性强直－阵痉挛发作的患者瞳孔散大，对光反射消失。

（3）了解癫痫的发作类型：询问患者发病持续的时间长短，是第几次发作，中间有无间隔等详细情况。癫痫的发作类型临床表现多种多样，但其特征均具有短暂性、刻板性、间歇性、反复发作。一个癫痫患者可有一种或几种发作类型。

3. 心理－社会状况

了解患者文化程度或生活环境、宗教信仰、住址、家庭成员，患者在家中的地位和作用，陪护和患者的关系，经济状况及费用支付方式。了解患者及家庭成员对疾病的认识和期望值。了解患者的个性特点，有助于对患者进行针对性的心理指导和护理支持。

五、护理诊断

1. 有受伤的危险　与癫痫发作导致的跌倒、舌咬伤等有关。
2. 清理呼吸道无效　与癫痫发作、喉肌痉挛有关。
3. 组织灌注量改变　与颅压增高有关。
4. 有误吸的危险　癫痫发作、喉肌痉挛有关。
5. 知识缺乏　缺乏与所患疾病相关的用药知识及康复知识。
6. 有皮肤完整性受损的危险　与癫痫发作、意识丧失有关。
7. 焦虑/恐惧　与疾病反复发作，担心手术效果有关。
8. 潜在并发症颅压增高、脑疝。

六、护理措施

1. 癫痫发作期护理措施

（1）一般护理。

保持环境安静安全，减少探视人员，室内热水壶、火炉、锐利器械等危险物品应远离患者，注意避免强光刺激。癫痫发作时应有专人护理，并加以防护，室内光线柔和，以免坠床及碰伤。间歇期可以下床活动，出现先兆即刻卧床休息。

（2）饮食护理。

饮食以清淡为宜，少食辛辣食物，避免过饱，戒除烟、酒。因发作频繁不能进食者，可给鼻饲流质，每日应供给 12500kJ 热量食盐摄入应偏低，限制饮水量，24 小时内不得超过 1500mL。

（3）症状护理。

①强直性痉挛发作时协助患者平卧，防止跌伤或伤人。②迅速解开衣领、衣扣、腰带，保持呼吸道通畅。

③头偏向一侧，吸净口腔内分泌物，及时给氧。④取下义齿，将毛巾折叠成条状或将外裹纱布、手帕的压舌板或筷子垫在上下臼齿之间，以防咬破舌、颊或损坏牙齿。⑤对抽搐肢体不可用暴力强压，以免发生骨折或脱臼，避免坠床，⑥在背后垫一软枕，防止椎骨骨折。⑦癫痫持续状态时，应迅速控制发作，在给氧、防护同时，遵医嘱静脉推注地西泮 10 ~ 20mg，5 ~ 10 分钟推完要注意推注时有无呼吸抑制和血压降低情况。⑧保持周围环境安全，如热水壶、火炉、锐利器械等应远离患者、避免强光刺激。

（4）心理护理。

癫痫患者常为服药而苦恼，若少服一次药有可能发病，而突然反复发作常使患者无法正常生活和工作，故精神负担加重，患者感到无能为力。护理人员应了解患者的心理状态，有针对性地提供帮助。向患者介绍癫痫疾病的有关知识，让患者面对现实，做好长期同疾病做斗争的思想准备，鼓励患者正确认识疾病，具备良好的心理素质，努力消除诱发因素，以乐观心态接受治疗。

2. 癫痫持续状态的护理措施

（1）预防癫痫持续状态。

①指导癫痫患者按医嘱合理地、科学地应用抗癫痫药，必要时可行血浓度监测。一般完全发作停止后仍需坚持服药 3 ~ 5 年，然后逐渐减量至停止；应坚持长期有规律地服药，避免服药过程中突然停药、减药、漏服药和换药不当。②避免发热、感染，劳累、情绪紧张、饮酒、妊娠及分娩等可导致癫痫持续状态的促发因素。③预防药物中毒，因异烟肼、三环类或四环类抗抑郁药及镇静剂可诱发，应慎用。④积极治疗原发病，如颅内感染、颅内肿瘤、脑血管病、代谢性脑病、变性病、脱髓鞘疾病等。

（2）癫痫持续状态的护理。

①尽快控制发作：迅速建立静脉输液通路，并遵医嘱立即缓慢静脉推注地西泮 110 ~ 20mg（2 ~ 4mg/min），若 5 分钟不能终止发作者可重复使用；必要时可使用苯妥英钠 15 ~ 18mg 缓慢静脉推注，还可连续以地西泮 80 ~ 10mg 加入 5% 葡萄糖注射液或生理盐水溶液 500mL 中，按 40mL/h 速度静脉滴注。②保持呼吸道通畅：取平卧头侧位，立即吸痰、清除口鼻分泌物，必要时协助安放口咽通气道或行气管插管；备好气管切开包、人工呼吸器于床旁，随时协助气管切开和人工辅助呼吸。③立即采取维持生命功能的措施：纠正脑缺氧、防止脑水肿、保护脑组织。立即高流量持续吸氧；静脉抽血查血常规、血糖、电解质、尿素氮及抗癫痫药血药浓度；采动脉血查 pH、PaO_2、、HCO_3^-，监测呼吸、血压、EEG 变化，必要时做 EEG 监测。④防止感染，预防和控制并发症：抽搐时做好安全防护，防止舌咬伤和坠床；高热者行物理降温并做好皮肤护理；不能进食者予以插胃管鼻饲流质，并做好口腔护理、保持口腔清洁等；密切观察神志、瞳孔和生命体征变化，积极纠正发作引起的全身性代谢紊乱、水电解质失衡和酸中毒。

3. 癫痫围术期的术前护理

（1）病情评估。

患者服药的种类、剂量，发作的次数及频率，先兆症状。

（2）术前检查。

根据患者情况行动态脑电图或 MRI 检查，确定癫痫灶部位，便于制订手术方案。

（3）发作护理。

发作时将患者就地放平，头偏向一侧，用牙垫或厚纱布垫在上下磨牙间；准备吸氧、吸痰装置；遵医嘱用药。

（4）手术当日准备。

备皮；术前 30 分钟遵医嘱注射术前针；与手术室护士交接病历及术中用药，身份识别；准备好麻醉恢复床，床旁备吸氧装置及监护仪、吸引器。

4. 癫痫围术期的术后护理

（1）护理常规。

告知去枕平卧，头偏向一侧，术后 6 小时禁食、水，持续心电监护及低流量吸氧，加床档防止坠床。

（2）用药护理。

术后遵医嘱给予静脉输注降颅压、抗炎、补液类药物治疗；麻醉清醒后及时给予抗癫痫药，一股用地西泮 10mg/8h 和苯巴比妥 0.1g/8h，两药交替肌内注射，维持 3 ~ 4 日；也可静脉滴注德巴金 400mg/8h，维持 2 ~ 3 日，术后第 2 日口服与术前相同抗癫痫药。

（3）病情观察。

严密观察生命体征、意识、瞳孔变化，特别注意血压变化，警惕颅内高压发生；观察切口引流状况，保持引流管通畅，及时更换敷料；评估患者疼痛情况，同时观察抗癫痫药使用中的效果和不良反应。

（4）饮食护理。

次日可进食流食，逐渐过渡到普食，少量多餐，不能进食者尽早鼻饲饮食，注意加强营养，保持排便通畅，嘱勿用力排便。

（5）基础护理。

做好口腔护理，尿管护理，定时翻身，雾化吸入等。

（6）心理护理。

向患者及家属解释，给予详细的健康宣教；解决患者及家属的恐惧心理，增强恢复健康的信心。

七、健康教育

1. 避免诱因

护士应向患者及家属宣传有关预防癫痫诱发因素方面的基本知识，需要注意避免以下几点引起突然发作的因素，如突发精神刺激、强音、强光刺激、受凉、感冒、淋雨、过度换气、过量饮水、过度劳累、饥饿或过饱等。

2. 服药指导

（1）术后 1 ~ 2 年还需遵照医师指导继续服用抗癫痫药，患者不能自行随意停药或减药。

（2）停用或减药需通过医师指导，在癫痫发作消除和脑电图好转的情况下实施。

（3）长期服药患者应定期测定血药浓度，以便及时调整抗癫痫药剂量、预防药物中毒。

（4）孕妇若长期服用抗癫痫药，最好终止妊娠，以免引起胎儿畸形。

（5）癫痫患者夏季不宜大量饮冷开水及冷饮料，以防止血液中药物浓度下降，降低治疗效果。

3. 活动与安全

（1）应避免重体力劳动或用脑过度。

（2）外出活动时要避免刺激，保持情绪稳定，以免引起癫痫发作并造成受伤。

（3）癫痫发作较频繁的患者活动时最好有家属陪伴，家属有处理发作的能力，并随身携带抗癫痫药，以保障安全。

（4）嘱患者随身携带病情卡片（写明疾病、姓名、地址、联系电话），以便疾病发作时取得联系，便于抢救。

（5）嘱患者勿从事高空作业及潜水、驾驶或有危险的机械操作工作等，保持乐观情绪；生活、工作应有规律。

4. 复查

发现病情有变化，应随时复诊。由于抗癫痫药会加重肝脏负担，易损肝细胞功能，需要 3 ~ 6 个月复查肝功能，必要时辅以保肝药物。

第四节　帕金森病护理

帕金森病（PD）又称震颤麻痹，是多发于中老年的一种渐进性中枢神经系统变性疾病。PD 的病因及发病机制至今不明。目前认为，PD 是由多种突变基因间相互作用或基因突变加上环境毒素共同作用所致。主要病理改变为黑质致密区中含黑色素神经元的严重进行性消失，致使来自血液的左旋酪氨酸不能转化为多巴胺，使该递质的正常作用减少或消失。

一、临床表现

帕金森病起病隐袭，进展缓慢。主要症状是震颤、肌僵直、运动减少及姿势与平衡障碍。

1. 震颤　是大多数PD患者的首发症状。早先出现于一侧肢体的远端，多自上肢的远端（手指）开始，为每秒4 ~ 6次的静止性震颤；然后逐渐扩展到同侧下肢以及对侧上、下肢及下颌、唇、舌和颈部。病情早期震颤于静止时出现，运动时减轻或消失，情绪激动时加重，夜间睡眠时消失。病情晚期强烈的震颤即使在运动时也不消失。

2. 肌僵直　最早发生在患侧的腕、踝关节，后期患者的四肢、躯干、颈部及面部均可受累。

3. 运动迟缓或运动不能　主要包括运动的启动困难和速度减慢，多样性运动缺陷。例如，面无表情、运动变换困难、运动不连贯或突然终止。患者上肢不能做精细动作，可表现为书写困难；口、舌、腭及咽部等肌肉运动障碍可引起大量流涎，严重者也有可能发生吞咽困难。

4. 姿势反射障碍　早期表现为退步困难，行走时无连带运动，如躯体前倾、双臂弯曲无摆动，下肢拖曳；随着病情发展，步伐逐渐变小变慢，起步困难，不能及时停止或转弯。

5. 其他症状　可出现顽固性便秘、皮脂溢出，有些患者可有多汗、唾液多而黏稠，惧热怕冷，小便淋漓、尿频、尿急、排尿不畅，甚至尿潴留等症状。部分患者还伴有高级神经功能紊乱症状，如睡眠障碍、食欲减退等。

二、诊断

1. 颅脑MRI或CT检查　MRI或CT对PD的评估是有用的非创伤性検测手段，但对诊断PD非常困难，主要用于排除颅内病变。

2. 单光子发射计算机体层扫描（SPECT）及正电子发射计算机体层扫描（PET）　功能成像应用放射性核素标记示踪剂，利用其进入体内后的分布特点，特异性反映器官功能状况，对PD的诊断有重要临床价值。

3. 多巴胺运转蛋白（DAT）　定位于多巴胺能神经末梢细胞膜上的单胺特异转运蛋白，是反映多巴胺系统功能的重要指标，对实现PD的早期诊断有重要价值。

三、治疗原则

1. 病因治疗　积极治疗原发病。

2. 药物对症治疗　多巴胺替代治疗，如使用抗胆碱能药物等

3. 手术治疗　PD的外科治疗以往采用神经核团毁损术，因复发率高且双侧手术易引起严重并发症，目前已被脑深部电刺激术（DBS）所替代。

四、护理评估

1. 健康史

（1）了解既往史和用药情况。

1）询问患者既往身体情况如何，了解既往是否有脑炎、中毒、脑血管病、颅脑外伤和药物所致的继发性帕金森病及神经变性病所致的症状性帕金森病病史。

2）询问患者是否服药，用些什么药物，了解是否接受过正规、系统的药物治疗，用药情况如何，是否坚持用药，有无明显的不良反应。

（2）了解生活方式和饮食习惯。

1）询问患者的职业与工作环境，了解其是否有长期毒物接触史。

2）了解患者的饮食习惯，询问是否有烟酒和槟榔嗜好等。

3）询问患者家族近亲中有无类似发作患者，特别是兄弟姐妹，了解有无家族史。

4）了解患者休息与睡眠是否充足规律，询问患者的每日睡眠情况，了解患者情绪是否稳定，精神是

否愉快，是否因为睡眠不足的影响而情绪低落、亢奋、易激惹而导致病情反复，症状加重。

2. 身体状况

（1）询问起病情况。

1）详细询问起病时间与起病形式，询问患者从哪一侧开始起病，发展速度如何。患者起病多隐袭，发展缓慢，逐渐加剧。症状多自一侧上肢开始，逐渐波及同侧下肢、对侧上肢及下肢，常呈 N 形进展（65% ～ 70%）；自一侧下肢开始者占 25% ～ 30%；两侧下肢同时开始者少见。

2）了解首发症状：震颤常为帕金森病的首发症状，应注意观察患者有无明显的肢体颤动、精细动作不能完成等表现。询问患者震颤症状在什么时候最严重，有什么表现，帕金森病患者许多时候以静止性震颤为主要表现而就诊，主要表现为拇指与屈曲的示指呈搓丸样动作，安静和休息时出现或较明显，运动时反而减轻，在紧张或努力完成手的精细动作时会加重，入睡后消失。强烈的意志努力可暂时抑制震颤，但持续时间很短，过后反而有加重趋势。明显的震颤将影响到患者的穿衣、进食等日常生活。

（2）观察神志、瞳孔及生命体征的情况。

1）询问患者病情，观察其神志是否清楚，有无明显的意识障碍。一般神志清楚，若合并有意识障碍应考虑是否有其他并发症。

2）观察双侧瞳孔大小和对光反射是否正常。帕金森病患者面部表情肌活动减少，常会有双眼凝视现象，瞬目减少，但一般不影响瞳孔大小和对光反射。

3）监测患者体温、脉搏、呼吸及血压，询问患者有无呼吸异常、心悸不适感等症状，观察生命体征。起病早期体温、脉搏、呼吸多正常，因交感神经功能调节障碍可出现直立性低血压；疾病后期，因呼吸肌无力、患者可被迫长期卧床和引起全身功能减退，导致患者体温、脉搏、呼吸、血压均不能维持正常水平，可表现为体温升高或不升，呼吸浅快，脉搏增快，血压波动幅度增大，即使完全卧床，患者血压依然无法控制。

（3）评估有无神经功能受损。

1）询问患者日常生活如何，检查患者肌力、肌张力变化，了解其障碍的类型、范围、持续时间，了解有无肌强直及其类型及受累肌群情况。如检查有无“铅管样强直”（被动活动关节时，增高的肌张力始终保持一致，感有均匀的阻力，类似弯曲软铅管）、“齿轮样强直”（患者合并有震颤时，伸屈肢体可感到在均匀的阻力上出现断续的停顿，如齿轮转动一样）、“路标现象”（是腕关节伸肌强直所致）；询问患者活动时有无疼痛感，部分患者可有肌张力增高所致的关节血供受阻而出现关节疼痛现象，会导致患者活动进一步受限。

2）检查患者姿势、平衡及全身协调情况，了解其有无特殊体态。由于四肢、躯十、颈部的肌强直，患者可有特殊的前倾姿势，表现为头部前倾，躯干俯屈，前臂内收，肘关节屈曲，腕关节伸直，髋、膝关节稍弯曲；了解患者有无突进现象——从前方、后方或侧方抵制一下，则出现向该方突进而倾倒；开始迈出第一步时的起步困难、凝滞现象或凝滞步态——想迈步却迈不开，双足似黏附在地面上；小步碎步——以极小的步伐向前冲去，越走越快，而且不能及时停步或转弯的慌张步态或加速现象；由于姿态异常、肌强直及震颤，患者随意动作减少，日常生活起居动作明显迟缓，精细动作不能完成，并会有书写困难、写字过小征。

3）询问患者日常进食情况，了解其有无饮水反呛、吞咽困难、言语不清、构音障碍、语音单调低沉重复等现象。这些症状与口、咽、腭部肌肉运动不协调或运动障碍有关。

4）询问患者日常生活活动如何，观察其有无精神、情感异常。帕金森病患者由于工作与生活自理能力的逐渐丧失，对他人的依附性进一步增加，可逐渐产生自卑、悲愤、抑郁、失望、绝望等不良心理反应；另外，抗震颤麻痹药物可有幻觉、猜疑、嫉妒等不良反应，可表现为幻听、幻视、幻嗅、精神错乱、多虑等。

5）了解患者有无自主神经症状：观察其面部有无皮脂腺分泌亢进所致“脂颜”；询问患者有无汗腺分泌亢进致多汗、流涎；询问患者几日排一次便，由于消化道蠕动减慢，患者可有顽固性便秘；观察有无膀胱充盈现象，由于抗震颤麻痹药物的影响，患者可能有顽固的排尿困难、尿潴留现象；询问患者自坐、卧位站起后有无头晕不适现象，了解患者坐、卧、站三位血压情况，因交感神经系统功能障碍可致直立性低血压等。

3. 心理－社会状况

了解患者文化程度或生活环境、宗教信仰、住址、家庭成员，患者在家中的地位和作用，陪护和患者的关系，经济状况及费用支付方式。了解患者及家庭成员对疾病的认识和期望值。了解患者的个性特点，有助于对患者进行针对性的心理指导和护理支持。

五、护理诊断

1. 焦虑/恐惧　与患者对手术的恐惧、担心预后有关。

2. 舒适的改变　与疼痛、安置保留尿管等有关。

3. 知识缺乏　与缺乏疾病相关知识，不了解术后注意事项有关。

六、护理措施

1. 术前护理

（1）心理护理。

①向患者及家属介绍手术的目的、麻醉和手术方式及可能的不适等，以消除或减少患者和家属的紧张和恐惧心理。②鼓励患者表达自身感受。③教会患者自我放松的方法。④针对个体情况进行针对性的心理护理。⑤鼓励患者家属和朋友给予患者关心和支持。

（2）术前常规准备。

①术前进行抗生素皮试，术晨遵医嘱带入术中用药。②协助完善相关术前检查：心电图、B 超、出凝血试验等。③术前 8 小时禁食禁饮。④术晨更换清洁病员服。⑤术晨备皮。⑥术晨与手术室人员进行患者、药物核对后，送入手术室。⑦麻醉后置尿管。

（3）对症护理。

1）静止性震颤：①防止抖动的肢体与床档发生硬性碰撞，床旁勿放置热水瓶等危险物品，以防烫伤。②患者不可独自使用锐器，如苹果刀、指甲刀等，避免发生外伤。③保持患者情绪稳定，鼓励做力所能及的事情，如用健侧手进食、穿衣等，嘱其手中握软球，缓解捻丸样动作的幅度。

2）肌僵直：①了解患者进食特点，如无法进行吞咽者，进餐时用羹匙压住舌根，将食物直接送入咽部。咀嚼困难者减慢进食速度，尽量食用流质或半流质饮食，如面汤、米粥等，食物温度需适宜。进食呛咳者选择坐位或半坐位进食。②此类患者形体消瘦，皮肤缺乏脂肪保护，加之肉僵直，需注意保护皮肤，积极采取预防压疮发生的措施。

3）运动迟缓：①出现"慌张步态"患者行走时宜穿摩擦力大的鞋，如橡胶底鞋，以防跌倒。②对不能自行改变体位患者，护士需了解其最佳舒适体位，协助改变姿势，摆放体位，在坐起或躺下时予以帮助。

2. 术后护理

（1）神经外科全麻术后护理常规。

①了解麻醉和手术方式、术中情况、切口情况。②持续低流量吸氧。③持续心电监护。④床档保护防坠床。⑤严密监测生命体征。

（2）病情观察。

严密观察患者的意识、瞳孔和生命体征变化，注意有无呃逆、呕吐、语言障碍、嗜睡及低热等常见症状的发生，告知患者及家属这是术后常见反应，采取相应措施并加强观察。

（3）伤口观察及护理。

注意观察伤料有无渗伤。

（4）各管道观察及护理。

①输液管保持通畅，留置针妥善同定，注意观察穿刺部位皮肤，②尿管按照尿管护理常规进行。

（5）饮食护理。

术后进半流质，鼓励患者进食高蛋白、高维生素、易消化食物。

（6）基础护理。

做好口腔护理、尿管护理、定时翻身、雾化、患者清洁等工作。

（7）体位与活动。

①全麻清醒前去枕平卧位，头偏向一侧。②全麻清醒后抬高床头 15° ~ 30°，以利于颅内静脉回流减轻脑水肿。③术后第 1 日，开始进行肢体被动训练，上肢依指、腕、肘、肩关节，下肢依足、踝、膝、髋关节顺序进行按摩及肌肉舒缩运动，3 ~ 5 次 / 日，15 ~ 20 分钟 / 次。④术后 1 个月，开启神经刺激后进行主动训练，包括屈腕、屈肘、抓物、转踝、肌肉舒缩等，时间、频次与被动活动相同。⑤1 个月后，进行无依托行走训练，强度逐渐增加，一旦出现肌肉痉挛即停止训练，训练时需家人扶持，以防跌伤。

七、健康教育

1. 生活指导

（1）指导患者保证正常心态和有规律的生活，克服不良生活习惯和嗜好，均衡饮食，积极预防便秘。

（2）指导患者积极预防感冒、受凉、跌倒、坠床等并发症的诱因。

（3）如患者出现发热、骨折、疗效减退或出现运动障碍时，应及时到医院就诊，切忌自行盲目用药。

2. 药物指导

（1）遵医嘱口服美多巴。

（2）指导患者按时、按量服药，不可自行停药、改换药物。

（3）服用美多巴药物期间，患者早、中餐进食高营养、高维生素食物，晚餐适量进食高蛋白食物，宜在餐后 30 分钟服药，以免食物影响疗效。

3. 活动指导

脑深部电刺激术后数周内避免剧烈活动。可以活动后，保持有益的娱乐爱好，并积极开展康复锻炼，以提高生活质量。

4. 随诊复查

（1）对进行电刺激电极植入术的患者要详细告知患者术后注意事项，如何时、什么情况下需要调节参数，复诊调节参数时的用药方法，刺激器可否关闭，哪些情况下需要关闭，磁场对刺激器的影响等。

（2）嘱患者注意定期门诊复查，监测神经刺激器的功能和调节参数，了解血压、肝肾功能、心脏功能、智能等变化，并在医师指导下合理用药，做好病情记录。

（3）出现不适症状到医院复诊，不可自行调节参数。

第八章

泌尿外科疾病护理

第一节　泌尿外科疾病一般护理常规

（1）新入院患者，次日晨留取尿标本做常规检查。疑为结核患者，应连续留夜尿或24h尿液3d，查耐酸杆菌，怀疑肿瘤者留晨间第一次全尿做尿脱落细胞检查，连续3d，尿容器须清洁消毒，做好标志，送交检验科或病理科。

（2）应鼓励患者多饮水，如另有医嘱，应严格按医嘱执行。

（3）做各种特殊检查、治疗或手术前，须耐心向患者做详细的解释，解除其思想顾虑，并提出对患者的要求，以取得充分合作。暴露外生殖器的各种操作，应在治疗室进行或用屏风遮挡。

（4）泌尿系器械检查或治疗后应注意可能发生的反应，如无尿、尿痛、血尿、呕吐、寒战、发热等，根据病情给予热饮料、冷敷或热敷，必要时给予针灸治疗等，并通知医生，按医嘱进行处理。

（5）阴囊疾病手术后，应卧床休息，托起阴部。

（6）密切观察病情，特别是肾切开术、前列腺切除术、膀胱切除术、外伤等患者，随时均有发生出血的可能，应密切注意病情变化，观察脉搏、血压、体温、尿液及引流液的量及性质。一旦发生出血、休克，应给予紧急处理，并立即通知医生。对外伤患者应遵医嘱定时分别收集尿液送检。

（7）对有尿瘘患者，应用凡士林纱布保护周围皮肤，防止发生湿疹或糜烂。及时更换尿垫和床单被套，保持被褥、裤子、尿布等清洁干燥，防止尿液长期刺激外阴及腿部皮肤而引起湿疹或糜烂。

（8）尿路引流管的护理

①细心观察及检查尿路引流管情况，特别注意防止扭结、受压或脱出。如尿液引流不畅，应及时调整、冲洗或通知医生。引流袋应密闭、体外引流管及引流袋应严格消毒，每日更换1次。尿袋位置应放在低位。

②按医嘱不做冲洗或用密闭式冲洗引流。对严重血尿及一些膀胱手术后的患者，可做密闭式持续膀胱冲洗。

③肾盂造口及输尿管造口患者，原则上不冲洗造口引流管，如有梗阻或血块阻塞，应及时报告医生，由医生在严格无菌条件下进行处理。

④各种造口袋引流管或留置导尿管的固定须牢靠，一旦发现导管脱落，应嘱患者取平卧位，并立即通知医生。

（9）按医嘱准确记录尿量。

（10）高血压患者如为肾血管性高血压、嗜铬细胞瘤及肾上腺皮质疾病等，应加强心理护理，避免激动和烦躁，注意观察血压及肢体活动情况，有无高血压危象出现。

（11）肾动脉造影术后，应严密观察穿刺部位的加压敷料，有无血肿发生以及足背动脉搏动，肢体皮肤色泽、温度、感觉、肢体活动等，以便及早发现血栓形成及脊髓受损（下肢截瘫）等并发症。记录第1次排尿的时间、尿量及性质，如发现异常应及时通知医生。

第二节　肾造瘘管护理质量标准的评价及应用

经皮肾穿刺术（PCNL）因其损伤小、安全性高、结石取尽率高等特点已成为复杂性肾结石治疗的首选方法。PCNL 术后引流管多，围术期的观察与护理至关重要，尤其肾造瘘的护理，对此项手术的成功有着重要意义。

目前针对肾造瘘管管道护理而言，主要包括肾造瘘管的放置、固定、引流袋的位置、导管的更换、拔管及感染的控制，这些护理仅限于主观的观察，无数值性的统一标准护理规范，对肾造瘘管质量管理，也是经验性管理，缺乏具体质量标准，每次质量检查结果大同小异，存在的问题重复出现，护理质量得不到根本改善。

一、适应证与禁忌证

（一）适应证

（1）所有需开放手术干预的肾结石：包括完全性和不完全性鹿角结石、大于 2cm 的肾结石、有症状的肾盏或憩室内结石、体外冲击波难以粉碎及治疗失败的结石。

（2）输尿管上段 L_1 椎体以上、梗阻较重或直径 >1.5cm 的大结石，因息肉包裹及输尿管纡曲、体外碎石术无效或输尿管镜失败的输尿管结石。

（3）特殊类型肾结石：包括小儿肾结石梗阻明显、肥胖患者的肾结石、肾结石合并肾盂输尿管连接部梗阻或输尿管狭窄、孤立肾合并结石梗阻、马蹄肾合并结石梗阻、移植肾合并结石梗阻及无积水的肾结石等。

（二）禁忌证

（1）未纠正的全身出血性疾病。

（2）严重心脏疾病和肺功能不全，无法承受手术者。

（3）未控制的糖尿病和高血压者。

（4）盆腔游走肾或严重肾下垂者。

（5）脊柱严重后凸或侧弯畸形、极肥胖或不能耐受俯卧位者为相对禁忌证，可采用仰卧、侧卧、仰卧斜位等体位进行手术。

（6）服用阿司匹林、华法林等抗凝血药物者，需停药 2 周，复查凝血功能正常才可以进行手术。

二、置管方法

采取全身麻醉或椎管内麻醉，取截石位，患侧输尿管逆行插入 5F 输尿管导管至输尿管上段，留置导尿。再取俯卧位，腹部垫一小枕，充分暴露手术区域。穿刺点选择在第 11 肋间或第 12 肋缘下，与肩胛线至腋后线间的区域。B 超引导下，14G 肾穿刺针通过肾后外侧经肾实质进入集合系统，取出针芯，见有尿液溢出，表明穿刺成功。斑马导丝经针鞘引入肾集合系统。筋膜扩张管沿斑马导丝将穿刺通道从 8F 扩张至 18F，顺利置入 18F Peel-away 鞘，退出扩张管，留置工作鞘，沿鞘进入输尿管镜，在电视监视系统配合下，进入肾集合系统，找到输尿管上段结石，碎石，将碎石冲洗或钳夹排出，术毕留置 16F 肾造瘘管。术后 2 ~ 3d 复查腹部 X 线平片（KUB），留置 16F 肾造瘘管 4 ~ 5d，留置 5F 输尿管双 J 管 2 ~ 4 周。

三、护理质量标准制订

（一）肾造瘘管一般护理

（1）术后妥善固定造瘘管，指导患者翻身前先将造瘘管留出一定长度，然后再转向对侧，下床或活动时必须先将造瘘管妥善放置，引流袋低于肾造瘘口。

（2）术后肾造瘘管夹闭 2h 开放，使肾内压力增高，达到压迫止血的目的。同时，血液在肾凝固，有利于止血。无明显出血即可下床活动。若有出血，则可延长卧床休息时间，可做适量的床上活动，如翻身。

多饮水，大于 2 000mL/d，以减少血尿。指导告知患者、家属积极参与自我护理，注意观察并记录肾造瘘管引流液的颜色、性质及量，如引流液呈鲜红色或有血块，提示术后活动性出血，立即通知医师处理。

（3）定时挤压，保持其通畅，防止扭曲，脱落，如引流不畅应用 0.9% 无菌氯化钠溶液冲洗，肾造瘘管冲洗必须严格执行无菌操作，每次冲洗液注入 5mL 为宜，不超过 10mL，液体抽出后不再注入。

（4）观察肾造瘘管周围敷料是否干燥，有无漏尿现象。定时更换引流袋，观察尿色、引流液量等，抗反流尿袋每周更换 1 次。

（5）肾造瘘管一般留置 7 ~ 10d，待尿液逐渐转清，患者体温恢复正常后复查 KUB 后无结石残留即可夹闭 24 ~ 48h，如无不适则可拔除肾造瘘管。拔除肾造瘘管后造瘘口若渗液较多，嘱患者健侧卧位，通知医生用灭菌油纱布填塞造瘘口。皮肤瘘口多在 12h 内封闭。鼓励患者不要仰卧或患侧卧位，这两种体位均可增加尿液从瘘口外溢，从而使愈合延期。坐位、立位或对侧卧位都是可取的。

（二）回顾性研究

通过文献分析及病例资料分析，初步确定肾造瘘管的护理评分量表、经皮肾穿刺护理临床路径。进行 3 轮专家咨询，最终确定质量标准包括 4 个一级指标，20 个二级指标。造瘘管护理包括正确固定造瘘管，观察引流液的色、量，定时放尿，更换引流袋，监测血压的变化。伤口护理包括监测体温的变化，伤口渗出情况，腹部疼痛情况，取健侧卧位，防止逆流。健康教育包括更换造瘘管时间，多饮水的重要性，饮食的重要性，带管的注意事项，复查的时间及意义。护士能力包括解决问题的能力，便秘的处理，疼痛护理，表达能力强，患者满意度。

在肾造瘘管护理评分标准、经皮肾穿刺护理临床路径执行中，存在的不足，随时做好记录。对于不足之处，通过各种形式，如研究课、专家讲座、病案分析、进行交流，取长补短，以获得最佳效果，给予改进。向专家咨询，评估其可行性和优越性。结合临床，再次修订护理标准及评分表。

四、并发症护理

1. 出血　出血是 PCNL 的最常见和最主要的并发症，严重者可出现休克。

①引起出血的时期：a. 工作通道建立过程；b. 碎石过程；c. 术后早期；d. 术后迟发性。原因：a. 穿刺及扩张位置偏离肾的无血管区；b. 位置过深导致对侧肾实质损伤，甚至穿入肾静脉及下腔静脉；c. 穿刺跨过肾柱，造成较大动静脉血管损伤；d. 多次在同一部位试穿，致该处肾实质损伤；e. 麻醉诱导期及术中患者体温过低，导致医源性凝血功能障碍。

②出血的护理要点：应严密观察尤其是血压的变化，观察肾造瘘管和尿管引流液的颜色、性状和量，并做好记录。如引流液颜色突然加深或引流出大量鲜红色液体，患者自觉难受、面色苍白，伴脉快、血压下降等症状，说明有出血的可能。应立即嘱患者卧床制动，夹闭肾造瘘管，使血液至肾、输尿管内压力上升，形成压迫性止血状态，达到止血的目的。遵医嘱应用止血药物，补充血容量，应用血管活性药物，必要时配合输血。术后避免用力排便，以免腹压增高，导致肾继发性出血。拔除肾造瘘管时动作要轻柔，避免粗暴及用力牵拉，导致血痂脱落引起出血。

③出血的征象：a. 术后肾造瘘管引流液为鲜红色且进行性加深，或反复堵塞肾造瘘管；b. 堵塞或钳夹肾造瘘管后出现患侧腰部剧烈疼痛；c. 周期性肾出血，出血间隔为 5 ~ 9d；d. 术后膀胱内大量血凝块形成；e. 血压进行性下降，脉搏进行性加快，血红蛋白及血红细胞进行性下降，甚至出现出血性休克；f. 拔除肾造瘘管后瘘口大量渗血；g. 拔除肾造瘘管后血尿持续不退，尿液反复出现血凝块。

2. 感染　经皮肾镜取石术最主要的并发症是发热，发生率高达 25.8% ~ 27.6%。体温 38.5 ~ 39.5℃，一般持续 2 ~ 3d，严重者出现感染性休克。所以经皮肾镜手术后要严密观察患者体温、脉搏、血压的变化，同时密切观察肾造瘘管通畅情况，因肾造瘘管引流不畅，肾盂压力升高使感染加剧，所以经皮肾镜手术后观察肾造瘘管十分重要，日常护理时应定时挤压造瘘管，防止血凝块、碎石堵塞管腔，以保证尿液的引流通畅和碎石的排出，保持肾内低压状态，防止肾盂压力升高，加重感染。若患者出现发热、脉搏加快，要立即通知医师给予积极抗感染治疗。

3. 腹胀、腹水的观察与护理　经皮肾镜术中需要一定压力的灌洗液冲洗以保持手术野的清晰并带出结石碎屑，术中灌注液渗入肾周，手术时间过长后灌注液经后腹壁渗入腹腔是常见的并发症。

4. 邻近器官损伤的观察与护理 经皮肾镜穿刺建立通道时可造成胸膜、肠管等脏器损伤。胸膜损伤的发生率为 0.87% ~ 5%，临床表现为术后出现胸痛、呼吸困难，听诊可及患侧呼吸音减弱或消失，主要考虑为气胸形成，应立即报告医生，必要时给予胸腔闭式引流等处理。

5. 尿路刺激征观察与护理 是置管后常见的并发症，主要是由于双 J 管放置的位置不合适或双 J 管移位，使膀胱内导管过长，刺激膀胱三角区或后尿道所致，可通过改变体位或在膀胱镜下调整双 J 管位置，缓解其症状。

6. 尿液反流与腰痛观察与护理 腰痛与放置双 J 管后输尿管尿液反流有关，主要是输尿管口正常的抗反流作用消失，膀胱压力大于肾盂压力所致。应尽力减少引起负压增高的任何因素，多食新鲜蔬菜、水果，预防便秘，保持大便通畅，注意保暖，防止感冒、咳嗽，并告知患者站立排尿，及时排空膀胱，勿憋尿。

五、健康教育

（1）带造瘘管者，保持瘘口周围清洁干燥，及时更换内衣及被褥，保持清洁卫生。每月更换一次造瘘管，等待二次手术的时机。

（2）如出现排尿疼痛、尿频和血尿现象，多为双 J 管膀胱端刺激所致，一般多饮水和对症处理后均能缓解。如出现严重血尿、高热、腰部剧烈疼痛等症状及时就诊。

（3）饮食指导包括改变生活习惯、调整饮食结构，推荐的结石综合性预防方案为：大量饮水（3L/d），正常钙饮食（推荐的摄入量为 1 000mg/d），限制钠的摄入（4 ~ 6g/d），限制草酸及嘌呤的摄入，限制动物蛋白质的摄入，增加纤维的摄入，增加富含枸橼酸的水果，适当的体育活动，合适的体重指数（BMI 18 ~ 25kg/m^2）。

第三节 留置导尿管相关并发症及护理

留置导尿是在严格无菌操作下用无菌导尿管插入膀胱引流出尿液并将导尿管保留在膀胱内引流尿液的方法。由于留置导尿是一项有创操作，护理人员应掌握泌尿系基本解剖等相关知识，以保证操作的成功率，减少护理并发症。

一、导尿相关的基本知识

1. 男性尿道生理解剖结构 尿道长度：新生儿约 6.4cm，1 岁约 6.2cm，10 岁约 10.5cm，14 岁约 12.2cm，成人 20 ~ 22cm。男性尿道是泌尿和生殖系统的联合器官，呈乙字状曲折，管径 5 ~ 7mm，长度与身高、体形及阴茎长短相关；全长分为 3 部分：前列腺部（后尿道）、膜部、海绵体部（前尿道）；3 个狭窄（尿道内口、膜部、尿道外口），2 个弯曲（耻骨下弯、耻骨前弯）；副交感和交感神经分布于整个尿道。因此，男性患者插尿管相对困难。

2. 女性尿道生理结构 女性尿道短、宽、直，富于扩展性；女性出生时尿道长 2.2 ~ 3.3cm，成年女性 4 ~ 6cm。尿道外口，隐于小阴唇之间的阴道前庭内，位于阴道口上方为矢状裂，周围隆起呈乳头状。女性尿道内口周围环绕着由膀胱中层环形平滑肌增厚而形成的尿道内括约肌。阴道括约肌对尿道起紧缩作用。高龄女性由于肌肉结缔组织萎缩，萎缩的阴道牵拉尿道口使之陷于阴道壁之中，同时又因阴道黏膜缺乏雌激素作用呈现苍白光滑，阴道口变小更使尿道口暴露困难。因此，高龄女性插尿管会增加难度。

3. 前列腺相关知识 前列腺是实质性器官，由腺组织和肌组织构成。整个腺体分为 5 叶：前叶、两侧叶、中叶、后叶，其间并无明确的分界。中叶常常肥大，当中叶肥大向上发展时，尿道内口后方的黏膜隆起，容易引起排尿困难。后叶位于射精管、中叶和左、右叶的后方，很少发生肥大，却是癌的好发部位。左、右叶紧贴尿道侧壁，位于后叶侧部前方，左、右叶的肥大亦可从两侧压迫尿道，容易造成排尿困难。前列腺环绕膀胱颈部，腺体外有一坚韧的纤维包裹，内面紧贴前列腺部尿道的黏膜，即男性尿道穿过前列腺，扼守着尿道上口。男性一般 40 岁以后，中叶可变肥大，向上凸顶膀胱，使膀胱后唇明显隆起，并压迫尿道引起排尿困难。50 岁以上男性开始出现症状。因此，男性导尿时要评估患者的年龄与前列腺增生问题。

二、适应证

（1）抢救休克或危重患者，可准确记录尿量、24h 尿量、尿比重，以观察肾功能情况，并提供诊疗依据。

（2）各种原因引起的排尿障碍，如下尿路梗阻所致尿潴留。

（3）特定手术（全身麻醉、腹腔、盆腔如泌尿科、妇产科等大手术，或手术时间长），手术前常规导尿。下腹部、直肠肛门、盆腔器官手术中需持续排空膀胱，避免术中误伤。

（4）膀胱疾病诊断与治疗，如膀胱或尿道造影、膀胱肿瘤患者进行膀胱腔内化学治疗、膀胱内药物灌注或膀胱冲洗。

（5）某些患泌尿系统疾病的患者，手术后留置导尿管，便于引流及冲洗，并减轻手术切口的张力，促进伤口愈合。

（6）用于采集患者尿标本做细菌培养、测定膀胱容量、压力及残余尿量，向膀胱注入造影剂或气体等以协助诊断。

（7）昏迷、截瘫、尿失禁或会阴部损伤的患者，留置导尿以保持局部干燥、清洁避免尿液的污染与刺激，预防压疮，对尿失禁患者进行膀胱功能的训练。

三、置管方法

（一）评估要点

（1）评估患者基础疾病与病情程度。

（2）评估患者一般情况，如性别，年龄（小儿、青少年、老年人），精神与意识状态，生命体征。

（3）评估专科情况，膀胱充盈度及尿道括约肌有无松弛、会阴部皮肤黏膜状况。

（4）评估男性患者有无前列腺疾病等引起尿路梗阻的情况。

（5）评估患者自理能力、合作能力与程度、疼痛耐受力及心理承受能力。

（6）评估环境，安全、室温适宜、注意保暖，强调保护隐私。

（二）操作要点

（1）核对医嘱，准备用物。

（2）关闭门窗，遮挡、保暖，协助做好体位准备。

（3）全程遵循无菌操作原则（消毒、插管等环节）。

（4）根据患者身高、年龄选择适宜导尿管并检查尿管气囊有无漏气，根据插管深度润滑尿管。

（5）严格掌握插管深度：男性 20 ~ 22cm（提起阴茎与腹壁成 60° ）、女性 4 ~ 6cm，见尿后再插入 2 ~ 3cm，以防气囊注液时损伤尿道黏膜。

（6）按照导尿管说明书中标明的气囊容积向气囊内缓慢注入无菌注射用水，轻拉尿管有阻力后，连接引流袋。妥善固定，位置低于膀胱。贴好标识，注明置管日期。

（7）准确记录尿液的量、性质、颜色等，报告医师。

（8）整理用物，勾签医嘱。

（9）垃圾分类处置。

四、护理

（一）插管前护理

（1）操作前做好健康教育和全面评估。

（2）操作前做好会阴清洁，导尿前要彻底清洁。男性患者包皮和冠状沟易藏污垢，女性患者会阴部皱襞多，尿道粗、短、直，邻近肛门，易发生逆行感染。

（3）仔细检查无菌导尿包，如导尿包过期、外包装破损、潮湿，不应使用。

（4）根据患者身高、年龄、性别、疾病、目的等选择型号适宜的导尿管，检查导尿管质量。

（5）严格按照《医务人员手卫生规范》，认真洗手后，戴无菌手套实施导尿。

（二）插管时护理

（1）严格无菌操作，以预防尿路感染。如误插阴道、脱出或尿管触及尿道口以外区域需重新更换尿管。

（2）插入前检查气囊有无漏气。

（3）操作熟练，动作轻柔，以免损伤尿道黏膜。切忌强行插入或反复拔插，必要时请专科医师插管。为男性患者插尿管时，遇有阻力，特别是尿管经尿道内口、膜部、尿道外口的狭窄部、耻骨联合下方和前下方处的弯曲部时，嘱患者深呼吸，缓慢插入。

（4）插入深度适宜，宁深勿浅，见尿液流出后再插入 2 ~ 3cm（因气囊充满时可占据尿管一定长度，插入深度应减去此部分长度，以防未达膀胱注水引起尿道损伤）。充分润滑尿管（男性患者从尿管前端至气囊后 20 ~ 22cm、女性患者气囊后 4 ~ 6cm），可使用润滑止痛胶，或黏膜麻醉药以减轻疼痛。

（5）对膀胱过度充盈者，且极度虚弱的患者放尿宜缓慢，首次不可超过 1 000mL，以免腹腔内压骤然降低引起血压下降、膀胱黏膜出血、晕厥或虚脱。

（6）测定残余尿时，嘱患者先自行排尿，再行导尿。残余尿量正常一般为 5 ~ 10mL，如超过 100mL，应留置尿管。

（7）留取小量尿标本进行微生物病原学检测时，应消毒导尿管后，用无菌注射器抽取标本送检。留取大量尿标本时（此法不能用于普通细菌和真菌学检查），可以从集尿袋中采集，避免打开导尿管和集尿袋的接口。

（三）插管后护理

（1）留置导尿管后应连接密闭式引流装置。并保持引流通畅和密闭性，妥善固定，避免尿管受压、扭曲、过度牵拉、堵塞等。

（2）观察记录引流尿液颜色、量、性状

①正常：1 500 ~ 2 000mL/24h；多尿 >2 500mL/24h；少尿 <400mL/24h；无尿 <50mL/24h。

②颜色：正常为无色透明或淡黄色。异常：血尿、血红蛋白尿、胆红素尿、脓尿、乳糜尿等。

③泌尿系统手术后：最初引流出尿液含少量血性，一般在 1 ~ 3d 内会消失，如血量较多或 4h 内未减轻，应及时报告医生处理。

（3）做好日常护理，尿道口及尿管周围清洁与消毒：用 0.5% 碘伏或 0.1% 新洁尔灭棉球擦洗，2 次 /d；女性清洗消毒范围应为外阴部、尿道口及近导尿管 10cm 处；男性应包含尿道口、龟头、包皮及近导尿管 10cm 处；接头处消毒，1 ~ 2 次 /d。

（4）每周更换引流袋 1 次，对长期留置导尿管的患者更换导尿管应根据导尿管材质不同参照说明书执行。

（5）置管期间根据病情鼓励患者多饮水每天 2 000 ~ 2 500mL。

（6）对于前列腺术后、外伤性尿道断裂，应持续冲洗 2 ~ 3d，术后早期注意冲洗速度，过快可使创面大出血，过慢内出血凝固易形成血块使引流不畅。引流液鲜红时应加快滴速，及时冲出血液，同时观察血压变化。如有血块或组织碎片阻塞管道时，可用手指挤压管道，如仍不通畅加用一定压力冲洗，冲碎血块排出。膀胱手术者每次注入量不宜超过 50mL，冲洗液注入后，应全部抽出后再注入，反复冲洗。

（7）采用个性化间歇式夹闭引流管方式，拔管后注意观察小便自解情况。进行膀胱功能锻炼。正确拔出尿管的方法：戴一次性薄膜手套，先用注射器抽吸完气囊内液体，减少拔管时的机械损伤，顺势轻柔拔管。

（四）心理护理

留置导尿是一项有创操作，且部位隐私，插管时患者的心理反应是影响耐受力的主要因素之一。紧张、害怕、担心、焦虑是不良的心理反应，这些不良刺激都可影响患者的痛阈，以致轻微疼痛即引起强烈的反应。

护士有效的心理暗示和疏导，可调整患者的心境，减轻心理负担，提高痛阈。如操作前解释操作的必要性，操作中动作轻柔，嘱其深呼吸等配合放松，操作后指导注意事项等。

五、并发症护理

留置导尿是一项有创操作，可在插管时发生常见护理并发症。常有插管困难、尿道损伤（疼痛、出血）；留置过程中出现漏尿、尿管脱出、尿路感染等；拔管时或拔管后出现拔管困难、尿潴留或排尿困难等常见护理并发症。

（一）插管困难

1. 发生原因

（1）心理因素：因患者对导尿操作高度紧张，同时担心疾病的预后，可出现焦虑、紧张、担心等不良心理，此时插管，可引起尿道括约肌强烈收缩，使尿道阻力增大，造成插管困难。尤其是未婚年轻患者插导尿管时，精神更紧张，易出现尿道痉挛。

（2）解剖因素：如男性尿道长，有 3 个狭窄，2 个弯曲，且副交感和交感神经分布于整个尿道；插管时，尿管刺激尿道括约肌，引起其强烈收缩，增加了插管的难度。

（3）年龄与疾病因素：中老年男性患者因前列腺增生、尿道畸形、尿道狭窄、炎症等，增加了插管的难度；老年男性阴茎松软，缺乏弹性，当导尿管插入遇阻时，导尿管与尿道同时弯曲，甚至折叠，无法克服前方阻力，导致插管困难甚至失败，给患者带来痛苦。高龄女性患者由于肌肉结缔组织萎缩，萎缩的阴道牵拉尿道口使之陷于阴道壁之中，同时又因阴道黏膜缺乏雌激素作用呈现苍白光滑状，阴道口变小，更使尿道口暴露困难。

（4）其他因素：导尿管过粗、润滑不充分等。

2. 预防与处理

（1）加强心理护理：关心、体贴、尊重患者，做好遮挡及解释。

（2）评估有无尿道损伤或感染史，中老年男性是否有前列腺增生。

（3）对外伤后尿道狭窄、前列腺增生、尿道括约肌痉挛致插管困难者可选用 10 ~ 12F 细导尿管，充分润滑导尿管全长，必要时可自尿道口注入 5 ~ 10mL 无菌润滑剂或 1% ~ 2% 利多卡因（丁卡因等）2 ~ 3mL，暂停 3 ~ 5min，待肌肉松弛后再插管；对尿道狭窄患者使用尿道扩张器；对一次不能成功者不应反复盲插，以免引发患者紧张，特别是尿道黏膜充血水肿、平滑肌痉挛，造成以后插管困难。利多卡因（丁卡因）的黏膜麻醉作用，使局部神经末梢阻滞，尿道括约肌松弛，尿道阻力消失痛觉减轻，充分润滑，可提高一次插管成功率，以减轻痛苦，及时请专科医生操作。

（4）操作时手套上的滑石粉尽量避免涂抹于尿管上。

（5）掌握解剖生理特点，提高导尿操作技能和解决疑难问题的能力。

（6）教会患者配合要点及注意事项，提高插管成功率。

（二）尿道损伤（疼痛、出血）

1. 发生原因

（1）心理因素：心理、精神紧张会增加膀胱颈肌肉紧张、痉挛致尿道狭窄。

（2）操作因素：操作粗暴或插管速度过快，强行插管、盲目反复插管，润滑不够易损伤尿道，选择导尿管过粗，导尿管插入深度不够时气囊注水。

（3）生理因素：男性尿道的解剖生理特点，女性高龄患者生理变异，中老年男性患者如有前列腺增生，留置尿管插管困难，反复拔插管而引起尿道损伤，甚至导致出血。

（4）患者因素：烦躁，翻身时牵拉过紧，致使球囊进入尿道压迫出血或患者缺乏对留置尿管知识，盲目强行拔管。

2. 预防与处理

（1）做好心理护理，做好相关健康教育。

（2）插管前必须注入气体或液体，检查气囊有无漏气情况，注意测量长度，按标注容量注入无菌液体。

（3）插管的深度：原则掌握宁深勿浅，在插入所需的长度见尿流出后继续插入 5 ~ 7cm，使气囊完全进入膀胱后再向气囊内注入无菌液体，之后轻拉至有阻力即可。

（4）选择粗细适宜的导尿管并充分润滑，一般女性 14F，男性 14 ~ 16F，特殊治疗时选择 18F 或以上。

（5）操作时应动作轻柔，如遇阻力应稍停片刻，特别是患儿，对疼痛特别敏感，易引起尿道括约肌强烈收缩，使尿道阻力增加。

（6）嘱患者深吸气，尽量放松，注意力分散后重新轻柔插管。

（7）一旦出现尿道损伤，暂停导尿，寻找原因，及时请专科医生会诊。如为尿道损伤，给予止血药后，重新在麻醉和润滑状态下导尿，不可强行、反复插管。

（三）漏尿

1. 发生原因

（1）尿路感染：引起溢尿的常见原因之一。

（2）膀胱痉挛：尿管、气囊刺激膀胱三角区使尿道黏膜疼痛和膀胱挛缩。肌肉强烈收缩，使膀胱颈尿道移动扩张，膀胱颈开放引起漏尿；排尿意识存在使膀胱括约肌、逼尿肌等肌肉的主动收缩舒张运动，气囊处封闭不严。

（3）尿管过细：使膀胱颈处于开放状态，当膀胱内压力大于尿道夹闭能力时即漏尿。

（4）气囊内注水量太少：使球囊部不能充分与尿道内口相嵌，使尿道外口漏尿。有研究分析，漏尿原因可能为气囊注水量 <10mL 时，气囊外形呈现不对称现象，甚至囊体偏向一侧，使其在体内密闭性差。当膀胱内压力 > 尿道夹闭能力时，部分尿液沿尿管一侧漏出，即出现漏尿。注液量 >15mL，气囊以尿管为轴心，呈对称性的球体，气囊壁与尿道内口贴合紧密，尿液顺尿管内流出，无漏尿现象。气囊注水量过多，对膀胱颈与尿道内口压力过大，当膀胱内压力 > 尿道内压力也可出现漏尿。

（5）尿管阻塞致漏尿：尿液浑浊或出血，血凝块堵塞及长期留置尿管未处理引起钙盐沉积，是导致尿管堵塞的原因。当膀胱容量达一定量时，尿液自尿管周围溢出并伴尿潴留，气囊漂浮于尿道内口之上，与尿道内口贴合不严密致漏尿。

（6）生理因素：老年男性尿道括约肌纤维出现萎缩，收缩力差；老年女性尿道口萎缩，盆底肌和尿道括约肌松弛而引起漏尿。

2. 预防与处理

（1）选择粗细合适尿管。对于长期卧床、老年性尿失禁患者特别是女性，由于其尿道括约肌松弛，应选管腔较粗的尿管 20 ~ 22F，既可防止漏尿，又能保证引流通畅。

（2）气囊注水符合标注容量。

（3）保持尿管通畅，防止血块絮状物堵塞，防止受压，打折。

（四）导尿管脱出

1. 发生原因

（1）气囊中的气体液体漏出，气囊内注水过少。

（2）对导尿管的过度牵拉造成拔出。

（3）患者烦躁，强行拔管。

2. 预防与处理

（1）做好健康教育。

（2）导尿时仔细检查导尿管质量，按说明书要求对气囊注水。

（3）对意识不清患者或小儿患者注意加强导尿管的保护与固定，适当约束，以防止患者自行拔管。

（五）尿路感染

正常情况下，人体的整个尿路是一个自洁系统，尿液从肾经输尿管、膀胱、尿道而排出体外，尿液的排泄可以防止细菌的逆流；膀胱壁、尿道黏膜是防止细菌入侵的主要防线，可以防止细菌黏附；同时尿液的 pH 环境、男性前列腺液均具有抑制细菌生长的能力。尿路感染是指为患者留置导尿管后，或者拔除导尿管 48h 内发生的泌尿系统感染。

1. 发生原因

（1）长期留置尿管：留置导尿破坏了尿道的正常生理环境，易导致尿路感染。留置导尿持续时间与尿路感染呈明显正相关，有文献报道：留置导尿后分别≤ 2d、3 ~ 7d、8 ~ 13d、≥ 14d 4 个不同时间段的尿路感染发生率分别为 6.67%、27.46%、50.98% 和 100%。

（2）导尿管选择不当，操作不当带入细菌。

（3）导尿管腔逆行感染：细菌经导尿管、接口、尿袋等部位进入膀胱引起菌尿。

（4）引流系统不够密闭，使集尿系统和储尿袋的病原菌侵入尿路，是导致尿路感染的重要环节。

（5）医护人员手污染。

（6）膀胱冲洗时速度过快或无菌操作不严，均可造成尿路感染。

（7）会阴部护理不到位，导致尿道口病原菌逆行感染。

（8）更换尿管等操作破坏了引流系统的密闭性，为细菌感染提供了机会，尿路感染率与换管频率成正比。

2. 预防与处理

（1）严格掌握导尿指征，严格无菌操作，尽量避免留置尿管。切断细菌侵入膀胱的途径。

（2）对必须插管者在病情允许时应尽量缩短留置时间，每日评估。

（3）选择硅胶导尿管，避免不必要的更换导尿管。

（4）维持引流系统的密封，尽量减少膀胱冲洗。资料表明，膀胱冲洗者尿路感染的发生率并不低于未行膀胱冲洗者，甚至更高；使用抗反流引流袋；如血尿及脓尿应行膀胱冲洗，集尿袋 7d 更换 1 次，每次更换集尿袋时戴手套并在操作前后消毒接头处。

（5）确有感染时或拔管前遵医嘱膀胱冲洗，冲洗量不宜过多，少量多次，不宜过快，以防患者尿意强烈，膀胱收缩迫使冲洗液从尿管侧溢出；治疗性用药，冲洗液在膀胱内保留 30min，冲洗液与尿管高度低于 60cm，温度 38 ~ 41℃，温度保持稳定，以防温差太大，必要时加温，冷热变化造成功能性膀胱收缩而出现溢尿；如膀胱内有出血或较多脓块，造成导尿管堵塞，可间断或连续冲洗，加入抗生素，并夹管 30min。

（6）鼓励患者多饮水，以增加尿量，达到稀释尿液、冲洗膀胱、利于引流的目的。如无特殊禁忌，每天饮水量为 2 000 ~ 3 000mL（保持尿量在 2 000mL 以上）。

（7）保持会阴部清洁，用 0.5% 碘伏或 0.1% 新洁尔灭擦洗尿道口、导尿管及周围，2/d；一旦会阴部污染，应随时进行会阴擦洗 / 冲洗；定时消毒集尿袋接头；放尿前后均须消毒接头处。每日大便后及时清洁及擦洗尿道口。

（8）遵医嘱合理使用敏感的抗生素：应用抗生素是预防和治疗尿路感染的有效手段之一，可达到杀灭尿液中的细菌、减少和延缓尿路感染发生的目的，也可使用涂层导尿管有效预防尿路感染的发生。

（六）拔管困难

1. 发生原因

（1）患者精神紧张。

（2）注水管阻塞使囊内液体抽不出，注水过多使气囊回缩不良，气囊表面形成尿垢及沉积物，使体积增大。

（3）操作因素有对气囊导尿管结构认识不足，操作不熟练；对气囊注水时注意事项不清楚；未掌握男性尿道正常解剖和异常情况。

（4）组织水肿、出血、炎症、粘连而影响拔管。

（5）尿管留置时间过长。

（6）注入液体结晶堵塞气囊导管。

（7）与导尿管质量、导尿管留置时间过长，致使气囊导管腔阻塞无法顺利抽出液体有关。

（8）气囊导管最容易发生阻塞的部位是在导尿管的 Y 字形分叉处，此处气囊导管管腔最细，有角度，极易形成结节，使管腔内壁不光滑。

2. 预防与处理

（1）采取牵拉、注入、剪断、穿刺的处理程序：轻轻反复旋转牵拉导尿管，使粘连的管腔恢复通畅，囊内液体容易抽出；确定气囊在膀胱内，患者无尿潴留时，向气囊内注入无菌注射用水 / 无菌蒸馏水或空气 30 ~ 60mL 将气囊涨破后拔出尿管；对尿垢引起的拔管困难，可沿尿道口逆行注入 2% 利多卡因 + 液状石蜡，3 ~ 5min 后在麻醉松弛状态和充分润滑情况下拔出尿管；靠近尿道外口剪断导尿管，绕过阻塞部位，在气囊内液体压力下，囊内液体可自动流出（剪断导尿管前，要固定好近端尿管，以防导尿管缩入尿道）；可用无菌钢丝沿气囊尿管插至气囊部将气囊穿刺刺破，抽出钢丝，拔出导尿管。

（2）在 B 超准确定位引导下，在耻骨上方以细针头穿刺刺入气囊，将水抽出，拔除导尿管。

（3）对女性患者以上方法无效，可将手指插入阴道固定气囊，在耻骨上 1cm 处以细长针头穿刺刺破气囊，拔除导尿管；对男性患者，经直肠上窝穿刺刺破气囊，用注射器在直肠上、阴囊下正中线处经皮肤、皮下组织平行刺入，待水囊消失后，再缓慢将尿管拔出。上述均由专科医生操作。

（七）尿潴留或排尿不畅

1. 发生原因

（1）长期留置尿管，膀胱逼尿肌过度松弛，拔出导尿管后容易出现尿潴留。

（2）尿路感染造成逼尿肌炎性水肿，影响膀胱的逼尿功能，加重尿潴留。

（3）尿液过多时，放尿不及时会造成不良后果。

（4）留置导尿使膀胱内环境发生改变，变闭合性系统为开放性系统，易引起尿道炎和膀胱炎。

2. 预防与处理

（1）采取个体化放尿方法，护士要根据患者的尿意和膀胱的充盈度确定放尿时间，一般为 1.5 ~ 4h 放尿 1 次，即患者有尿意时放尿，以锻炼膀胱的舒缩功能，同时结合患者输入液体及药物速度、药物性质、病情、意识等情况。如昏迷患者可定时放尿或检查膀胱充盈度后决定，因此，护士应掌握检查膀胱充盈度的叩诊方法，特别是昏迷、不能表达的患者。

（2）按摩下腹部、听流水声等。

（3）温水冲洗会阴部或开塞露纳肛以刺激排尿。

（4）拔尿管时先注入液状石蜡，防止尿道黏膜擦伤。

（5）在膀胱充盈（有尿意）时或膀胱冲洗后（有尿意）以此来帮助患者及时建立有效的首次排尿反射，拔出尿管可减少尿潴留的发生。

（八）尿管堵塞

1. 发生原因

（1）急性细菌感染时尿液浑浊，尿沉淀产生或膀胱出血，血凝块或结石块堵塞。

（2）长期留置管道钙盐沉积或尿管老化引流不畅、尿管打折或受压。

2. 预防与处理

（1）控制感染，多饮水或冲洗膀胱。

（2）出血者及时止血。

（3）遵医嘱口服碳酸氢钠片减少泌尿系黏液分泌，碱化尿液，减少钙盐沉积。

（4）适时更换导尿管。

六、健康教育

留置尿管是一种侵袭性治疗，为细菌的逆行感染打开了门户，可造成尿道损伤等并发症，增加了患者的痛苦和经济负担。因此，留置导尿操作前、中、后各个环节的健康教育对患者及家属非常重要。需对患者及家属进行以下方面的健康教育。

（1）告知患者留置导尿管的目的，配合要点和置管后的注意事项。

（2）指导患者做好会阴部清洁，不能自理者指导家属或由护士完成。

（3）指导患者放松、深呼吸，在插管过程中协调配合。

（4）指导患者在留置尿管期间防止尿管打折、扭曲、受压、脱出等情况发生的注意事项。

（5）指导患者保持尿袋高度低于耻骨联合水平，防止逆行感染。

（6）指导患者在留置尿管期间保证充足入量，预防发生感染和结石。

（7）指导长期留置尿管的患者进行膀胱功能训练及骨盆底肌的锻炼，以增强控制排尿的能力。

（8）指导患者离床活动时的注意事项。

（9）指导患者及家属禁止自行拔管的要求。

第四节　耻骨上膀胱造瘘管的集束化护理

集束化护理指将一系列基于证据的、相互关联的干预措施组合在一起所形成的护理方案。膀胱造瘘管长期置于人体内，使人体正常的生理环境及肾、膀胱、尿道对细菌的机械防御能力遭到破坏。随着管道在体内留置时间的延长，相关性尿路感染、并发症的发生率逐渐增高。因此，探讨留置膀胱造瘘管引起并发症的相关因素，总结护理干预措施，具有重要的临床意义。

一、适应证

（一）手术适应证

（1）梗阻性膀胱排空障碍所致尿潴留，如前列腺增生症、尿道狭窄、尿道结石等，且导尿管不能插入。

（2）阴茎和尿道损伤。

（3）泌尿道手术后确保尿路的愈合，如尿道整形、吻合手术和膀胱手术后。

（4）化脓性前列腺炎、尿道炎、尿道周围脓肿等。

（5）神经源性膀胱功能障碍。

（6）经尿道前列腺电切时，用于膀胱冲洗和减压。

（二）永久性膀胱造瘘术的适应证

（1）神经源性膀胱功能障碍，不能长期留置导尿，或留置导尿后反复出现附睾炎、睾丸炎。

（2）下尿路梗阻伴尿潴留，因年老体弱及重要脏器有严重疾病不能耐受手术者。

（3）尿道肿瘤行全尿路切除术后。

（三）禁忌证

（1）膀胱空虚，术前无法使之充盈。

（2）有下腹部及盆腔手术史，穿刺膀胱估计损伤腹腔脏器的危险。

（3）膀胱内充满血块或黏稠脓液。

（4）膀胱挛缩。

（5）过于肥胖，腹壁太厚。

（6）全身出血性疾病。

二、置管方法

患者平卧，常规术区消毒铺无菌巾，耻骨上两横指处局部浸润麻醉。穿刺针经皮刺入膀胱，有落空感后，拔出针芯。当尿液自针管溢出，证实穿刺针已进入膀胱。再将留置导尿管经套管送入膀胱，观察引流通畅后，拔出套管，固定引流导管。用丝线将导管固定在腹壁皮肤上。

三、集束化护理策略

1. 严格无菌操作　因老年人抗感染能力下降，黏膜黏附力增加，膀胱内环境更适宜细菌生长，使膀胱具备了细菌定植的条件。因此，预防感染是护理的重中之重。护理导管部位或操作导管器具前后均要洗手或用快速手消毒剂进行手消毒。严格无菌操作，动作轻柔，防止损伤造瘘口引起继发性感染。

2. 密闭式无菌引流系统　选用封闭的一次性抗反流集尿袋，一般情况下，导尿管和集尿袋不得分离。如遇到造瘘管堵塞必须冲洗时，应严格按照无菌操作，碘伏消毒导管连接处。

3. 尿液引流　保持引流通畅，避免引流管弯曲受压。集尿袋定时排空，集尿袋排放口不接触未灭菌的容器，排放尿液时，应离开其他容器 10cm 以上。集尿袋放置于膀胱水平以下。

4. 造瘘口护理　密切观察造瘘口敷料的情况，有无渗血渗液，如有渗液应立即更换敷料，造瘘口敷料应保持清洁干燥。开始两周切口隔日换药，形成窦道后每周更换 2 次，观察造口有无分泌物、红肿及造瘘口周围有无息肉。如有红肿、分泌物较多时可用高渗盐水纱条湿敷，可减轻红肿，也可涂氧化锌。如有血迹或尿液外渗时及时更换。

5. 膀胱冲洗　不主张预防性膀胱冲洗，更不主张采用具有抗菌能力的药物冲洗，避免继发性感染。膀胱冲洗中应用抗生素无任何好处，反而会促使形成耐药菌株。应鼓励患者多饮水，起到内冲洗的作用，一般每天饮水量在 1 500 ～ 2 000mL。

6. 标本留取　建议每周 1 次尿常规检查，每月 1 次尿培养。取标本时间与换袋时间、换管时间一致。具体方法，先排空集尿袋，再夹闭集尿袋管道 30min，分离造瘘管与集尿袋，消毒造瘘管出口，再用无菌注射器抽取尿液。抽取完毕，更换集尿袋或造瘘管。

7. 膀胱功能训练　为维持膀胱的自律功能，防止膀胱逼尿肌失用性萎缩。造瘘管实施夹管，每 2 ～ 3 小时或感觉有尿意时开放 1 次。

8. 管道固定　根据患者情况选择稳固有力的固定方法，协助患者采取舒适体位，避免更换体位或活动时对管道的牵拉及各种原因造成的导管气囊破裂。

9. 换管时间　研究显示，永久性膀胱造瘘集尿袋每周更换 1 次是目前较适宜、易被患者接受的方法。对高危性堵塞类患者，更换造瘘管的时间为 2 周；对非堵塞类患者，更换造瘘管的间隔时间为 4 周。通过对永久性膀胱造瘘患者定期随访监控，确定最佳换管时间为每月更换 1 次导管，每周更换 1 次集尿袋。

四、并发症护理

1. 膀胱造瘘管堵塞　保持造瘘管通畅，避免管道弯曲、受压、折叠，使新形成的造瘘口在未愈合之前不能有溢出物而影响瘘口的愈合，固定好引流管，防止滑脱和过度牵拉。患者翻身和睡眠时尤应注意防止引流管移位和脱落。在带管期间，发现引流管引流不畅，血块和坏死脱落物阻塞，经用注射器抽吸和捏挤，将其排除。还应注意观察引流液的颜色、性质、量，并准确记录尿量。

2. 膀胱造瘘口炎症　造瘘管等异物的刺激引起膀胱黏膜经造瘘口爬行增生易引起出血。有异味时及时用碘伏消毒后隔 2d 应用 2.5% ～ 3.5% 过氧化氢溶液擦洗造瘘口周围。所产生气泡有利于清除瘘口的分泌物及杀死厌氧菌，可使增生组织挛缩变小。

3. 泌尿系感染　泌尿系感染是耻骨上膀胱穿刺造瘘术最易发生的并发症，造瘘管留置于膀胱，为细菌进入膀胱打开了一条通路，同时造瘘管是人体异物，留置于膀胱内破坏了膀胱正常的生理环境，影响了尿液对细菌的正常冲刷。患者及家属应学会观察尿液的颜色、气味、性状，若尿液出现浑浊、絮状物，且有坏死脱落物质，提示有感染，需就诊并膀胱冲洗，可使用生理盐水，每天 2 次，直至尿液黄色澄清为止，必要时可给予 1 ∶ 5 000 呋喃西林溶液冲洗。

4. 膀胱痉挛　引流管不通畅可诱发膀胱痉挛，术后应尽早接生理盐水持续或间断膀胱冲洗，以免形成血块，保持冲洗通畅。妥善固定导尿管，防止扭曲、受压、脱落、阻塞，注意引流液的颜色、滴速及有无血块流出，发生引流不畅时，应挤压或用注射器操作冲洗膀胱。抽出血凝块，直至引流通畅。冲洗液的流入速度与流出速度要成正比。如患者一旦出现膀胱痉挛，应加快冲洗速度，用手挤压导尿管，使之产生脉压冲力将导尿管中残留小血块挤出，保证引流通畅，发现有活动性出血时，应及时报告医生进行处理，对于术前留置尿管出现膀胱痉挛及术前紧张度高的患者，应用镇痛泵，以预防或减轻膀胱痉挛的发生。药物治疗有双氧芬酸栓，纳肛，1 枚 / 次，必要时；严重者使用镇痛镇静药物，如布桂嗪（布桂嗪）、哌替啶等。

5. 膀胱萎缩　永久性膀胱造瘘多选择耻骨上高位膀胱造瘘，这样既可避免刺激膀胱三角区引起膀胱刺激症状导致排尿疼痛，又可因贮尿较多不至于膀胱萎缩，以保持膀胱功能，故术后需进行间歇性放尿，即在白天大部分时间里将尿管夹闭，每隔 2 ~ 3h 放尿 1 次，以膀胱不觉胀为准。晚上则不必夹闭，以免憋尿太多使尿液从尿管旁流出或影响睡眠。而对于一些终身带管患者及已经有膀胱萎缩的患者，则无须夹闭尿管，否则反而会引起尿液外渗出造瘘口。

五、健康教育

1. 定期做尿培养　可每月做1次尿培养。根据尿培养结果选择敏感抗生素，短时间应用。因长时间带管，膀胱黏膜肥厚抗感染能力较强。如出现感染，使用抗生素效果不明显，最好的解决办法是疏通造瘘管梗阻，保持膀胱造瘘管通畅。指导患者或家属自己会膀胱冲洗，并指导操作注意事项。

2. 注意饮食　鼓励患者进食清淡、粗纤维、易消化饮食，防止便秘，必要时给予通便药物治疗，避免排便用力，腹压过高引起伤口渗血和瘘管脱出。多吃富含蛋白质与维生素的食物，利于提高机体抵抗力，同时少食动物内脏等含嘌呤高的食物，避免结石形成堵塞瘘管。每日饮水量约 2 500mL，睡前、夜间要适量饮水，使饮水量分配均匀，起到稀释尿液、内冲洗尿路作用。

3. 注意观察尿液的变化　指导患者学会正确观察尿液的颜色、性质，正常尿液应是淡黄色、清亮，尿液异常，如有浑浊、脓性、白色沉淀物或血尿，多为泌尿系感染，应尽早到医院就诊治疗。指导患者保持尿袋高度低于耻骨联合水平，防止逆行感染。

4. 活动锻炼　做力所能及的活动，卧床者可做肢体的主动被动运动，可下床者进行适宜的锻炼，如打太极拳等。养成规律的生活习惯。

第五节　泌尿系造口患者的护理

泌尿系造口外科手术的原因很多，最常见的是膀胱肿瘤或先天性膀胱失去功能。泌尿造口的位置一般在右下腹，是永久性的造口。在手术过程中，将两条输尿管的末端缝合在游离的一小段回肠上，这段回肠的一端被缝合，另一端则缝于腹部的一个开口上，便成为泌尿造口，手术后尿液经输尿管及此小段回肠而流出体外，而不再由膀胱储存。

一、泌尿系造口适应证及种类

（一）泌尿系造口适应证

1. 暂时性尿流改道适应证

（1）尿路急、慢性梗阻所致的肾衰竭或尿路严重梗阻合并急性感染，不能经尿道插管解除梗阻者，应立即施行梗阻近侧的尿路造瘘术。

（2）尿路慢性梗阻合并梗阻以上严重扩张及肾功能损害，不宜一期施行原发病手术者，先做尿流改道，持续引流 2 周至 2 个月，对肾功能做进一步评估后再确定手术方案。

（3）施行某种尿路手术如成形、吻合、病变切除及缝合，为减少并发症确保手术成功，在近侧尿路做暂时性造瘘。

2. 永久性尿流改道适应证

（1）非可控性尿流改道适应证：适合于患者全身情况差，不能耐受或尿道有肿瘤、狭窄等病变不能施行其他手术者。

（2）可控性尿流改道适应证：因泌尿生殖系统或肠道恶性肿瘤施行盆腔脏器切除术的患者，不能矫治的膀胱先天性畸形、膀胱尿道阴道瘘、神经源性膀胱功能障碍，均可选择施行可控性回结肠膀胱术。

患者需具备以下条件：①预期寿命较长，一般情况良好，能耐受复杂手术者；②双侧肾功能良好；③无上尿路感染者；④肠道未发现病变者；⑤自理能力尚佳；⑥适宜手术的年龄由青少年至70岁的老年人。

（二）泌尿系造口的种类

尿流改道可分为暂时性尿流改道和永久性尿流改道。

1. 暂时性尿流改道 指在原发病变或手术部位的近侧做尿路造瘘，留置造瘘管引流尿液，达到治疗的目的后拔除造瘘管，恢复从原来通道排尿。暂时性尿流改道的方法包括如下。

（1）肾造瘘管。

（2）肾盂造瘘管。

（3）输尿管造瘘管。

（4）膀胱造瘘管。

2. 永久性尿流改道 是指泌尿道某一器官发生严重病变，不能用尿路成型方法恢复正常排尿，可将尿路直接或间接开口于腹壁或结肠，取新的途径将尿液排出体外。可分为非可控性和可控性两大类。

（1）非可控性尿流改道：①输尿管皮肤造口；②回肠造口；③乙状结肠造口。

（2）可控性尿流改道。①利用肛门括约肌控尿：输尿管乙状结肠吻合术、直肠膀胱或乙状结肠会阴造口术、直肠膀胱乙状结肠膀胱腹壁造口术。②可控膀胱腹壁造口术：回肠可控膀胱术、回肠或阑尾输出道的可控回肠膀胱术、去带盲结肠膀胱。③新膀胱术。

二、并发症的护理

随着造口手术技术的进步，造口患者的生存率不断提高及患者对生活质量要求的提高，造口患者的术后康复治疗将显得越来越重要。如果说术前患者要找的是医生，那么术后患者要找的就是造口治疗师，术后造口并发症的处理将是一个重要的方面。国外肠造口并发症发生率为11% ~ 60%，国内报道为16.3% ~ 53.8%，平均为20.8%。各种造口都有可能发生不同类型的并发症。结肠造口的并发症多与造口本身有关，回肠造口及尿路造口的并发症多为造口周围皮肤问题。

造口并发症分造口并发症和造口皮肤并发症。造口并发症主要是指皮肤黏膜分离，造口狭窄，造口凹陷，造口脱垂；造口皮肤并发症主要是指撕脱性皮炎，过敏性皮炎，皮肤溃疡，造口周围粪水性皮炎，尿酸盐结晶，毛囊炎，造口的表面出血等。

（一）造口皮肤并发症

1. 撕脱性皮炎 可引致皮肤红、损伤及疼痛。处理方法如下。

（1）正确掌握造口袋的换袋方法。

（2）撕离造口袋或清洗造口周围皮肤时，动作要轻。

（3）使用黏性较轻底板，或全猪油膏底板。

2. 过敏性皮炎

（1）原因：对造口袋粘贴部位过敏或对整个造口袋过敏。

（2）处理：①应及时更换另一系列造口用品；②贴袋前可外用类固醇药物（1次/d或2次/d），涂药10min后，再用水清洗干净，抹干后贴袋；③若情况无改善，最好咨询皮肤科医生。

3. 造口周围粪水性皮炎 是肠造口术后常见的并发症之一，由于粪水经常接触皮肤而引起造口周围皮肤的糜烂。原因如下。

（1）造口袋的选择不恰当，如造口周围有凹陷，使用了平面的两件式底盘而导致粪水常常积聚在凹陷的位置。

（2）为了节省经费，造口底板有渗漏而没有及时更换。

（3）造口底板粘贴不平整，出现皱褶。

（4）造口周围局部皮肤有皱褶，容易造成粪水溢漏。

（5）造口底板有渗漏应及时更换。

（6）正确掌握造口用品的使用方法。

（7）皮炎较轻者，造口周围皮肤清洗干净抹干后可使用皮肤保护粉。

4. 尿酸盐结晶 表现为白色粉末结晶体黏附在造口或造口周围皮肤，多由于受感染或尿液呈碱性所致，也可由于摩擦而引起。

（1）原因：细菌将尿素转化为晶体黏附造口及造口周围。

（2）处理：①先用白醋（醋与水按容积比为 1 ∶ 3）清洗后，再用清水清洗，1 次 /d；②酸化尿液，服用大剂量维生素 C，4g/d，使尿液呈酸性；③补充足够的水分，饮水 2 000 ～ 3 000mL/d；④正确使用造口袋，使用有防逆流装置的泌尿造口袋，晚间要接床边袋。

5. 毛囊炎　由于毛囊损伤，受细菌感染所致。

（1）原因：不小心清除造口周围皮肤的毛囊所致。

（2）处理：①造口周围皮肤长有毛发者，应及时用剪刀、指甲钳或电动剃刀来清除造口周围皮肤的毛发；②正确掌握撕离造口袋的技巧。

6. 造口表面出血

（1）原因：造口表面有很多毛细血管，在清洗造口时使用过硬的草纸或清洗过度用力，容易使毛细血管受损，而引致轻微出血的情形。

（2）处理：在出血的部位涂上皮肤保护粉后用棉球或柔软草纸轻压 3 ～ 5min 即可止血。

（二）肠造口并发症

1. 肠造口缺血坏死

（1）原因：主要是血液供应不足所致，与手术中损伤结肠边缘动脉，肠造口腹壁开口太小或过紧，严重的动脉硬化或因肠阻塞过久引起肠肿胀导致肠壁长期缺氧，肠造口肠系膜过紧等因素有关。

（2）处理：①肠造口黏膜正常外观为牛肉红色或粉红色，表面平滑且湿润，用手电筒侧照呈现透光状；若造口黏膜局部或完全呈暗红色时，可能会逐渐恢复正常，若无改善则会变成黑紫色，最后导致局部组织坏死。②肠造口外观变成紫色时，立即报告医生并密切观察肠造口黏膜颜色变化情况；用手电筒侧照肠造口黏膜，观察黏膜颜色及透光性，也可以用手指按压肠造口黏膜，松开时观察黏膜能否恢复红色，必要时用软式直肠镜观察肠造口内部黏膜颜色。③肠造口黏膜在短时间内变为黑色时，需及时行肠造口重整术。④若部分肠黏膜变紫色时，可能是肠造口边缘缝线过紧，此时需将紫色区域缝线拆 1 ～ 2 针后，用生理盐水纱布清洗干净、擦干，在拆线处可撒少许水胶体粉剂，再用防漏膏均匀涂抹，粘贴果胶保护皮的一件式造口袋，并继续观察造口黏膜颜色变化情况。

2. 肠造口回缩

（1）原因：肠造口回缩可分为早期（急性）肠造口回缩和晚期（慢性）肠造口回缩。①急性肠造口回缩：多因肠造口黏膜缝线缝合过早脱落、肠造口肠管过短而且有张力、肠管游离不充分产生牵扯力、横结肠造口支架过早拔除、肠造口周围脓肿、腹腔内炎症、肥胖等引起。②慢性肠造口回缩：多因手术时肠造口周围脂肪过多、肠造口位置设定不当、体重急剧增加、老年妇女多胎生育、体内继发的恶性肿瘤快速生长、术后伤口瘢痕化等引起。

（2）处理：肠造口高度最好能突出皮肤水平面 1 ～ 2.5cm，便于粘贴保护皮时能将肠造口周围皮肤保护周密，以防排泄物浸渍肠造口边缘。①急性肠造口回缩：常发生于术后 1 周左右，常易引起肠造口周围皮肤凹陷，若肠造口回缩至皮肤表层以下时，可引起皮肤与造口黏膜分离，严重时可引起肠造口周围感染，甚至引起腹腔内感染。引起腹腔内感染时，应尽早行手术重建肠造口，以免造成严重感染。②慢性肠造口回缩：易造成排泄物积于肠造口凹陷处，浸渍肠造口周围皮肤，应使用肠造口垫高式用具或凸面底盘，利用压环加压于肠造口周围皮肤，使造口部分突出，以利于排泄物排出。若肠造口回缩且肠造口位置设定不当时，部分患者可能无法使用垫高式用具，需根据具体情况用果胶保护皮配合卡拉亚用具，必要时再配合造口腹带使用，以增加肠造口基部压力。

3. 肠造口黏膜与皮肤分离

（1）原因：因肠造口黏膜部分坏死、肠造口黏膜缝线脱落、腹压过大、伤口感染、营养不良、长期使用类固醇类药物或糖尿病患者，造成肠造口黏膜缝线处组织愈合不良，使皮肤与肠造口黏膜分离留下一个开放性的伤口。

（2）处理：①肠造口黏膜与皮肤分离较浅者先用无菌生理盐水将肠造口黏膜缝合分离处清洗干净，用纱布擦干，填上藻酸盐敷料，粘贴一件式造口袋，避免污染物排泄，促使伤口愈合，造口袋每 2d 更换 1 次。②肠造口黏膜与皮肤分离已至腹腔内者先用无菌生理盐水将肠造口黏膜缝合分理处清洗干净，用纱布擦干，用爱康肤抗菌愈合敷料填塞，粘贴伤口无菌引流袋。

4. 肠造口狭窄

（1）原因：主要原因为手术不当，如手术时皮肤层开口太小，或手术时腹壁内肌肉层开口太小，或肠造口血液循环不佳、肠造口黏膜皮肤分离愈合后形成瘢痕、肠造口位置设定不当、肠造口腹壁紧缩引起术后感染；其次因素为肠造口下端的结肠扭结、组织坏死引起的纤维化、肿瘤细胞增生压迫肠管、皮肤或肌膜瘢痕化。

（2）处理：通过 X 线检查肾是否有积水状况，需以导尿管引流保持尿液流畅排空，预防尿液逆流造成感染。

三、健康教育

（一）日常生活指导

1. 衣着　造口者最好着装宽松，避免穿紧身衣裤（裙），以免摩擦或压迫造口，影响造口的血液循环。

2. 沐浴　手术切口完全愈合时，无论是粘贴着造口袋还是脱下造口袋均可选用淋浴或浴缸沐浴，每次换上新造口袋时，最好在造口底板的边缘（顺时针方向的 9 ~ 3 点位置）贴上防水胶布，以免沐浴时水分渗入底板下面，影响造口底板的稳固性。如使用一件式开口袋沐浴时最好先将造口袋排空，沐浴后可用柔软的抹布将造口袋外层的水珠抹干即可；使用两件式造口袋，沐浴后可用柔软的抹布将造口袋外层的水珠抹干或更换另一干净造口袋，也可以佩戴浴盖进行沐浴，沐浴后再带上造口袋。

3. 锻炼和运动　造口者可以根据术前的爱好与身体的耐受力，选择一些力所能及的运动，如打太极拳、散步、体操、游泳、跑步、练气功等，其中最简单的锻炼方法是散步，它可以改善血液循环，促进新陈代谢，提高机体的免疫功能。但术后 3 个月内不要提举重物，要避免剧烈的运动，如打拳等。进行某些球类运动或会有轻微碰撞的运动，如打排球、篮球等，可能需要佩戴造口保护罩来保护造口，以免造口意外受损。

4. 旅行　造口者在体力恢复健康后，可以外出旅游，领略大自然的风光，陶冶情操，调节身心。无论坐船、飞机、火车，对造口者均不会有影响。但在旅游中要注意如下。

（1）准备充足的造口袋：同时应将造口用品放在随身行李内，以便随时更换；在飞机上由于压力的变化，胃肠气会多一些，宜使用开口袋或配有过滤的用品。

（2）饮食选择：注意饮食卫生，尽量不改变饮食习惯。避免食用不易消化、产气较多或有刺激性的食物，如碳酸饮料、辣椒、咖啡等，并随身携带 1 瓶矿泉水，这样既可以保证饮水，也可在有意外时用于冲洗。

（3）路程的选择：遵循由近到远、由易到难的原则逐步进行。

5. 工作　造口不会影响患者的工作，手术后，一般患者的身体需要恢复一段时间，特别是肿瘤患者，当体力完全恢复时，便可恢复以前的工作，但应避免重体力劳动，必要时佩戴造口腹带加以预防造口旁疝的发生。

6. 社交活动　造口者只要体力恢复、掌握造口的护理方法，就能正常地进行社交活动，但通常造口者由于造口的存在对他们的生理和精神都是一个严重的打击，影响了他们的身体外形及自尊，容易出现孤独、自卑的心理。因此，应鼓励造口者多参加社交活动，特别是造口人联谊会，在这个组织中他们可以找到新朋友，互相了解、互相鼓励，交流造口护理的经验和体会以便减轻造口者的孤独感，增强生活的信心，对促进其心理康复有着积极的作用。

7. 性生活指导　造口患者常有性心理障碍，主要与患者自我形象紊乱、造口发出的气味、手术损伤神经致性欲下降及伴侣的排斥等原因有关。造口患者在术后 3 个月，如能克服心理障碍可以过性生活。护理上应鼓励患者提问，给予耐心解释。指导患者过性生活时，应教会患者如何护理造口及注意事项。希望生育的妇女，应根据疾病治愈的程度及手术部位，听取医生的建议来决定是否可以妊娠。

（二）饮食指导

泌尿系造口患者不需要忌口，但要求做到均衡饮食，应多饮水、进流质饮食、多饮果汁，多食新鲜蔬菜及水果。每日的饮水量应有 2 000mL 以上，可以多喝酸梅汁，以减少回肠黏液的分泌；多吃维生素 C 及酸性食品，如乳酪、肉类、枣类等，以使尿液酸化，减少尿酸盐结晶的产生。

（三）定期复查

复诊时间为术后1个月开始，第1年，1个月返院复诊1次，连续3个月；以后每3个月1次；2 ~ 3年内每3 ~ 6个月1次；以后每6个月至1年复诊1次。有新症状者随时就诊。复诊主要是帮助患者解决在家时所遇到的困难和问题，健全生活所需的护理知识和技巧。

（四）其他注意事项

（1）尿液储存量不能超过造口袋的1/3以上，避免引起漏尿或尿液逆流引起感染。

（2）夜间较长时间卧床时，可接大容量的储尿袋，要注意储尿袋放置的位置，防止管道受压、扭曲，以保证引流通畅。

（3）指导患者佩戴专用腰带以固定造口袋，也可穿宽松内裤，在内裤外缝制一个口袋，外出活动时把尿袋放于口袋中，起到支托和美观的作用。

（4）参加会议等较长时间的活动时，可将大容量的储尿袋与泌尿造口袋相连接，并把储尿袋固定在腿上，让尿液积存在储尿袋中。

（5）造口袋储存注意事项

①储存于室温干爽的地方。

②不能将造口护理用品放在高温（40℃以上）或潮湿的环境。

③不能在阳光直射下放置。

④不能放在冰箱等低温设施内保存。

⑤严禁重物压迫造口护理用品。

⑥不宜大批量购买长期存放。

（五）造口护理操作

卫计委50项护理技术中有9项规定，我们务必按要求执行。

（1）使用造口卡尺测量造口大小或采用描摹方法。

（2）根据测量好的造口大小进行裁剪，直径比造口大1 ~ 2mm。

（3）撕开保护纸。

（4）将造口底盘从下到上平整粘贴在皮肤上并用手轻压。

（5）佩戴袋子。

（6）两指捏紧锁扣，听见“咔嗒”声，证明袋子已经安全地装在了底盘上。

（7）取下袋子用手指向身体方向轻压小凸耳，即可打开锁环。

（8）取下造口袋。

（9）撕除底盘，用一只手按住皮肤，另一只手小心缓慢的自上而下将底盘揭掉。

第九章

普外科疾病护理

第一节　肠梗阻护理

一、概述

肠梗阻是指肠内容物不能正常运行、顺利通过肠道，是外科常见的急腹症。

二、病因与发病机制

1. 根据肠梗阻发生的基本原因分类　如下所述。

（1）机械性肠梗阻：为最常见的类型。由于各种原因引起肠腔狭小，使肠内容物通过发生障碍，引起梗阻。导致肠腔狭小的原因可有：肠腔堵塞，如寄生虫、粪石、异物、大胆石等；肠管受压，如粘连带压迫、肠管扭转、嵌顿疝或受肿瘤压迫等；肠壁病变，如肿瘤、炎症性狭窄、先天性肠道闭锁等。

（2）动力性肠梗阻：因神经反射或毒素刺激引起肠壁肌肉运动功能失调，使肠蠕动丧失或肠管痉挛，以致肠内容物不能正常运行，但无器质性的肠腔狭窄。其中，麻痹性肠梗阻较常见，见于急性弥漫性腹膜炎、腹部大手术、腹膜后血肿或感染等，痉挛性肠梗阻则甚少，如肠道功能紊乱或慢性铅中毒引起肠痉挛。

（3）血供性肠梗阻：由于肠系膜血管栓塞或血栓形成，使肠管血运障碍，继而发生肠麻痹，使肠内容物不能运行。随着人口老龄化，动脉硬化等疾病增多，此类肠梗阻已不属少见。

2. 根据肠壁有无血供障碍分类　如下所述。

（1）单纯性肠梗阻：只是肠内容物通过受阻，而无肠管血供障碍。

（2）绞窄性肠梗阻：指梗阻并伴有肠壁血运障碍，可因肠系膜血管受压、血栓形成或栓塞等引起。

三、临床表现

（一）症状

（1）腹痛：阵发性腹部绞痛是机械性肠梗阻的特征，由于梗阻部位以上强烈肠蠕动导致，疼痛多在腹中部，也可偏于梗阻所在的部位。持续性阵发性加剧的绞痛提示绞窄性肠梗阻或机械性肠梗阻伴感染。麻痹性肠梗阻时表现为持续性胀痛，无绞痛。

（2）呕吐：梗阻早期，呕吐呈反射性，吐出物为食物或胃液。此后，呕吐随梗阻部位高低而有所不同，高位梗阻呕吐早、频繁，吐出物是胆汁样物。低位梗阻呕吐少、可吐出粪臭样物。结肠梗阻呕吐迟，以腹胀为主。绞窄性肠梗阻时呕吐物呈咖啡样或血性。

（3）腹胀：高位梗阻，一般无腹胀，可有胃型。低位梗阻及麻痹性肠梗阻腹胀显著，遍及全腹，可有肠型，绞窄性肠梗阻表现为不均匀腹胀。

（4）停止排便排气：见于急性完全性肠梗阻。但梗阻初期、高位梗阻、不全性梗阻可有肛门排便排气。

血性便或果酱便见于绞窄性肠梗阻、肠套叠、肠系膜血管栓塞等。

（二）体征

（1）全身：单纯性肠梗阻早期，患者全身情况多无明显改变，梗阻晚期或绞窄性肠梗阻患者，可有口唇干燥、眼窝内陷、皮肤弹性消失，尿少或无尿等明显缺水征，以及脉搏细速、血压下降、面色苍白、四肢发冷等中毒和休克征象。

（2）腹部：机械性肠梗阻时腹部膨隆、见肠蠕动波、肠型；麻痹性肠梗阻者见均匀性腹胀，肠扭转时有不均匀腹胀。单纯性肠梗阻者有轻度压痛，绞窄性肠梗阻者有固定压痛和腹膜刺激征，可扪及痛性包块。绞窄性肠梗阻腹腔内有渗液，移动性浊音阳性。机械性肠梗阻时肠鸣音亢进，有气过水声或金属音，麻痹性肠梗阻或绞窄性肠梗阻后期腹膜炎时肠鸣音减弱或消失。直肠指检：扪及肿块提示肿瘤或肠套叠的套头，血迹提示肠套叠或绞窄。

（三）辅助检查

（1）实验室检查：单纯性肠梗阻后期，白细胞计数增加；血液浓缩后，红细胞计数增加、血红细胞比容增加、尿比重增高。绞窄性肠梗阻早期即有白细胞计数增加。水、电解质紊乱时可伴钾离子、氯离子、钠离子等的改变。

（2）影像学检查：在梗阻 4 ~ 6h 或以后 X 线立位平片可见到梗阻近段多个液平面及气胀肠襻，梗阻远段肠内无气体。空肠梗阻时 X 线平片示“鱼肋骨刺”征；结肠梗阻 X 线平片示结肠袋。麻痹性梗阻时 X 线检查示小肠、结肠均扩张。腹部 X 线平片结肠和直肠内均含气体提示不全性肠梗阻或完全性肠梗阻早期。肠梗阻，尤其当有坏疽、穿孔可能时，一般不做钡灌肠检查，因为钡剂溢入腹腔会加重腹膜炎。结肠梗阻和肠套叠时低压钡灌肠可提高确诊率。

四、治疗表现

治疗原则是解除梗阻、治疗缺水、酸中毒、感染和休克等并发症。

1. 非手术治疗　包括禁食，留置鼻胃管进行胃肠减压，纠正水、电解质失衡，必要时给予输血浆、全血。应用抗生素防治腹腔内感染。对起病急骤伴缺水者应留置尿管观察尿量。禁用强导泻剂，禁用强镇痛药，防止延误病情。可给予解痉药、低压灌肠、针灸等非手术治疗措施，并密切观察病情变化。

2. 手术治疗　手术原则：①去除病因，松解粘连、解除疝环压迫、扭转复位、切除病变肠管等。排尽梗阻近侧肠道内的积气积液，减少毒物吸收。②做切除肠吻合术，恢复肠道通畅，修补腹壁缺损。进行腹腔清洗、引流。③短路手术，如晚期肿瘤已浸润固定，或肠粘连成团与周围组织愈合，可做梗阻近段与远段肠襻的短路吻合术。④肠造口或肠外置术，如患者情况极严重，或局部病变所限，不能耐受和进行复杂手术者，可行此术式解除梗阻。

五、护理评估

（一）术前评估

1. 健康史　询问病史，注意患者的年龄，有无感染、饮食不当、过劳等诱因，尤其注意过去腹部疾病、手术史、外伤史。

2. 身体状况　了解腹痛性质（绞痛、阵发性疼痛或持续性疼痛）、呕吐物、胃肠减压抽出液的性质和量；腹胀、肠鸣音等体征的动态变化。有无腹膜刺激征出现。生命体征的变化，有无体液失衡的表现，以及辅助检查的结果。

3. 心理社会状况　了解患者和家属有无因肠梗阻的急性发生而引起的焦虑或恐惧、对疾病的了解程度、治疗费用的经济承受能力等。

（二）术后评估

询问麻醉方式、术中输血和输液情况、手术方式和手术进行情况。术后患者的生命体征。术后恢复情况，有无切口感染、腹腔内感染或肠瘘等并发症。腹腔引流管是否通畅，引流液的颜色、性质和量。

六、护理措施

（一）术前护理措施

1. 非手术治疗患者的护理　如下所述。

（1）一般护理。

1）休息和体位：患者卧床休息，无休克、生命体征稳定者给予半卧位，以减轻腹胀对呼吸循环系统的影响，促进舒适感。

2）禁食、胃肠减压：患者应禁食，若梗阻缓解，肠功能恢复，可逐步进流质饮食，忌食产气的甜食和牛奶等。胃肠减压期间，观察记录引出胃液的性质和量。

（2）病情观察。注意观察患者神志、精神状态、生命体征、呕吐、排便、排气、腹痛、腹胀、腹膜刺激征、肠蠕动情况，观察期间慎用或禁用镇痛药，以免掩盖病情。出现下列情况应考虑绞窄性梗阻，及时报告医师；病情发展迅速，早期出现休克，抗休克治疗后改善不明显；腹痛发作急骤，起始即为持续性剧烈疼痛，或在阵发性加重之间仍有持续性疼痛；肠鸣音可不亢进；呕吐出现早、剧烈而频繁；有明显腹膜刺激征，体温上升、脉率增快、白细胞计数增高；腹胀不均匀，腹部局部隆起或触及有压痛的肿块（胀大的肠襻）；呕吐物、胃肠减压抽出液、肛门排出物为血性，或腹膜穿刺抽出血性液体；经积极的非手术治疗而症状体征无明显改善；腹部X线见孤立、突出胀大的肠襻，不因时间而改变位置，或有假肿瘤状阴影，或肠间隙增宽，提示有腹腔积液。

（3）输液护理。遵医嘱静脉输液，准确记录液体出入量，结合血清电解质和血气分析结果，合理安排输液种类和调节输液量，维持水、电解质、酸碱平衡。

（4）呕吐的护理。呕吐时患者坐起或头偏向一侧，以免误吸引起吸入性肺炎或窒息；及时清除口腔内呕吐物，给予漱口，保持口腔清洁，并观察记录呕吐物的颜色、性状和量。

（5）用药的护理。遵医嘱应用抗生素，防治感染，减少毒素产生。

2. 手术治疗患者术前护理措施　如下所述。

（1）按普通外科疾病术前护理常规。

（2）全面评估患者：包括健康史及其相关因素、身体状况、生命体征，以及神志、精神状态、行动能力等。

（3）心理护理：护理人员应了解患者的心理状况，有计划地向患者介绍有关疾病的治疗、手术方式及结肠造口术的知识，增强患者对治疗的信心，使患者能更好地配合手术治疗及护理。同时也应取得患者家属的配合和支持。

（4）维持足够的营养：肠梗阻患者由于禁食水，手术前的营养状况欠佳。术后患者需有足够的营养进行组织修补、维持基础代谢。因此术前需纠正贫血和低蛋白血症，提高患者对手术的耐受力，利于术后康复。应给予静脉补液，输入营养液体。

（5）做好术前护理：协助患者做好术前相关检查工作：如影像学检查、心电图检查、X线胸片、血液检查、尿便检查等。备皮。肠道准备：因患者肠梗阻不能服用泻药，应进行清洁灌肠。

（6）做好术前指导：嘱患者保持情绪稳定，避免过度紧张焦虑，备皮后洗头、洗澡、更衣，准备好术后需要的各种物品如一次性尿垫、痰杯等，禁食水，术晨取下义齿，贵重物品交由家属保管等。

（二）术后护理措施

1. 手术后护理常规　按普通外科一般护理常规及全身麻醉手术后护理常规护理。

2. 观察病情　观察患者的生命体征、伤口敷料及引流液情况，用腹带包扎腹部，减少腹部切口张力。

3. 饮食　术后禁食，禁食期间给予补液。待肠蠕动恢复并有肛门排气后可开始进少量流质；进食后若无不适，逐步过渡至半流质。

4. 胃肠减压和腹腔引流管的护理　妥善固定引流管，保持引流通畅，避免受压、扭曲。密切观察和记录各引流管的颜色、性质及量。

5. 早期活动　麻醉清醒后，嘱患者床上翻身活动，24h后坐起或下地活动，预防肺部并发症及肠粘连的发生。

6. 并发症的观察及护理　如下所述。

（1）出血：手术后 24 ~ 48h 易发生出血等并发症，出血时患者会出现面色苍白、出冷汗、脉搏细速、血压下降或脉压缩小，伤口有渗血，引流液为血液，每小时出血量 >200mL，发现腹腔内出血时出现腹胀。一旦出现上述情况应及时报告医师，积极配合抢救。

（2）肠粘连：肠梗阻患者如术后护理不当，仍可能发生再次肠粘连。鼓励患者术后早期活动，尽早下床活动，以促进肠蠕动恢复，预防粘连。密切观察病情，患者有否再次出现腹痛、腹胀、呕吐等肠梗阻症状，一旦出现，应及时报告医师并协助处理，按医嘱给予患者口服液状石蜡、胃肠减压或做好再次手术的准备。

（3）腹腔感染：肠梗阻术后，尤其是绞窄性肠梗阻术后，若出现腹部胀痛、持续发热、白细胞计数增高、腹壁切口处红肿，或腹腔引流管周围流出较多带有粪臭味的液体时，应警惕腹腔内或切口感染及肠瘘的可能，应及时报告医师，并协助处理。

（4）切口裂开：营养状态差，低蛋白血症及腹胀患者，手术后易发生切口裂开。应给予切口减张缝合，咳嗽时用双手保护伤口，经常调整腹带的松紧度等预防措施。有慢性咳嗽、前列腺肥大者，做相应处理，口服液状石蜡，每次 100 ~ 200mL 以保持大便通畅。

七、健康教育

（1）告知患者注意饮食卫生，不吃不洁净食物，少量多餐，避免暴饮暴食。

（2）嘱患者出院后进易消化食物，少食刺激性食物；避免腹部受凉和饭后剧烈活动；保持大便通畅。

（3）老年便秘者应及时服用腹泻药，以保持大便通畅。

（4）出院后若有腹痛、腹胀、停止排气、排便等不适，应及时就诊。

第二节　肠外瘘护理

一、肠外瘘的概述

（一）定义

肠瘘是指胃肠道与其他空腔脏器、体腔或体腔外有异常的通道，肠内容物将循此进入其他脏器、体腔或体外，并将由此而引起感染、体液丧失、内部稳态失衡、器官功能受损、心脏营养不良等改变。肠瘘穿破腹壁与外界相通称为外瘘；与其他空腔脏器相通，或肠与肠相通，肠内容物不流出肠腔外称内瘘。本章节重点讲述肠外瘘及其护理。

（二）肠瘘的原因

产生肠瘘的原因很多，创伤、手术、感染、肿瘤、放射损伤等都是常见的原因。可概括分为创伤性和非创伤性两大类。创伤方面手术是最常见的创伤原因，火器伤、刺伤、刀刃伤等开放性伤或闭合伤如处理不当也可造成肠瘘，因放射损伤而形成肠瘘也有增多的趋势。在非创伤方面，急性或慢性炎症和特异性感染引起肠瘘最常见，各种疾病引起肠绞窄和急性穿孔也可产生肠瘘，肿瘤侵袭腹壁溃破成为肠瘘仅见于病程的晚期。

肠瘘发生的原因是多方面的，除了上述的局部因素外，尚与全身情况密切相关，如内稳态严重失衡、营养不良、免疫功能障碍及脓毒症等因素。

二、肠瘘的病理生理改变

肠瘘是腹部外科常见的一种严重并发症。肠瘘发生后，它的症状与对全身的影响将随肠瘘口的位置、大小及原有疾病而异。轻者仅有少量肠液样液体从瘘口流出，重者可引起一系列的全身性病理生理改变，主要有水、电解质丢失，导致内稳态失衡，循环血量不足；营养丢失与不能经胃肠补充，出现营养不良与由此而引起的器官功能、免疫机制及代谢紊乱；肠道细菌外移与外源性污染，组织腐蚀，带来严重的污染与感染，进而有全身性感染和多器官功能障碍。

三、肠瘘的类型与症状

（一）肠瘘的类型根据瘘口的形状、数量及肠液的流量分型

1. 内瘘与外瘘　肠瘘穿破腹壁与外界相通称为外瘘；与其他空腔脏器相通，或肠与肠相通，肠内容物不流出肠腔外称内瘘。内瘘与外瘘可同时存在。

外瘘按其形态、数目、部位和流出的液量分为不同类型：

（1）管状瘘：肠壁瘘口与腹壁外口之间有一段不同长短、曲或直的瘘管，瘘管的直径或粗或细，一般均较窄，瘘管的附近可能存在脓腔。多发生于术后吻合口破裂或肠道炎性疾病。

（2）唇状瘘：肠黏膜外翻，与皮肤愈合而形成唇状。肠壁瘘口与腹壁外口之间无瘘管形成，肠液流出量较管状瘘多，且易有多个瘘同时存在。几乎所有的唇状瘘都需手术治疗，仅个别的唇状瘘经过适当的非手术治疗后，外翻的肠黏膜逐渐内缩，肠黏膜的边缘部分出现肉芽组织，而后对合愈合，上皮再覆盖而完全愈合。

（3）断端瘘：肠管全部或接近全部断裂，肠内容物全部从瘘口流出体外。这种肠瘘很少见，多是有医疗目的而人工造成。断端瘘必须手术治疗才能愈合。

2. 单个瘘与多发瘘　肠袢上的瘘口可以是单个，也可以是多个，腹壁上的外口也可以相应地是单个或多个。手术或外伤所引起的瘘，常是腹壁的外口数与肠壁的瘘口数相等，多为单个，亦可多个。多个瘘的患者可以同时存有管状瘘与唇状瘘。临床上单个瘘多见，有自行愈合的可能。多发瘘情况复杂，需要手术治疗，有时还需要分期手术治疗。

3. 高位瘘与低位瘘　依据瘘口所在肠段位置，分为高位瘘与低位瘘。习惯上以十二指肠、空肠交界处（十二指肠悬韧带）为分界线，在这以上的为高位瘘，在悬韧带以下的为低位瘘。在临床工作中，应按照肠液损失的量和性质以及对内稳态的影响来区分高位瘘和低位瘘。一般来说，高位瘘的病理生理变化较大，水、电解质与营养的丧失较重，处理上也较困难，死亡率高于低位瘘，但经过适当处理后，高位管状瘘的自愈率与愈合时间均较低位瘘为高为快。而低位瘘的感染较高位瘘明显。

4. 高流量瘘与低流量瘘　位置越高、瘘口越大，肠液的流出量越多，所引起的生理功能紊乱也越大，并发症越复杂。一般将空腹流出肠液量超过 500mL/d 为高流量瘘，少于 500mL/d 为低流量瘘。肠瘘流量的大小对维护内稳态的平衡、并发症的防治以及瘘口的处理方法等治疗护理计划的制定有重要作用。

（二）肠瘘的临床表现

肠外瘘的临床表现差异很大，轻者表现为腹壁有一难愈的细小的窦道，间歇性地有肠内容物或脓性物流出。重者则在腹壁上有多个瘘口，甚至有腹壁缺损及溃烂，反复感染，同时合并有严重营养不良、消化道出血、心肺肾等脏器功能障碍，死亡率极高。

1. 肠外瘘的腹部表现　如下所述。

（1）瘘口及漏出物：腹壁有 1 个或多个瘘口，有肠液、胆汁、气体或食物排出，是肠外瘘的主要临床表现。手术后肠外瘘可于术后 3 ~ 5d 出现症状，先是腹痛、腹胀及体温升高，接着出现局限性或弥漫性腹膜炎或腹内脓肿。于术后 7d 左右，脓肿向切口或引流口穿破，创口可见脓液、消化液和气体排出。瘘口多出现在感染或裂开的切口部位及引流管口位置。由于流出物对组织的消化和腐蚀，再加上感染的存在，可引起瘘口或窦道部位出血。从瘘口流出的液体的量和性质可大致判断肠瘘发生的部位。

（2）腹壁：瘘口周围皮肤受流出液的侵袭可出现潮红、糜烂和轻度肿胀，患者觉疼痛。部分患者可有感染、溃疡或出血。

（3）腹内感染：肠瘘发生的早期，可出现从肠损伤、腹内脓肿到外瘘形成的过程；肠瘘发展期，可出现肠襻间脓肿、膈下间隙脓肿、肝下脓肿或瘘管周围脓肿等。

2. 全身表现　由于肠瘘形成，患者表现焦虑、抑郁，甚至不能很好地配合治疗护理。大量肠液丢失，出现明显的水、电解质失衡及严重的酸碱代谢紊乱，可有低钾、低钠。由于低钠及人血白蛋白下降，出

现水肿，严重者可表现明显的体重下降，皮下脂肪消失、骨骼肌萎缩。合并感染者，患者处于高分解代谢状态，有寒战、高热，伴有呼吸急促、脉率加速，严重者可表现为败血症或脓毒血症，血压下降，若病情不能控制，可导致DIC、多器官功能障碍综合征或多器官衰竭。

四、肠外瘘的诊断

引流管内或伤口中溢出食物残渣或肠液，肠外瘘的诊断很容易成立。当瘘口很小，临床仅表现为切口或创口持久不愈，或愈后又破溃时诊断较难。要明确瘘的具体情况，可用以下方法协助诊断。

1. 亚甲蓝口服　口服亚甲蓝，观察腹部瘘口处有无亚甲蓝排出，可确定有无肠瘘，依其排出的时间及量以估计肠瘘的位置高低及瘘口大小。

2. 胃肠钡剂造影　用较稀钡剂做口服造影或钡剂灌肠，可了解瘘的部位、大小、形态，明确全胃肠道情况，如是否通畅，有无梗阻等。

3. 瘘管造影　以泛影葡胺口服消化道造影或直接经腹壁瘘口造影。目的是了解瘘是否发生、瘘的部位、数量、瘘口的大小、与皮肤的距离、瘘口是否伴有脓腔及引流情况，及瘘口之远近段肠管是否通畅。

五、肠外瘘的治疗

肠外瘘的治疗重点是设法使瘘闭合，恢复肠管的连续性，去除肠液外溢所致的病理生理改变。可分为局部治疗及全身治疗，非手术疗法与手术疗法。肠外瘘的治疗以保守治疗为主，充分引流促进自行愈合，外科手术是最后选择。

（一）全身治疗

（1）补液　维持水、电解质及酸碱平衡水、电解质的补充依瘘的高低、排出量的多少而定，除补充每日正常需要量外，还要补充前一天的瘘液、发热、出汗等额外丢失量。

（2）营养支持　患者感染得到控制，可行肠内营养，必要时按医嘱补充适量的脂肪乳、白蛋白、水、电解质、维生素及微量元素等。

（3）防治感染　防治腹腔内局部脓肿、全身感染及TPN和长期输液引起的感染。

（4）预防并发症　瘘口及系膜血管出血、应激性溃疡、肠炎及深部真菌感染等均应及时发现并予治疗。

（二）局部治疗

1. 引流　选用双腔负压引流，避免单腔负压引流时吸附周边的肠管、网膜等造成损伤。经持续吸引后，腹腔内不再有残腔，并在肠壁瘘口与腹壁瘘口间形成完整的瘘管。在无影响瘘口愈合的因素的条件下，肠瘘瘘口将随瘘管肉芽组织的生长而逐渐封闭愈合。

有效的负压吸收，不仅能防止瘘口周围皮肤的腐蚀、出血，避免了瘘口周围皮肤的糜烂，而且消除了患者因皮肤糜烂引起的疼痛，使患者得到良好的休息，利用瘘管的愈合。

2. 堵瘘治疗　条件是感染已被控制、瘘远端肠袢通畅、瘘口有生长趋势。

（1）外堵：是设法堵塞肠壁瘘口以外的部分，亦即堵塞管状瘘的瘘管部分，使肠液不外溢而沿肠管正常地流向远端肠袢。常用的外堵方法有：①黏合胶外堵；②纤维蛋白胶外堵；③管堵；④腔内支撑管闭瘘；⑤水压法。

（2）内堵：适用于唇状瘘，其目的是将瘘口堵住，不使肠液再流至肠外，恢复胃肠道的通畅。内堵的适应证：①肠黏膜与腹壁皮肤已愈合，瘘口周围组织较为牢固；②经瘘口造影证实瘘口所在肠袢较直，下端无梗阻；③瘘口附近组织中无感染或脓腔存在；④腹壁切口裂开，肠袢外露而形成的瘘，瘘口周围应有组织衬托。

3. 手术疗法　如下所述。

（1）适应证：①唇状瘘；②肠瘘管已上皮化、瘢痕化；③远端肠袢有梗阻；④瘘管部有残腔或脓肿；⑤瘘口周围异物残留；⑥肠管本身病变如肿瘤、结核、慢性炎性肠道疾病、放射性损伤等；⑦肠管已全部或大部分断裂。

（2）常用的手术方法：①肠壁瘘管切除及修补术；②肠段切除吻合术；③肠瘘旷置术；④空肠与

十二指肠瘘 Roux-en-Y 术。

六、肠外瘘的护理

（一）局部护理

肠外瘘的局部护理重点是设法及时移去漏出的肠液或设法使肠液不漏出肠腔以外，并促进肠瘘的自行愈合。

1. 引流管的护理 如下所述。

（1）引流管的选择与安放：先了解瘘口的情况，适用合适的引流管。放置引流管前要检查引流管的质量、口径大小及软硬度，放置位置的合适。

（2）调整负压：在持续负压引流过程中，要根据肠液流出量、黏稠度进行负压的调整。负压过小，达不到吸引的目的，肠液会外漏；过大则容易造成瘘管周围组织被吸入内管，造成肠黏膜损伤、出血等情况。一般负压为 4kpa 或更低，但肠液黏稠时可高达 6kPa，流出量大时负压要大些。

（3）调节冲洗液速度：按医嘱行引流管冲洗，冲洗的目的是保持吸引管内湿润，防止分泌物经持续抽吸而干燥、干涸成痂，影响吸引效果。肠液黏稠时冲洗量要多一些；高位瘘时速度可快些，以稀释肠液，降低其腐蚀性；餐后冲洗速度亦应快些。一般每天冲洗量为 3000 ~ 5000mL。

（4）记录肠液的流出量：正确记录冲洗液量及肠液量，包括引流管流出量及外溢部分流出量。瘘口外接造口袋可准确记录外溢部分的流出量。

（5）保持引流管通畅：经常巡视、检查，使管道保持清洁通畅，如双腔管内套管堵塞可更换内套管。

（6）换管：一般在术后 3 ~ 4 天，瘘管已形成的情况下进行第一次更换，以后根据肠流的流出量及黏稠度逐步更换管径较小的吸引管。

2. “堵”的护理 堵瘘时应注意观察。

（1）外堵是否成功，外堵物是否合适，是否有肠液外溢。

（2）注意瘘口有无不适或疼痛。观察瘘口周围组织有无红肿、感染的现象。

（3）有肠液外溢时除调整外堵的方法外，还应采用各种合适的方法保护瘘口周围的皮肤。

3. 瘘口周围皮肤的护理 皮肤保护是肠外瘘护理的一项难题。传统引流方法是直接采用腹腔引流管接引流袋，采用吸与堵虽已除去大部分溢出的肠液，但是在引流管口周围有较多肠瘘液渗出，所渗出的消化液对瘘口周围皮肤的腐蚀性很强，易导致局部皮肤红肿、糜烂及溃疡形成，患者疼痛明显。涂氧化锌等油剂保护引流管周围皮肤，但不能从根本上解决肠瘘液对皮肤的腐蚀。另外，由于肠瘘液不断渗湿伤口敷料，医护人员需要频繁地更换敷料，既不利于伤口愈合，加重了患者的经济负担，又增加了医护人员的工作量。因此，需采用有效、省时又符合成本效益的护理方法收集漏出液。

（1）瘘口周围皮肤护理的目的：①评估瘘管创面及周围皮肤情况，观察伤口愈合过程；②收集流出物，准确记录流出量，为治疗提供依据；③保护周围皮肤，控制臭味，减轻患者焦虑及提高舒适度；④保持引流通畅，清除伤口内的分泌物、细菌或坏死组织，避免细菌感染，促进新细胞的增生治愈创面。

（2）方法的选择：根据瘘管的流量、引流液性状，伤口大小、位置和瘘口周围创面情况选择适合的护理方法与护理产品。

（3）常用材料：负压吸引器（中心负压或电动负压装置）、思华龙引流管、尿管或一次性吸痰管、伤口引流袋或一件式、二件式造口袋及夹子、防漏膏、皮肤保护粉或创口保护膜、皮肤保护皮，如瘘口周围有伤口可根据创面情况选择伤口敷料，如水胶体敷料、藻酸盐敷料等。

（4）操作方法。

1）无须放置引流管的肠外瘘患者：如单一瘘口，可选用一件式或两件式透明开口造口袋收集漏出液；多个瘘口且位置邻近，如不需要分开记录各瘘口的流出量且相邻距离不超过 50mm，可选择一件式透明开口造口袋收集漏出液；距离超过 50mm，选择底盘足够大的一件式透明开口袋，如无足够大底盘的造口袋，可粘贴多个一件式造口袋进行收集；如需要分开记录各瘘口的流出液，则要选择多个一件式透明开口袋，并根据漏出液的性状、黏稠度选择大便造口袋或泌尿造口袋。

方法：生理盐水清洗瘘口及周围皮肤，方纱抹干，如周围皮肤有潮红或糜烂可涂皮肤保护粉，必要时喷皮肤保护膜或粘贴皮肤保护皮，对于瘘口周围皮肤糜烂直径 >5cm 或难于粘紧造口袋时，可重复涂粉和喷膜步骤 2 ~ 3 次，根据瘘口大小或多个瘘口的位置剪裁造口袋粘胶，中心孔径比瘘口大 1mm，如瘘口周围皮肤凹陷，涂上防漏膏及填防漏条，撕开粘贴纸，粘贴造口袋，用手由内向外抚平接压粘胶使粘贴紧密。当瘘口漏出液减少或消失时，可用方纱覆盖，固定。

2）有引流管且要接负压的瘘口：肠瘘时临床常采用引流管接负压进行抽吸，但引流管口周围仍不可避免地有肠瘘液外渗，不能从根本上解决肠瘘液对皮肤的腐蚀。因此，需合并应用造口袋收集流出液。

方法：NS 棉球清洗瘘口及周围皮肤，方纱抹干。如瘘口周围皮肤有潮红、糜烂，可涂薄薄一层皮肤保护粉，必要时喷创口保护膜或粘贴皮肤保护皮。按瘘口的大小和形状剪裁造口袋底盘，中央孔径比瘘口大 1mm，并于造口袋顺应引流管的位置上粘贴一块约 2cm × 2cm 大小的皮肤保护皮或片状水胶体（避免穿出引流管时造口袋剪切口会增大而容易渗漏），然后在其上方剪 1cm 长的开口，引流管前端放人瘘管内或创面上，末端经造口袋底板中央孔径与造口袋表面剪裁的开口用血管钳拉出。如瘘口周围皮肤凹陷，可在凹陷处涂上防漏膏或填塞防漏条，或使用凸面底板的造口袋，将粘贴纸揭开部分，剪开粘贴纸至孔中心，再剪开对侧粘贴纸，紧贴患者皮肤，边撕边粘贴造口袋，用手由内向外抚平按压底板，使底板与皮肤紧贴，然后用造口夹子或橡皮筋封闭造口袋开口。再用剪成 Y 型皮肤保护皮或水胶体将引流管出口的缝隙粘贴并固定引流管，以防液体渗漏及引流管脱落，引流管末端接上负压持续吸引。粘贴造口袋后嘱患者平卧 10min 以增加造口底盘贴着力。如有多条引流管位置邻近而无须分开计量时，剪裁造口袋粘胶及造口袋上方穿出口时应注意将多条引流管的位置准确测量；如需分开计量时，按上述方法粘贴多个造口袋进行收集。

3）瘘口合并周围切口感染或切口裂开的处理：NS 棉球清洗创面，清除伤口坏死死组织，方纱抹干。根据伤口不同情况选择不同的伤口愈合敷料。创面坏死组织及渗出液多时可选用美盐敷料；创面肉芽生长，渗液量中 ~ 大量时填塞藻酸盐或水分纤维敷料；渗液出少 ~ 中量时填充水胶体糊剂；再于伤口敷料上覆盖一层凡士林油纱，选择合适的引流管经肠外瘘口放人，并用凡士林油纱将引流管口缠绕，避免或减少排出物污染创面。按瘘口或周围伤口的大小和形状剪裁造口袋底盘，再按以上的方法进行引流管处理及造口袋粘贴。

（5）瘘管周围皮肤保护的注意事项。

1）引流管的选择：根据瘘管的大小、流出物的性状选择直径粗细不一的引流管，最好是双腔引流管如思华龙引流管，或选择尿管或将一次性吸痰管剪多个侧孔。

2）造口袋的选择：根据瘘口周围创面的大小选用底盘规格各异的造口袋或伤口引流袋，最好为有黏性、底板裁剪平面足够大、柔软有弹性、有护肤胶、容量大、防臭、透明的一件式或二件式造口袋，根据漏出液的性质选择大便或泌尿造口袋，如漏出液水样无渣，可选择泌尿造口袋，漏出液时多时可接床边袋；漏出液黏稠或有渣，则要选择大便造口袋以方便排放。如瘘口合并周围切口感染或切口裂开，使用两件式造口袋，方便每天清洗伤口，避免经常更换造口袋，既减少患者痛苦，又减轻患者的经济负担；如管状瘘或伤口渗出液少，可选择一件式造口袋，3 ~ 5 天更换 1 次。

3）更换时间：造口袋底盘出现渗漏时及时更换；如无渗漏，但瘘口周围切口感染而应用一件式造口袋者，需 1 ~ 2 天更换 1 次，无切口感染者 3 ~ 5 天更换 1 次。

4）肠外瘘患者应尽早行皮肤保护，因为一旦瘘口周围皮肤糜烂直径 >5cm，造口袋底盘就无法与皮肤紧粘，影响使用效果。对周围皮肤严重糜烂难以粘紧造口袋的患者，采用重复涂粉和喷膜步骤 2 ~ 3 次，可使造口袋牢固黏合。

5）要预留足够的时间来进行操作，操作前需设计好处理方案，准备好所有物品。

（6）应用造口袋或负压引流合并造口袋对肠外瘘皮肤保护的优点。

1）有效地保护皮肤，提高患者舒适度：肠外瘘患者皮肤受流出液的浸渍而致糜烂甚至溃疡的痛苦。皮肤保护粉是水胶体类敷料，可促进皮炎、糜烂和溃疡的愈合，减轻患者的疼痛；而 3M 创口保护膜采用多分子聚合物，喷洒后迅速形成一层透明薄膜，如同第二层皮肤，具有防水功能，防止流出物对皮肤的浸渍，并因不含酒精及其他刺激物质，对糜烂皮肤无刺激，患者不感觉疼痛。瘘口放置引流管接负压吸引装置，可吸出大部分肠液，而少部分从瘘口旁流出的肠液可通过造口袋收集，减少或避免肠液对瘘口周围皮肤的侵袭。造口袋底盘是水胶体皮肤保护剂，利于皮肤的保护和粘贴牢固。在瘘口周围皮肤凹陷处涂上防漏膏或防漏条可防止肠液渗漏，延长造口袋的使用时间。

2）预防感染，治愈伤口：根据伤口的不同情况和不同的愈合阶段选择不同的伤口敷料，可有效地吸收伤口渗出，利于坏死组织的自溶清创，加速肉芽组织的生长，促进伤口的愈合。

3）收集流出物，准确计量，为治疗提供依据：肠瘘液的多少和颜色是衡量病情的一个重要指标。传统的引流方法由引流管周围漏出的肠液不易收集，不能正确计算丢失量。由于高流量肠外瘘丧失大量的肠液而导致水电解质失衡，临床以估计敷料浸湿量来计算补充量。应用持续负压吸引和造口袋可正确观察渗出液的颜色，准确地记录流出量，为治疗方案提供可靠的依据。

4）减轻患者焦虑情绪，提高患者的自尊：肠外瘘患者由于流出液不断渗出，衣服、床单常被浸湿污染，常有恶臭难闻的气味，患者心理负担大，同时也影响了同病房患者。造口袋具有防臭功能，且处于密闭状态，漏出液的气味不易溢出，从而增强患者的自尊和恢复患者的自信心。同时应用造口袋进行收集流出液，患者可以带管、带袋下床活动，提高患者的生活质量。

5）减少护理工作量，减少经济负担，医疗费用减轻。肠外瘘患者由于肠液不断渗出而需要频繁更换敷料与衣服、床单。应用引流管外粘贴造口袋方法明显减少换药次数，大大降低护理工作量和患者的医疗费用。

（二）健康教育与心理护理

心理护理的最终目的是调动患者自身潜在的积极因素，激发其以坚强的意志去战胜疾病。而医护人员的良好言行和神态是能够调动患者的潜在积极因素，使其精神处于最佳状态，促使疾病早日康复。肠外瘘发生，均较一般疾病的治疗过程长，耗费大，而且患者感觉疼痛，体表皮肤完整性受损，患者承受着疾病疼痛、自卑和经济压力的多重痛苦而出现精神紧张、恐惧、悲观失望、失去信心，有些不愿继续治疗。因此，护士在肠外瘘漏出物收集和皮肤保护、情感支持中扮演极其重要的角色，患者需要被理解和尊重。护士要了解患者的心理状况，关心、体贴患者，详细说明治疗的必要性，介绍治疗成功的病例，并将病情的严重程度逐渐向家属渗透，使家属渐渐接受现实，配合护士一起做好患者的思想工作，帮助患者适应角色，客观地面对现实，以最佳的心理状态接受治疗，配合护理。

（三）控制感染及维持内稳态平衡

肠瘘初期常有较严重的腹腔感染和水、电解质及酸碱平衡失调，甚至有低血容量性或中毒性休克，而感染已是肠瘘患者死亡的主要原因。护士对患者严密监测意识、生命体征，记录24小时出入量，精确估计体液丢失量，监测水电解质、肾功能和血气变化。遵医嘱使用抗生素和抗休克治疗，及时纠正水、电解质及酸碱平衡失衡，维护重要脏器功能。

（四）营养支持的护理

肠瘘患者由于消化液中丢失大量蛋白质，并发感染，使机体处于高分解状态，建立良好的营养通道甚为重要。肠外营养的应用使胃肠道处于休息状态，同时，从胃肠外给予高糖、高氮、高脂肪等营养物质，可抑制胃肠道液的分泌，直接降低肠瘘的肠液外漏，有利于控制瘘，更利于瘘管的形成。要监测水、电解质、血糖代谢状况，预防代谢并发症，并注意有无腹泻、腹胀、肠痉挛、恶心呕吐等胃肠道反应。

（五）护理记录

记录患者手术日期，出现瘘管的时间、瘘管的位置、类型、漏出液的性质、颜色、量及气味，周围皮肤情况，瘘口周围伤口的大小、深度、基底组织情况、目前采用的处理方法及应用的效果。

肠外瘘患者的护理要点为根据患者的个体情况制定护理计划，采取不同的护理措施，给予心理支持，调整患者心态，做好瘘口护理，保持持续有效的引流，保护瘘口周围皮肤，防止感染，适时实施TPN/EN及护理，重视全身营养状况的改善，维护机体内环境稳定，保持机体代谢均衡，防止并发症的发生。

第三节　炎症性肠病护理

炎症性肠病（inflammatory bowel disease，IBD）一词专指病因未明的炎症性肠病（idiopathic inflammatory bowel disease），包括溃疡性结肠炎（ulcerative colitis，UC）和克罗恩病（Crohn's disease，CD）。IBD 的流行病学有两个明显的特征。一是发病率有明显的地域差异及种族差异，以北美、北欧最高，亚洲较低；同一地域的白种人明显高于黑种人，犹太人明显高于非犹太人。二是近几十年来，IBD 在世界范围内发病率有持续增高趋势。我国尚无流行病学研究报道。总的来说，UC 在我国较欧美国家少见，且病情一般较轻，但近年患病率似有增加，重症也有报道；CD 少见，但非罕见。IBD 发病高峰年龄为 15 ~ 25 岁，亦可见于儿童或老年，男女发病率无明显差异。

IBD 的病因和发病机制尚未完全明确，已知肠道黏膜免疫系统异常反应所导致的炎症过程在 IBD 发病中起重要作用，目前认为这是由多因素相互作用所致，主要包括环境、遗传、感染和免疫因素。

一、溃疡性结肠炎

（一）概述

溃疡性结肠炎（ulcerative colitis，UC）是一种病因不明的直肠和结肠慢性非特异性炎症性疾病。病变主要限于大肠黏膜与黏膜下层。病变分布呈连续性，由远端向近端发展。主要症状有腹泻、黏液脓血便、腹痛和里急后重。病程漫长，病情轻重不一，常反复发作。本病可发生在任何年龄，多见于 20 ~ 40 岁。男女发病率无明显差别。

（二）护理评估

1. 评估患者的健康史　询问患者既往病史、身体状况、家族史、饮食不洁史及最近情绪变化情况。UC 的病因不明，但其发病可能与免疫、遗传、感染（尤其是痢疾杆菌或溶血组织阿米巴感染）、精神神经因素有关。目前大多数专家认为，UC 的发病既有自身免疫机制参与，也有遗传因素为背景，感染和精神因素为诱发因素。

2. 临床症状评估与观察　如下所述。

（1）评估患者腹泻的症状：黏液脓血便是本病活动期的重要表现。轻者每日排便 2 ~ 4 次，便血轻或无；重者每日 10 ~ 30 次，脓血明显，甚至大量便血。粪质与病情轻重有关，多数为糊状，重者可至血水样。

（2）评估患者腹痛的症状：腹痛多为左下腹或下腹的阵发性痉挛性绞痛，可涉及全腹。有疼痛 – 便意 – 便后缓解的规律，常有里急后重。如并发中毒性巨结肠或炎症波及腹膜，有持续性剧烈腹痛。

（3）评估患者有无消化道其他症状：患者还可有腹胀、食欲不振、恶心、呕吐的症状。

（4）评估患者有无发热的症状：急性期多出现发热。

（5）评估患者营养状况，有无营养障碍及电解质失衡：慢性腹泻、便血、食欲缺乏可致不同程度的营养不良，重症者可有毒血症及水电解质平衡失调、低蛋白血症、贫血等。

（6）评估患者有无肠外表现：UC 可伴有多种肠外表现，以关节疼为多，还有虹膜炎、口腔溃疡、皮下结节及红斑等。

3. 辅助检查评估　如下所述。

（1）血液检查：血红蛋白下降，中性粒细胞增多，血小板增多。血沉加快和 C 反应蛋白增高是活动期的标志。电解质紊乱，血清蛋白下降。

（2）粪便检查：肉眼见血、脓和黏液。但需排除感染性结肠炎，故需反复多次（至少连续 3 次）进行便培养、便找阿米巴、粪便集卵的检查。

（3）内镜检查：是本病诊断与鉴别诊断的最重要手段之一。内镜下可见病变黏膜充血水肿，粗糙呈颗粒状，质脆易出血。黏膜上有多发浅溃疡，散在分布，亦可融合，表面附有脓性分泌物。假性息肉形成，结肠袋变钝或消失。

（4）自身抗体检测：血外周型抗中性粒细胞胞质抗体（P–ANCA）是 UC 的相对特异性抗体。

（5）X 线钡剂灌肠检查：黏膜粗乱及颗粒样改变、多发性浅溃疡、结肠袋消失肠管呈铅管状。

4. 心理 – 社会因素的评估　如下所述。

（1）评估患者对溃疡性结肠炎的认识程度。

（2）评估患者的人格类型及与人交往、沟通能力。

（3）评估患者有无焦虑及恐惧心理及现在的心理状态。

（4）评估患者是否对医疗费用担心。

（5）评估患者的生活方式及饮食习惯。

5. 腹部体征的评估　左下腹或全腹部常有压痛，伴有肠鸣音亢进，常可触及硬管状的降结肠或乙状结肠，提示肠壁增厚。病变范围广泛的急性活动期患者，可有腹肌紧张。轻型病例或在缓解期可无阳性体征。直肠指诊常有触痛，指套染血。

（三）护理问题

1. 腹泻　由炎症导致大肠黏膜对水钠吸收障碍以及结肠运动功能失常所致。

2. 疼痛：腹痛　由炎症波及腹膜或腹腔内脓肿形成、急性穿孔、部分或完全肠梗阻所致。

3. 营养失调：低于机体需要量　由吸收障碍、腹泻、食欲缺乏、摄入量不足所致。

4. 肛周皮肤完整性受损　由腹泻后肛周皮肤护理不当、皮肤营养状况差所致。

5. 体温过高　由肠道炎症、继发感染所致。

6. 活动无耐力　由营养不良、贫血所致。

7.（部分）生活自理能力缺陷　与腹泻所致体质虚弱及大量输液有关。

8. 焦虑　由治疗效果不理想、疾病反复发作所致。

9. 有体液不足的危险　与肠道炎症致长期腹泻有关。

10. 潜在并发症：中毒性巨结肠、直肠结肠癌变、肠梗阻　与重度溃疡性结肠炎有关。

（四）护理目标

（1）患者大便次数减少，恢复正常的排便形态。

（2）患者主诉腹痛减轻或缓解。

（3）患者体重增加；无贫血现象或贫血症状得到改善；水、电解质平衡，无脱水征。

（4）患者住院期间肛周皮肤完整无破损。

（5）患者体温恢复正常；患者发热时能够得到护士有效的降温措施，舒适感增加。

（6）患者主诉活动耐力逐渐增加，生活能够自理。

（7）患者在卧床期间生活需要得到满足。

（8）患者焦虑程度减轻，能积极主动配合治疗。

（9）患者住院期间保证 24 小时机体需要量。

（10）住院期间通过护士的密切观察，能够及早发现或避免并发症的发生。

（五）护理措施

1. 一般护理　如下所述。

（1）为患者提供舒适安静的环境，嘱患者多卧床休息，避免劳累。

（2）定时开窗通风，保持空气清新，控制人员探视，避免感染。

（3）正确指导患者食用质软、易消化、少纤维素又富含营养、有足够热量的饮食，避免食用冷饮、水果、多纤维的蔬菜及其他刺激性食物，忌食牛奶及乳制品。

2. 心理护理　如下所述。

（1）患者入院时热情主动接待，为患者及家属介绍病房环境、作息时间及规章制度。

（2）耐心倾听患者倾诉，安慰患者，稳定患者情绪，放松心态，帮助患者建立信心。

（3）为患者讲解所需各项检查的目的、术前准备及术后注意事项，减少患者对检查的恐惧。

3. 治疗配合　如下所述。

（1）观察患者的腹痛性质、部位、持续时间及大便的量、色、性质及次数。

（2）观察患者生命体征变化，尤其是体温的变化。

（3）评估患者营养状况及皮肤黏膜情况，观察电解质变化。

（4）急性期可予流食；待病情好转后改为高营养少渣低纤维饮食。病情严重者应禁食，并予全胃肠外营养（tolal parential nutrition，TPN）治疗。

（5）准确记录 24 小时出入量：观察患者进食情况，定期测体重，监测血红蛋白、血电解质和血清蛋白的变化。根据患者的身体状况，保证 24 小时机体需要量。

（6）基础护理，保持患者清洁，生活不能自理伴高热的患者注意皮肤的护理，避免压疮的发生。协助患者生活护理。腹泻严重者注意肛周皮肤的护理，可于便后用温水洗净，软毛巾蘸干。肛周有发红者可用鞣酸软膏涂抹，烤灯局部照射 15 ~ 20 分钟，每天 2 ~ 3 次。

（7）给予患者灌肠时需注意低压灌肠，并动作轻柔，必要时可选用吸痰管灌肠，避免肠穿孔。

（8）如病情恶化、毒血症明显、高热伴腹胀、腹部压痛、肠鸣音减弱或消失，或出现腹膜刺激征，提示有并发症应立即与医师联系协助抢救。

4. 用药护理　如下所述。

（1）氨基水杨酸制剂。

1）柳氮磺氨力农：对磺氨过敏者慎用，长期服药可发生恶心、呕吐、药疹、药物热、白细胞减少等不良反应。服药期间应检查血常规。肝、肾病患者慎用。

2）美沙拉嗪：过敏者禁用，检测肝、肾功能。服药时要整粒囫囵吞服，绝不可嚼碎或压碎。

（2）糖皮质激素。注意激素不良反应，不可随意停药，防止反跳现象。检测血象，预防感染。嘱患者饭后半小时服药，勿空腹服药，以免诱发或加重消化性溃疡，必要时遵医嘱给予保护胃黏膜的药物。

（3）免疫抑制剂。应用硫唑嘌呤或巯嘌呤时可出现骨髓抑制的表现，注意监测白细胞计数。饭后半小时服用，减轻消化道反应。治疗中监测肝功能。

5. 健康教育　如下所述。

（1）向患者及家属介绍溃疡性结肠炎诱因及保健知识，帮助患者养成良好的生活习惯。

（2）指导患者合理选择饮食，避免粗纤维多渣及辛辣生冷刺激性饮食，少食或不食牛奶或乳制品，减少肠道刺激。

（3）讲解用药的注意事项及不良反应，教会患者自我观察。

（4）指导患者放松自己、分散注意力的一些技巧，如听音乐，看报纸、杂志，参加一些力所能及的娱乐活动等。

（5）遵医嘱按时服药，如有病情变化及不适，及时来院就医。

二、克罗恩病

（一）概述

克罗恩病（crohn disease，CD）又称局限性回肠炎、局限性肠炎、节段性肠炎和肉芽肿性肠炎，是一种原因不明的胃肠道慢性炎性肉芽肿性疾病。本病在整个胃肠道任何部位均可发病，多见于末端回肠和邻近结肠。病变呈节段性或跳跃性分布。临床表现以腹痛、腹泻、腹块、瘘管形成和肠梗阻为特点，且有发热、营养障碍等肠外表现。发病年龄多在 15 ~ 30 岁，但首次发作可出现在任何年龄组，男女患病率近似。

（二）护理评估

1. 评估患者的健康史　询问患者的既往身体状况、家族史及饮食不洁史。该病病因尚不明，可能为多种致病因素的综合作用，与免疫异常、感染和遗传因素较有关。

2. 临床症状评估与观察　如下所述。

（1）评估患者腹痛的症状：为最常见症状，因肠壁炎症、痉挛、狭窄所致。随病情进展多呈部分性肠梗阻特征，阵发性绞痛，伴腹胀、腹鸣，进食加重，休息、饥饿或排便后减轻。

（2）评估患者腹泻的症状：大部分患者有腹泻症状，粪便多为糊状，一般无脓血及黏液，一般每日不超过 2 ~ 6 次，间断或持续发生。如果下段结肠或直肠受累可有脓血及里急后重。

（3）评估患者有无腹部包块：约 10% ~ 20% 的患者可见包块。为肠粘连、肠壁增厚、肠系膜淋巴结肿大、内瘘或脓肿形成所致。以右下腹、脐周多见。

（4）评估患者有无瘘管形成：见于半数病例，因病变溃疡穿壁形成。

（5）评估患者有无肛门直肠周围病变：见于半数病例，局部形成脓肿、窦道及瘘管，个别以肛门瘘管为第一征象。

（6）评估患者有无发热症状：多为低热或中度热，如继发感染或肠道炎症活动可出现弛张热或间歇热。

（7）评估患者营养状况，有无营养障碍：因慢性腹泻、食欲缺乏，可致不同程度的营养不良。

（8）评估患者有无肠外表现：约见于 20% 病例，可有关节炎、结节性红斑、皮肤溃疡等表现。

3. 辅助检查的评估　如下所述：

（1）血液检查：贫血；活动期白细胞计数增高；血沉增快；血清蛋白下降；血抗酿酒酵母抗体（ASCA）是 CD 特异性抗体。

（2）粪便检查：可见红、白细胞；潜血阳性。

（3）X 线及胃肠钡餐检查：X 线表现为肠道炎症性病变；钡剂检查可有跳跃征或线样征。

（4）电子肠镜检查：内镜特征可包括：①右半结肠受累为主；②直肠通常正常；③节段性损害；④慢性穿壁性炎症。

4. 心理 – 社会因素的评估　如下所述。

（1）评估患者对克罗恩病的认识程度。

（2）评估患者的性格类型及与人交往、沟通能力。

（3）评估患者有无焦虑及恐惧心理。

（4）评估患者是否有医疗费用的担心。

（5）评估患者生活方式及饮食习惯。

5. 腹部体征的评估　腹痛多位于右下腹或脐周，间歇性发作。压痛明显。右下腹及脐周还可见腹部包块，固定的腹块提示内瘘形成。

（三）护理问题

1. 疼痛（腹痛）　由肠内容物通过炎症、狭窄肠段而引起的局部肠痉挛所致。
2. 腹泻　由病变肠段炎症渗出、蠕动增加及继发性吸收不良所致。
3. 营养失调：低于机体需要量　由长期腹泻、吸收障碍所致。
4. 体温过高　由肠道炎症活动及继发感染所致。
5. 焦虑　由病情反复、迁延不愈所致。
6. 有体液不足的危险　与肠道炎症致长期腹泻有关。
7. 潜在并发症：肠梗阻　与溃疡局部充血、水肿有关。

（四）护理目标

（1）患者主诉疼痛减轻或缓解。

（2）患者主诉大便次数减少或恢复正常的排便。

（3）患者体重增加；无贫血现象或贫血症状得到改善；水、电解质平衡，无脱水征。

（4）患者体温恢复正常。

（5）患者焦虑程度减轻，能积极主动配合治疗。

（6）患者住院期间保证 24 小时机体需要量。

（7）住院期间通过护士的密切观察，能够及早发现及避免并发症的发生。

（五）护理措施

1. 一般护理　如下所述。

（1）为患者提供舒适安静的环境，嘱患者多休息，避免劳累。

（2）定时室内通风，保持空气清醒。

（3）腹泻次数多的患者，指导患者肛周皮肤的护理，清洁皮肤，保持干燥，便后可用柔软手纸擦拭；如有发红，可涂抹 10% 鞣酸软膏保护。

2. 心理护理　如下所述。

（1）患者入院时热情主动接待，为患者及家属介绍病房环境及制度。

（2）患者腹痛、腹泻时，应耐心倾听患者主诉，安慰患者，稳定患者情绪，帮助患者建立信心。

（3）向患者讲解所需各项检查的目的、术前准备及术后注意事项，减少患者对检查的恐惧。

3. 治疗配合　如下所述。

(1) 观察腹痛的部位、性质、持续时间，腹部体征的变化，及时发现、避免肠梗阻等并发症的发生。协助患者采取舒适体位。

（2）观察患者生命体征变化，尤其是体温变化，遵医嘱应用物理降温及药物降温。

（3）观察患者大便的量、色、性状及有无肉眼脓血和黏液，是否有里急后重等症状，及时通知医生给予药物治疗。

（4）评估患者营养状况，监测血电解质及血清蛋白变化，观察患者有无皮肤黏膜干燥、弹性差、尿少等脱水表现。

（5）指导患者合理选择饮食：一般给予高营养低渣饮食，适当给予叶酸、维生素 B12 等多种维生素及微量元素。TPN 仅用于严重营养不良、肠瘘及短肠综合征者，应用时间不宜过长。

（6）指导患者合理用药，观察用药后效果及不良反应。

4. 用药护理　见表 9-1。

表 9-1 炎症性肠病用药护理

清疡性结肠炎、克罗恩病常用药物护理
・氨基水杨酸制剂
柳氮磺氨力农：对磺氨过敏者慎用，长期服药可发生恶心、呕吐、药疹、药物热、白细胞减少等不良反应。服药期间应检查血象，肝、肾病患者慎用
美沙拉嗪：过敏者禁用，检测肝、肾功能。服药时要整粒囫囵吞服，绝不可嚼碎或压碎
・糖皮质激素
注意激素的不良反应，不可随意停药，防止反跳现象。检测血常规，预防感染。嘱患者饭后半小时服药，勿空腹服药，以免诱发或加重消化性溃疡，必要时遵医嘱给予保护胃黏膜的药物
・免疫抑制剂
应用硫唑嘌呤或巯嘌呤时可出现骨髓抑制的表观。注意监测白细胞计数。饭后半小时服用，减轻消化道反应。治疗中监测肝能
・抗菌药物
某些抗菌药物如甲硝唑、唑诺酮类药物应用于本病有一定疗效。多在饭后半小时服用，与调整肠道菌群的药物 [如双歧三联活菌（培菲康）、整肠生等] 分开 2 小时服用。注意恶心、呕吐等消化道不良反应
・抗 TNF-α 单克隆抗体（英夫利昔单抗）
为促类性细胞因子的拮抗剂，对传统治疗无效的活动性克罗恩病有效。用药期间注意监测肝功能和血常规

5. 健康教育　如下所述。

（1）向患者及家属介绍克罗恩病的诱因及保健知识，帮助患者养成良好的生活习惯。

（2）指导患者合理选择饮食，避免粗纤维多渣及刺激性饮食。

（3）讲解用药的注意事项及不良反应，教会患者自我观察。

（4）嘱患者劳逸结合，放松心情，避免情绪激动。

（5）遵医嘱按时服药，如有病情变化及不适，及时来院就医。

第四节　肠结核护理

一、概述

肠结核（intestinal tuberculosis）是结核杆菌（tubercle bacillus）侵犯肠道引起的慢性特异性感染。过去在我国比较常见，随着人民生活水平的提高、卫生保健事业的发展及结核患病率的下降，本病亦逐渐减少。发病年龄为 2 ~ 72 岁，而以 21 ~ 40 岁最多，女性多于男性，约为 1.85 ∶ 1。根据大体形态学表现，肠结核可分为溃疡型、增殖型和混合型。绝大多数病例继发于肠外结核病，主要是肺结核。无肠外结核病灶者称原发性肠结核，约占肠结核的 10% 以下。

二、护理评估

（一）评估患者的健康史及家族史

询问患者既往身体状况，尤其是近期是否患有身体其他部位的结核病，或近期是否与结核患者接触过。

（二）临床症状的评估与观察

1. 评估患者腹痛的症状　有腹痛症状者占 95% 以上，疼痛性质一般为隐痛或钝痛，禁食易诱发或加重，出现腹痛与排便，排便后疼痛可有不同程度的缓解。

2. 评估患者腹泻与便秘的症状　腹泻常与腹痛相伴随。大便每日数次至数十次，半成形或水样，常有黏液，重症患者有广泛溃疡可有脓血便，量多，有恶臭味。常在清晨排便，故有“鸡鸣泻”之称。小肠结核如果病变广泛，可引起吸收不良而发生脂肪泻。无腹泻而只有便秘者约占 25%。腹泻与便秘交替常被认为是肠结核的典型症状。腹泻数日继而便秘，如此循环交替。

3. 评估患者有无腹部肿块　主要见于增殖型肠结核。溃疡型肠结核病有局限性腹膜炎，病变肠曲和周围组织粘连，或同时有肠系膜淋巴结结核，也可出现腹部肿块。

4. 评估患者的营养状况、有无营养障碍　因进食可诱发疼痛，患者常有食欲不振、畏惧进食，食量因而减少，肠管炎症引起的淋巴梗阻、淤张，使肠局部蠕动异常，发生肠内容物瘀滞，加之肠道菌群失调等因素干扰了食物的消化与吸收，甚至发生脂肪泻，从而体重下降，并有贫血等一系列营养障碍的表现。

5. 评估患者有无发热症状　溃疡型肠结核有结核毒血症，表现为午后低热、不规则热、弛张热或稽留高热，体温多在 38℃，伴有盗汗。增殖型肠结核可无发热或有时低热。

6. 评估患者有无肠外表现　可有倦怠、消瘦、苍白，随病程发展可出现维生素缺乏、脂肪肝、营养不良性水肿等表现。部分患者可出现活动性肺结核的临床表现。

7. 评估患者有无肠梗阻、肠出血、肠穿孔的症状　并发肠梗阻时有腹绞痛，常位于右下腹或脐周，伴有腹胀、肠鸣音亢进、肠型与蠕动波；并发肠穿孔时，由于病变周围多有组织粘连，弥漫性腹膜炎较少见。

（三）辅助检查评估

1. 血液检查　溃疡型肠结核可有中度贫血，无并发症时白细胞计数一般正常，90% 的病例血沉明显增快。

2. 粪便检查　外观常为糊状不成形便，或有黏液，镜检见少量脓细胞或红细胞，潜血可呈弱阳性。

3. 纯化（结核）蛋白衍生物皮内试验（purified protein derivative test，PPD）　如为强阳性有助于本病的诊断。

4. X 线检查　X 线征象有：①肠蠕动过快，钡剂通过加速，有间歇性张力亢进，病变部位黏膜皱襞僵硬和增厚；②钡剂通过病变部位出现激惹现象，称为 Stierlin 征；③小肠有梗阻时有肠管扩张、钡剂排空延迟和分节现象，钡剂呈雪花样分布、边缘锯齿状；④盲肠不充盈，升结肠缩短；⑤盲肠部位扭曲，回盲瓣出现裂隙，回肠末端出现宽底三角形、底向盲肠，称为 Fleischner 征。

5. 内镜检查　内镜特征有：①回盲部为主；②肠黏膜充血、水肿；③环形溃疡、溃疡边缘呈鼠咬状；④大小、形态各异的炎性息肉，肠腔变窄；⑤病理检查可见干酪样坏死性肉芽肿或用抗酸染色法发现抗酸结核杆菌。

6. 结核菌素（简称结素）试验　目前通用的结素有两类。一是旧结素（OT），是结核菌的代谢产物，由结核菌培养滤液制成，主要含结核蛋白。OT 抗原不纯可引起非特异反应。另一类是结核菌纯蛋白衍化物（PPD），是从旧结素滤液中提取结核蛋白精制而成，为结洁素，不产生非特异性反应，故临床上广泛使用。方法：通常在左前臂屈侧中部皮内注射 0.1mL（5U），48 ~ 72 小时后测皮肤硬结直径。阴性 <5mm，弱阳性为 5 ~ 9mm，阳性为 10 ~ 19mm，强阳性 >20mm，或局部有水疱、坏死。

（四）心理 – 社会因素评估

1. 评估患者对肠结核的认识程度。
2. 评估患者心理承受能力、性格类型。
3. 评估患者是否缺少亲人及朋友的关爱。
4. 评估患者是否存在焦虑及恐惧心理。
5. 评估患者是否有经济负担。
6. 评估患者的生活方式及饮食习惯。

（五）腹部体征的评估

疼痛部位大多在右下腹部，也可在脐周、上腹或全腹部，因病变所在的部位不同而异。腹部肿块常位于右下腹，一般比较固定，中等质地，伴有轻度或中度压痛。

三、护理问题

1. 腹痛　由病变肠曲痉挛及蠕动增强所致。
2. 腹泻　由溃疡型肠结核所致肠功能紊乱所致。
3. 便秘　由肠道狭窄、梗阻或胃肠功能紊乱所致。
4. 体温过高　由结核毒血症所致。
5. 营养失调：低于机体需要量　由结核杆菌毒性作用、消化吸收功能障碍所致。
6. 有肛周皮肤完整性受损的危险　与腹泻有关。
7. 潜在的并发症：肠梗阻、肠穿孔　由溃疡愈合后或腹腔粘连后出现的瘢痕收缩所致。
8. 知识缺乏　缺乏结核病的预防及治疗知识。
9. 焦虑　由病程长、疗程长所致。
10. 活动无耐力　由肠结核引起的体质衰弱所致。

四、护理目标

（1）患者主诉腹痛缓解。
（2）患者主诉大便次数减少或恢复正常的排便。
（3）患者体温恢复正常。
（4）患者体重增加，或精神状况转好、面色红润。
（5）患者在住院期间肛周皮肤完整无破损。
（6）通过护士密切观察能够及早发现梗阻或穿孔症状和腹部体征，及时给予处理。
（7）患者在住院期间能够复述肠结核的预防，保健知识。
（8）患者焦虑程度减轻，能积极主动配合治疗。
（9）患者住院期间活动耐力不断增加。

五、护理措施

（一）一般护理

（1）为患者提供舒适安静的环境，嘱患者卧床休息，避免劳累。
（2）室内定时通风，保持空气清新，调节合适的温度湿度。

（3）患者大便次数多，指导患者保护肛周皮肤，每次便后用柔软的卫生纸擦拭，并用温水清洗，以软毛巾蘸干。避免用力搓擦，保持局部清洁干燥。如有发红，可局部涂抹鞣酸软膏或润肤油。

（4）对于便秘的患者应鼓励患者多饮水、定时如厕，养成规律排便的习惯；适量进食蔬菜水果，保持大便通畅。

（二）心理护理

（1）患者入院时主动接待，热情服务，向患者及家属介绍病房环境及规章制度，取得患者及家属的合作，消除恐惧心理。

（2）患者腹痛、腹泻时，应耐心倾听患者主诉，安慰患者，稳定患者情绪，帮助患者建立战胜疾病的信心。

（3）向患者讲解肠结核的相关知识，介绍各种检查的必要性、术前准备及术后注意事项，消除患者紧张、恐惧的心理，使其积极配合治疗。

（三）治疗配合

（1）注意观察患者腹痛的部位、性质、持续时间、缓解方式，腹部体征的变化，及时发现，避免肠梗阻、肠穿孔等并发症的发生。协助患者采取舒适的卧位。

（2）注意观察患者大便次数、性状、量的变化，以及有无黏液脓血，及时通知医生给予药物治疗。

（3）注意观察患者生命体征变化，尤其是体温的变化，遵医嘱给予物理及药物降温。

（4）评估患者营养状况，监测血电解质、血红蛋白及血清总蛋白、白蛋白变化，观察患者皮肤黏膜有无干燥、皮下脂肪厚度、皮肤弹性。

（5）指导患者合理选择饮食，并向患者及家属解释营养对肠结核的重要性，与其共同制订饮食计划，选用清淡易消化、高维生素、高蛋白、高热量的食物，腹泻患者应限制纤维素、乳制品及高脂食物的摄入，便秘患者则应适量增加纤维素的摄取。

（6）指导患者合理用药，观察用药后效果及不良反应。

（7）每周测体重 1 ~ 2 次。如有腹腔积液每日测腹围一次。

（四）用药护理

（1）抗结核药（链霉素、异烟肼、利福平、乙胺丁醇、吡嗪酰胺等）：一般采用 2 ~ 3 种药物联合应用，用药时间 2 ~ 3 年。链霉素使用前应做皮试，抗结核药宜空腹服用，服药后可有恶心、呕吐、药疹等不良反应。以上药物存在肝毒性，应定期检查肝功能（抗结核药使用注意事项见表 9-2）。

（2）有计划、有目的向患者及家属逐步介绍有关药物治疗的知识。

表 9-2 抗结核药使用注意事项

抗结核药（链霉素、异烟肼、利福平、乙胺丁醇、吡嗪酰胺等）使用注意事项：
·药物联合应用，强调早期、联合、适量、规律、全程化学治疗的重要性
·用药时间长，2 ~ 3 年
·链霉素使用前应做皮试
·抗结核药宜空腹服用，服药后可有恶心、呕吐、药疹等不良反应，以上药物存在肝毒性、应定期检查肝功能
·检测有无不良反应
·注意有无巩膜黄染、肝区疼痛、胃肠不适、眩晕、耳鸣等不良反应
·切不可自行停药

（3）强调早期、联合、适量、规律、全程化学治疗的重要性，使患者树立治愈疾病的信心，积极配合治疗。督促患者按医嘱服药、培养按时服药的习惯。

（4）解释药物不良反应时，重视强调药物的治疗效果，让患者认识到发生不良反应的可能性较小，以激励患者坚持全程治疗。

（5）嘱患者如出现巩膜黄染、肝区疼痛、胃肠不适、眩晕、耳鸣等不良反应时，应于医生联系，不可自行停药。

（五）健康教育

（1）向患者和家属讲解肠结核的保健知识，加强有关结核病的卫生宣教，肠结核患者的粪要消毒处理，防止病原体传播。

（2）患者应保证充足的休息与营养，生活规律，劳逸结合，保持良好的心态、以增强机体抵抗力。

（3）指导患者坚持抗结核治疗，保证足够的剂量与疗程。定期复查。学会自我检测药物的作用和不良反应，如有异常，及时复诊。

（4）肺结核患者不可吞咽痰液，应保持排便通畅。提倡用公筷进餐，牛奶应经过灭菌。

第十章

手术室护理

第一节　手术前患者的护理

一、概述

手术前期指从患者决定接受手术治疗到患者送至手术室为止。此段时期的工作称为术前护理。术前护理的重点是在全面评估的基础上，做好术前准备，纠正患者的生理和心理问题，提高对手术和麻醉的耐受能力，将手术风险降到最低。根据手术目的及时限不同将手术分为以下几类。

1. 按手术目的分类　①诊断性手术：目的是明确诊断，如剖腹探查术、取活体组织检查术等。②根治性手术：目的是彻底治愈疾病，如痔切除术、多指（趾）切除术等。③姑息性手术：目的是减轻症状，提高生存质量，如直肠癌晚期，不切除肿瘤，单纯进行结肠造瘘术（人工肛门）以缓解患者梗阻、中毒症状，减轻痛苦，提高生存质量。

2. 按手术时限分类　①急症手术：需在最短时间内进行必要的准备后迅速实施的手术，如外伤性肠破裂、脾破裂等。②限期手术：手术时间可以选择，但有一定时限，应在尽可能短的时间内做好术前准备，如各类恶性肿瘤的根治性手术，各类闭合性骨折的内固定术等。③择期手术：手术时间没有期限的限制，可在充分的术前准备后进行手术，如各类无并发症的良性肿瘤摘除术等。

二、护理评估

（一）健康史

了解与手术相关疾病的诱因、主诉、症状、体征。询问家属或患者既往有无各系统的急、慢性疾病，如糖尿病、高血压等。详细了解创伤、手术史，家族遗传史，用药、过敏史，女性患者了解月经、婚育史。

（二）身心状况

1. 生理状况

（1）年龄：婴幼儿各系统功能发育尚未完善，老年人各系统脏器功能趋于退化，他们对各种意外、损伤适应性和对手术的耐受力均较成年人差。因此对婴幼儿应重点评估其生命体征、体重和出入液量的变化，老年人应全面评估其身体各系统功能。

（2）营养状况：根据患者的身高、体重、肱三头肌皮肤褶皱度、臂肌围及食欲，精神状态、劳动能力和实验室检查结果（如血浆蛋白含量）等评判患者营养状况。

2. 重要脏器功能状况

（1）心血管系统：①脉搏、速率、节律和强度；②血压、脉压；③皮肤色泽、温度及有无水肿；④体表血管有无异常，如有无颈静脉怒张和四肢浅静脉曲张；⑤了解有无增加手术危险性的因素，如高血压、冠心病、心肌梗死、心力衰竭等。

（2）呼吸系统：①胸廓形态；②呼吸的频率、深度和形态；③呼吸运动是否对称；④有无呼吸困难、咳嗽、咳痰、胸痛、哮喘或发绀等；⑤有无上呼吸道感染；⑥了解有无增加手术危险的因素，如肺炎、肺结核、支气管扩张、哮喘及慢性梗阻性肺疾病等。

（3）泌尿系统：①排尿情况，如有无排尿困难、遗尿、尿频或尿失禁等；②尿液情况，如尿液浊度、颜色、尿量及尿比重等，了解有无增加手术危险的因素，如肾功能不全、前列腺肥大或急性肾炎等。

（4）神经系统：①患者是否有头晕、头痛、眩晕、耳鸣、瞳孔大小不等或步态不稳；②了解有无增加手术危险的因素，如颅内压增高或意识障碍等。

（5）血液系统：患者是否经常有牙龈出血、皮下紫癜或外伤后出血不止等。了解有无增加手术危险的因素，如出血倾向的疾病等。

（6）其他：①肝脏疾病，如肝硬化、腹腔积液等；②内分泌系统疾病，如甲状腺功能亢进、糖尿病或肾上腺皮质功能不全等；③水电解质紊乱等。

3. 辅助检查　了解实验室各项检查结果、影像学检查结果，以及心电图、内镜检查报告和其他特殊检查结果。

4. 手术耐受力　评估患者的手术耐受力。耐受良好：全身情况较好，无重要内脏器官功能损害，疾病对全身影响较小者。耐受不良：全身情况不良，重要内脏器官功能损害较重，疾病对全身影响较明显，手术损害大者。

5. 心理－社会状况　了解患者的心理问题及产生心理问题的原因，了解家庭成员、单位同事对患者的关心及支持程度，了解家庭的经济承受能力等。

三、护理诊断与合作性问题

1. 焦虑/恐惧　与罹患疾病、接受麻醉和手术、担心预后住院费用高、对住院环境陌生等有关。

2. 营养失调：低于机体需要量　与禁饮食导致进食不足、分解代谢增强、合成代谢降低等有关。

3. 睡眠形态紊乱　与居住环境发生变化、担心手术和疾病预后有关。

4. 知识缺乏　缺乏手术、麻醉相关知识及术前准备知识。

5. 体液不足　与疾病所致体液丢失、液体摄入量不足等有关。

四、护理目标

患者情绪平稳，能配合各项检查；患者营养状态改善；患者安静入睡，休息充分；患者体液平衡得到恢复和维持；患者对疾病有充分认识，能说出治疗及护理的相关知识及配合要点；患者体液得以维持平衡。

五、护理措施

（一）心理护理

1. 心理护理　患者入院时主动、热情迎接，建立良好护患关系；在做术前准备工作时，应耐心向患者或家属讲解手术的目的、意义、方法、预后、要求等，使患者对手术有全面的了解，取得患者和家属的配合；通过一些功能训练，缓解患者紧张情绪，使其正确认识并面对手术。

2. 社会支持　在不影响治疗和休息的前提下，安排家属、朋友、同事探望患者；允许的情况下同意家属陪伴；告知探视、陪伴人员使用正性语言鼓励、安慰患者，增强患者面对疾病的信心和勇气。

（二）一般护理

1. 饮食和休息　根据病情进行饮食指导，鼓励患者摄入营养丰富、易消化的食物，必要时加强营养。指导患者活动与休息相结合，减少明显的体力消耗，保持病房安静，以保证患者的睡眠时间。

2. 呼吸道准备　吸烟者术前2周禁烟。有肺部感染者积极控制感染，指导患者进行深呼吸和有效排痰法训练，对有痰不能咳出者，教会患者由气管深部咳嗽和咳痰，并结合叩背排痰；痰多无力咳出者可遵医嘱给予雾化吸入或在无菌操作下吸痰；对没有禁饮食和心肺功能良好的患者应鼓励多饮水，2000～3000mL/日；根据病情选择合适的卧位，病情许可鼓励患者下床活动。

3. 消化道准备

（1）非胃肠道手术：成人择期手术，术前禁食 8 ~ 12 小时，禁饮 4 小时。以防麻醉或术中呕吐引起窒息或吸入性肺炎。

（2）胃肠道手术：术前 3 ~ 4 天少渣饮食，1 ~ 2 天流质饮食，常规放置胃管；有幽门梗阻者术前 3 天晚，每晚睡前用生理盐水洗胃，以排出胃内潴留食物，减轻胃黏膜充血、水肿；结肠、直肠手术术前 3 天口服肠道不吸收的抗生素，术晨放置胃管，术前 1 日及手术当天清晨行清洁灌肠或结肠灌洗，以减少术后感染机会。急症手术和结、直肠癌患者不予灌肠。

4. 排便练习　由于排便习惯发生变化，多数人不习惯床上排便，易发生尿潴留和便秘。因此，术前必须进行排便练习。

5. 手术区皮肤准备　又称备皮，指对手术野的皮肤进行剃毛、清洗，以保证手术区域清洁，避免发生感染，利于切口愈合。术前 1 日，协助患者沐浴、剪指（趾）甲、更换清洁衣裤，注意防止着凉。手术区皮肤准备范围包括切口周围至少 15cm 的区域。

（1）常用手术部位皮肤准备范围：见表 10–1。

（2）用物准备：治疗盘内有剃毛刀架及刀片、纱布、橡胶单及治疗巾、毛巾、乙醚、棉签、手电筒、弯盘，治疗碗内盛肥皂水及软毛刷，脸盆盛热水。骨科手术备皮另备 70% 乙醇溶液、无菌巾、绷带。

表 10–1 常用手术皮肤准备范围

手术部位	备皮范围
颅脑手术	剃去全部头发及颈部毛发，保留眉毛（图 10–1）
颈部手术	上至下唇，下至乳头，两侧至斜方肌前缘（图 10–2）
乳房手术	上起锁骨上部，下至脐水平，两侧至腋后线，包括同侧上臂 1/3 和肢窝部，剃去腋毛（图 10–3）
胸部手术	上至锁骨上及肩上，下至脐水平，包括患侧上臂和腋下，胸背均应超过中城 5cm 以上过中线（图 10–4）
腹部手术	上腹部手术：上至乳头连线，下至耻骨联合会阴，两侧至腋后线；下胸手术：上自剑突，下至大腿上 1/3 前内侧，两侧至腋后线，包括会阴部，剃除阴毛（图 10–5）
肾手术	上至乳头连线，下至耻骨联合，前后均过正中线（图 10–6）
腹股沟手	上至脐平线，下至大腿上 1/3 内侧，两侧至腋后线，包括会阴区，并剃除阴毛（图 10–7）
会阴及肛周手术	上至髂前上棘，下至大腿上 1/3，包括会阴及骨部，剃除阴毛（图 10–8）
四肢手术	以切口为中心，包括上、下、两侧 20cm 以上，一般超过远近着关节或为整个肢体（图 10–9）

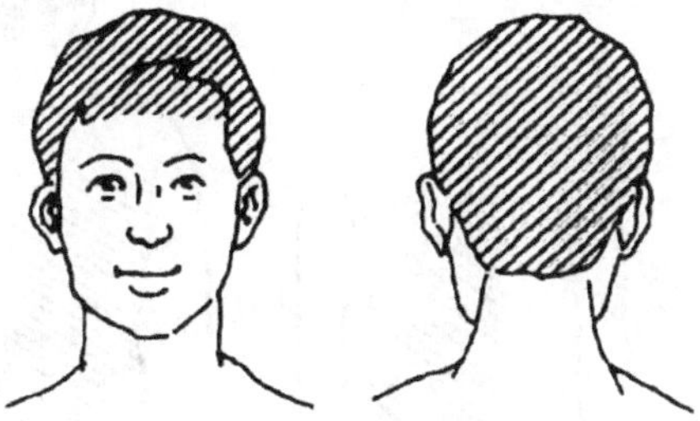

图 10–1 颅脑手术备皮范围

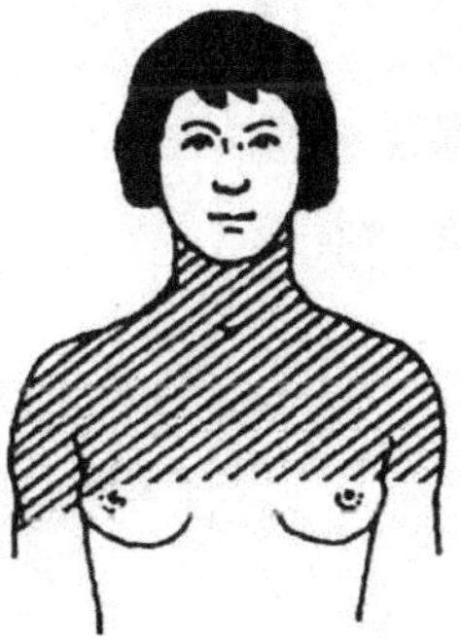

图 10–2 颈部手术备皮范围

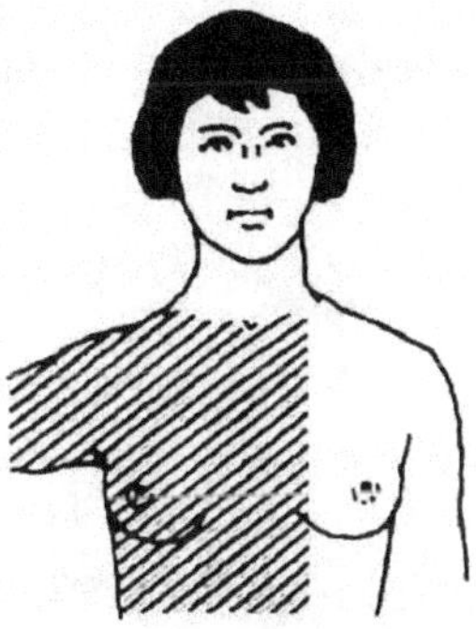

图 10–3 乳房手术备皮范围

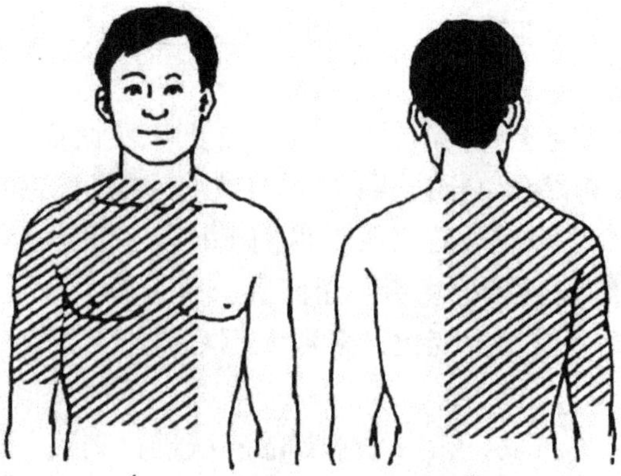

图 10-4 胸部手术备皮范围

A. 正面；B. 背面

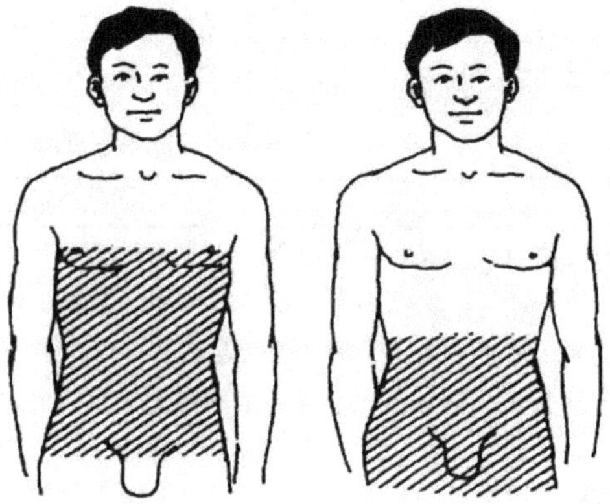

图 10-5 腹部手术备皮范围

A. 上腹部手术；B. 下腹部手术

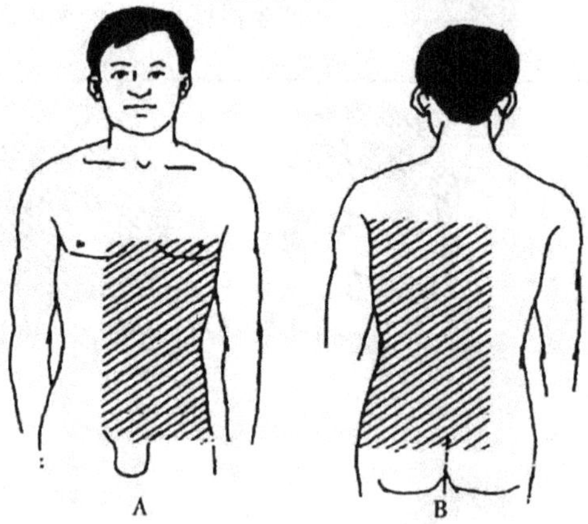

图 10-6 肾手术备皮范围

A. 正面；B. 背面

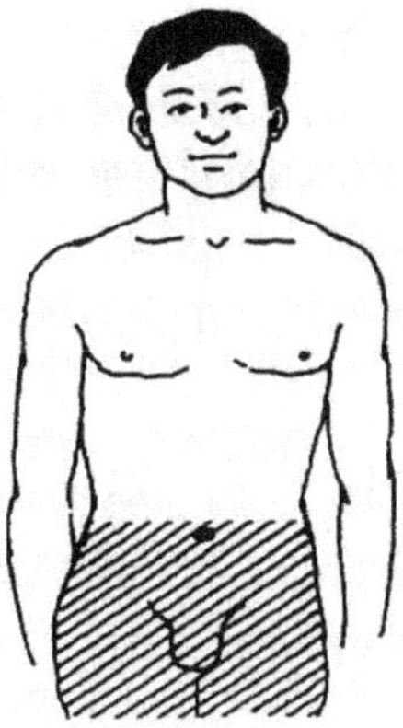

图 10-7 腹股沟手术备皮范围

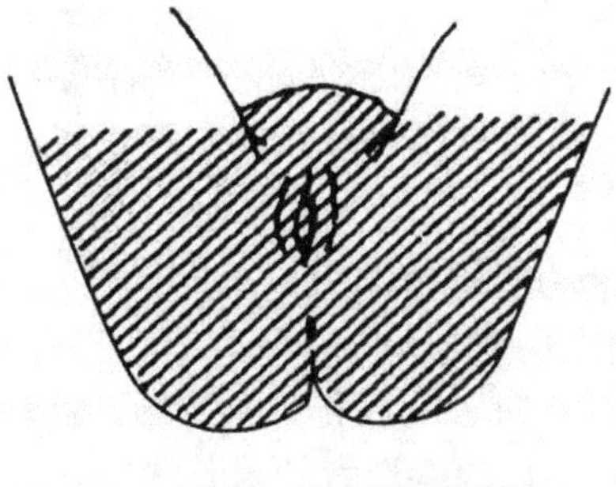

图 10-8 会阴及肛周手术备皮范围

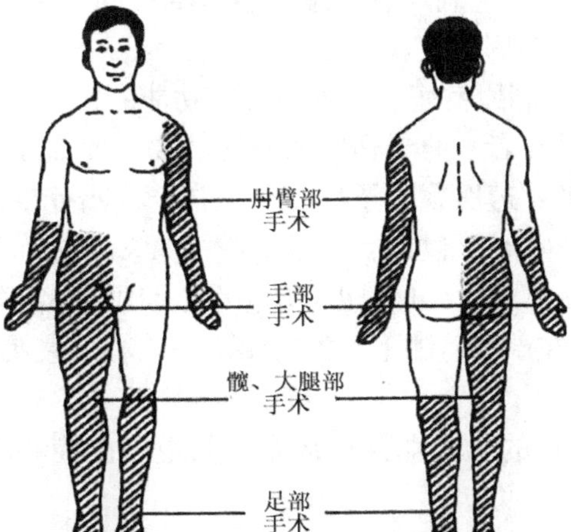

图 10-9 四肢手术备皮范围

（3）操作步骤：①向患者做好解释工作，将其接至换药室（处置室），如在病房床前备皮需用屏风遮挡。②铺橡胶单及治疗巾以保护床单，暴露备皮部位。③软毛刷蘸肥皂水涂局部，一手用纱布绷紧皮肤；另一手持剃毛刀分区剃尽毛发。④剃毕用手电筒照射，仔细检查毛发是否剃净及有无刮破皮肤。⑤毛巾浸热水洗净局部皮肤及肥皂液。⑥腹部手术者需用棉签蘸取乙醚清除脐部污垢和油脂。⑦骨科无菌手术，手术前 3 天开始准备皮肤。即术前第 3 天当日用肥皂水洗净皮肤，70% 乙醇溶液消毒，无菌巾包扎；术前第 2 天再做消毒与包扎；术前 1 天剃净毛发，继续清洗、消毒、包扎；手术日晨重新消毒包扎。⑧备皮完毕，整理用物，妥善安置患者。

（4）注意事项：①剃刀片应锐利。②剃毛前用温肥皂液棉球涂擦患者皮肤。③剃毛时应绷紧皮肤，不能逆行剃除毛发，以免损伤毛囊。④剃毛后需检查皮肤有无破损、发红等异常情况，一旦发现应详细记录并报告医生。⑤操作应动作轻柔、熟练，注意患者保暖。⑥皮肤准备时间越接近手术开始时间越好，一般择期或限期手术于手术前 24 小时内备皮。小儿皮肤准备一般不剃毛，只做清洁处理。

6. 完善术前检查　正确执行医嘱，完善各种检查，如交叉配血、过敏试验等。

7. 手术日晨准备

（1）测量生命体征，若发现患者有体温、血压升高或女患者月经来潮时，及时通知医生，必要时延迟手术。

（2）更换病员服，摘除佩戴的饰物和活动的义齿，戴一次性手术帽（包住全部头发）。

（3）胃肠道及上腹部手术者，术前置胃管；盆、腹腔等手术者，应留置导尿管，使膀胱处于空虚状态，以免术中误伤（不需要留置尿管者要排空二便）。

（4）遵医嘱正确使用术前用药。

（5）准备好手术需要的病历、X 线片、CT 片、MRI 片、引流瓶、药品等，随患者带人手术室；与手术室接诊人员仔细核对患者、手术部位及名称等，做好交接。

（三）急症手术患者的护理

患者按常规做皮肤准备、配血、做药物过敏试验及麻醉前准备。一般急症手术患者手术前要“四禁”，即禁止饮食、禁服泻药、禁忌灌肠、在没有明确诊断前禁服止痛剂。危重患者不宜做复杂的特殊检查。

（四）配合治疗护理

1. 加强营养　营养不良的患者易出现失血性休克，创伤修复和切口愈合的能力均下降，易并发感染。因此，术前应尽可能予以纠正。血浆蛋白在 30 ~ 35g/L 的患者应补充富含蛋白质的饮食。根据病情及饮食习惯，与患者、家属共同制订富含蛋白、能量和维生素的饮食计划。若人血白蛋白低于 30g/L，则需静脉输注血浆、人体白蛋白及营养支持，以改善患者的营养状况。

2. 水、电解质紊乱和酸碱平衡失调　脱水患者遵医嘱由静脉途径补充液体，记录 24 小时出入量，测体重，纠正低钾、低钙及酸中毒等。

3. 心血管疾病　应经内科控制原发病，加强对心脏功能的监护。①高血压者：血压在 160/100mmHg 以下时可不做特殊准备。血压过高者，给予适宜的降压药物，使血压稳定在一定的水平，但不要求降至正常后才手术。②对心律失常者：遵医嘱给予抗心律失常药，治疗期间观察药物的疗效和不良反应。③对贫血患者：因携氧能力差、影响心肌供氧，手术前应少量多次输血纠正。④对长期低盐饮食和服用利尿剂者：加强水、电解质监测，发现异常及时纠正。⑤急性心肌梗死者：发病后 6 个月内不宜进行择期手术，6 个月以上且无心绞痛发作者，在严密监测下可施行手术。⑥心力衰竭者：最好在病情控制 3 ~ 4 周后再考虑手术。

4. 肝疾病　肝功能损害严重的患者常存在贫血、低蛋白血症和凝血功能障碍等，术前必须经严格准备，改善肝功能，提高手术耐受力。

5. 肾疾病　麻醉、手术创伤都会加重肾的负担，术前准备应最大限度地改善肾功能。如需要透析，应在计划 24 小时内进行。合理控制饮食中蛋白质和盐的摄入量，禁用肾毒性药物，注意维持水、电解质及酸碱平衡，定期监测肾功能。

6. 糖尿病　对糖尿病患者的择期手术，应控制空腹血糖于 5.6 ~ 11.2mmol/L，尿糖（+）~（++）。手术宜安排在当日晨尽早进行，以缩短手术前禁食时间，避免发生酮症酸中毒。糖尿病患者在手术中应根据血糖监测结果，静脉滴注胰岛素控制血糖。

7. 改善肺功能　对伴有肺功能障碍的患者术前应注意改善肺功能。有急性呼吸系统感染的患者，如为择期手术应推迟，待感染控制后再行手术；如属急症手术，则需应用抗菌药并避免吸入麻醉。对有肺病史或拟行肺叶切除术、食管或纵隔手术的患者，术前应做血气分析和肺功能检查，评估肺功能，对存在的问题可通过解痉、祛痰、控制感染及体位引流等措施改善呼吸功能。

六、护理评价

患者情绪是否平稳，能否配合各项检查；患者营养状态是否得以改善；患者能否安静入睡，休息是否充分；患者体液平衡是否得到恢复和维持；患者对疾病是否有充分认识，能否说出治疗和护理的相关知识及配合要点；患者体液是否得以维持平衡。

第二节　手术后患者的护理

手术后护理是指患者从手术完毕回到病室至康复出院阶段的护理。手术创伤导致患者防御能力下降，术后禁食、切口疼痛和应激反应等加重了患者生理、心理负担，不仅影响伤口愈合和康复过程，而且可导致多种并发症的发生。手术后护理的重点是根据患者的手术情况和病情变化等，确定护理问题，采取切实有效的术后监护，预见性地实施护理措施，尽可能减轻患者的痛苦和不适，防治并发症，促进患者康复并给予适当的健康指导。

一、护理评估

（一）手术情况

评估内容包括：患者的麻醉方式、手术名称，麻醉、手术是否顺利，术中失血、补液、引流、切口包扎及患者的情绪等情况。

（二）身体状况

1. 意识状态　注意评估患者麻醉是否清醒，患者能否回答护士的问话，正确判断当前意识状态。

2. 生命体征　根据麻醉方式和手术时间重点观察患者体温、呼吸、脉搏、血压、心率等生命体征的变化。同时，评估患者皮肤、黏膜的温度、颜色，询问感觉和检查肢体的活动度。注意异常生命体征：如“喉鸣音”，提示有喉头水肿；血压低，脉搏快、弱，提示循环不足。术后体温超过 38℃，持续时间长考虑是否发生了感染。

3. 疼痛　评估疼痛的部位、程度、性质、持续时间及有无伴随症状，同时还需要评估疼痛对患者的休息、睡眠、进食的影响。

4. 切口和引流　评估患者切口有无出血、渗血、渗液及愈合情况，评估引流的量、颜色、性质及是否通畅，多管引流者需进行导管标示，以免护理时发生差错。

5. 术后并发症　评估患者有无术后出血、切口感染、切口裂开、深静脉血栓形成等并发症的发生及其相关因素。

6. 其他　注意评估皮肤的完整性，注意有无恶心、呕吐、尿潴留、便秘或便失禁等情况发生。

（三）心理－社会状况

由于切除了某些组织器官如肢体、乳房，致使身体外观发生了改变，患者担心日后的生活、工作、社交会受到影响，或者因为术后的疼痛、疾病恢复缓慢或并发症加重了身体的不适，患者出现对手术是否成功、自己的生命是不是会受到威胁的猜疑心理，导致术后焦虑情绪反而加重。

（四）辅助检查

手术后进行实验室检查（如血常规、尿常规、血生化等）和其他特殊检查（如 B 超、X 线、造影等），目的是进一步了解患者的手术效果，也为预防和治疗并发症提供依据。

二、护理诊断与合作性问题

1. 疼痛　与手术创伤、各种留置导管及特殊体位有关。
2. 有体液不足的危险　与手术导致失血、失液、禁食禁饮、液体量补充不足有关。
3. 活动无耐力　与术后切口疼痛、疲乏、体质虚弱有关。
4. 营养失调：低于机体需要量　与术后禁食、创伤后机体代谢率增高有关。

5. 潜在并发症　术后出血、切口感染、切口裂开、肺部感染、泌尿系统感染、深静脉血栓形成等。

三、护理目标

患者疼痛减轻或消除；患者体液平衡得以维持，循环系统功能稳定；患者活动耐力增加，逐步增加活动量；患者术后营养状况得以维持或改善；患者术后并发症得以预防或被及时发现和处理。

四、护理措施

（一）一般护理

1. 交接患者　与麻醉医生和手术室护士做好床边交接。搬运患者时动作轻稳，注意保护头部及各种引流管和输液管道。正确连接各引流装置，调节负压，检查静脉输液是否通畅，注意保暖，但避免贴身放置热水袋取暖，以免烫伤。遵医嘱给予吸氧。

2. 安置卧位　根据患者的手术部位、治疗要求、麻醉方式和苏醒情况安置体位。常见体位如下：①全身麻醉未清醒患者，去枕平卧，头偏向一侧，至完全清醒后根据手术要求改换卧位。②蛛网膜下隙阻滞麻醉患者，去枕平卧 6 ~ 8 小时；硬脊膜外隙阻滞麻醉患者平卧位。③颅脑手术患者生命体征平稳后取 15°~ 30° 头高脚底卧位，有利于减轻脑水肿，降低颅内压。④颜面、颈、胸部手术取高半坐卧位，有利于改善呼吸、循环，减轻切口肿胀、疼痛和出血。⑤腹部手术取半卧位或低坡卧位，有利于减轻腹部切口张力、减轻疼痛、引流通畅、炎症局限及改善呼吸。⑥脊柱、臀部手术取俯卧位（脊柱前入路手术取仰卧位）。

3. 饮食与营养　术后患者的饮食由麻醉方式、手术方式、患者的胃肠道功能恢复情况决定。禁食期间应根据医嘱由静脉补充水、电解质和所需能量，并做好禁食期间的基础护理。

（1）腹部手术：一般术后第 5 ~ 6 天进半流质饮食，7 ~ 9 天过渡到软食，如无胃肠道不适可以在第 10 ~ 12 天开始普食，期间禁食易产气食物，如牛奶、豆类制品、高淀粉类食物等。消化道手术术后一般禁食 24 ~ 48 小时，待肠蠕动恢复、肛门排气开始进少量流质饮食，然后逐步增至全量的流质饮食。

（2）非腹部手术：进食时间根据麻醉方式、手术类型及患者的全身反应决定。局部麻醉小手术、全身反应小的患者不需要禁食；手术范围大、全身反应明显的患者，待症状全部消失后可以进食；椎管内麻醉，术后无恶心、呕吐，可在术后 4 ~ 6 小时饮水或进少量流质饮食，以后逐步过渡到软食、普食；全身麻醉患者完全清醒，无恶心、呕吐可进流食，逐步过渡到普食。

4. 休息和活动　保持病室安静，减少不必要的干扰，保证患者有足够的休息和睡眠。待病情稳定后，鼓励患者尽早活动，早期活动有利于增加肺活量、减少肺部并发症、改善血液循环、促进切口愈合、预防深静脉血栓形成、促进肠蠕动恢复及减少尿潴留的发生。活动的方法有鼓励患者深呼吸、咳嗽、活动小关节，勤翻身等；除四肢血管手术外，按摩肢体有利于增加血液循环；手术无特殊要求或无严重并发症，患者可以在术后 24 ~ 48 小时下床活动，活动的量、范围、时间根据患者的耐受程度决定；如果患者有休克、心力衰竭、严重感染、出血、极度虚弱则需要延迟活动时间。

5. 切口护理　注意切口的渗出情况，保持敷料清洁干燥，如果敷料被体液浸湿 1/2 以上需要及时更换；预防切口感染、切口不愈合、切口裂开等并发症，更换敷料时，注意观察切口愈合情况，如果出现红、肿、热、痛、不愈合、有异味要及时通知医生处理。

6. 引流管护理　引流管的作用是引流渗血、渗液，预防感染、促进伤口愈合。引流管一般置于体腔（腹腔、胸腔）或空腔脏器内（胃、膀胱、胆管）。

（1）护理要点：①妥善固定，防脱落；②保持通畅和有效引流，做到“防扭曲、防压迫、防阻塞”；③引流袋（瓶）每天更换，更换时严格无菌操作、预防感染；④注意观察引流物的颜色、性质、量，并做好记录；⑤注意拔管的指征、时间和方法。

（2）拔管时间：根据引流的性质、引流量的多少和引流物的颜色变化决定。橡皮片引流 1 ~ 2 天；烟卷引流 4 ~ 7 天；腹腔引流管 7 ~ 10 天；T 形引流管 10 ~ 14 天；胃肠减压管 3 ~ 7 天待肛门排气后可以拔除。

（二）病情观察

1. 生命体征　大手术、全身麻醉、危重患者，遵医嘱 15 ~ 30 分钟监测一次体温、脉搏、呼吸、血压、意识、瞳孔，待病情稳定后改为 2 ~ 4 小时一次；一般手术每 4 小时观察一次并记录。

2. 并发症的观察　注意倾听患者主诉，及时发现呼吸、循环、泌尿、神经系统的异常变化。及时了解实验室和其他特殊检查的结果，做到全面掌握病情变化，有效预防和发现术后并发症的发生。

（三）治疗护理

1. 术后不适的护理

（1）疼痛：手术是一种创伤，麻醉作用消失后，患者会出现疼痛，疼痛的高峰一般出现在术后 24 ~ 48 小时，随着伤口的愈合疼痛会逐渐减轻。剧烈的疼痛会严重影响休息、削弱机体抵抗力，护理时需要注意以下几点：①准确评估疼痛发生的规律和判断疼痛的程度；②疼痛轻、可以耐受者可以选用心理疏导法缓解，如听音乐、按摩、松弛术等；③疼痛剧烈者，遵医嘱使用镇静、止痛剂，如安定、吗啡、哌替啶等；④在术后 1 ~ 2 天的疼痛剧烈期内可安装镇痛泵，患者可以自己控制使用止痛剂完成镇痛；⑤教会患者在咳嗽、改变体位时双手保护切口，减小切口张力，减轻疼痛。

（2）发热：患者在术后可以出现体温略升高现象，一般不超过 38℃，术后 2 ~ 3 天恢复正常，称为外科热或吸收热。是术后患者最常见的症状，一般不需特殊处理。如果体温持续升高或正常后又升高，需要注意是否并发感染。高热患者可以采用冰袋冷敷、温水或酒精擦浴等物理降温：物理降温无效遵医嘱正确使用降温药物，同时注意补充丢失的水、电解质，增加热量供给。

（3）恶心、呕吐：是麻醉后最常见的不良反应；或腹部手术刺激胃肠道，使得胃肠功能紊乱出现急性胃扩张或肠梗阻，从而引起恶心呕吐；也可以因为颅内高压引起呕吐。护理时需要注意以下几点：①使用解痉、止吐剂，或针灸缓解症状；②若经过上述处理症状没有缓解，需要查明原因，如颅内高压引起的，需要降低颅内压，肠梗阻引起的行持续胃肠减压，并查明梗阻的原因；③呕吐发生时注意防止呕吐物误吸引起窒息；并注意保护切口；④呕吐频繁的需要进行实验室检查，了解水、电解质紊乱等并发症的发生情况。

（4）腹胀：腹胀产生的原因主要是术后肠功能恢复差、低钾血症、术中吞入或加压给氧时过多的气体进入胃肠道引起。护理时需要注意以下几点：①根据腹胀的部位，选择胃肠减压或肛管排气；②鼓励患者勤翻身、下床活动，刺激肠蠕动，促进肠功能恢复；③腹部热敷、按摩，补钾等。

（5）尿潴留：多由腰麻阻滞了骶神经、手术切口疼痛不敢排尿或不适应排尿体位改变引起。护理时需要注意以下几点：①采用诱导排尿法，下腹部按摩或热敷；②采用针刺或电兴奋治疗，促进膀胱功能的恢复；③病情许可，给止痛剂或下床排尿；④以上措施失败，在无菌操作下实施导尿术。

2. 术后并发症的预防及护理

（1）术后出血：常发生于术后 1 ~ 2 天。主要原因有术中止血不完善，创面渗血处理不彻底，结扎线脱落、凝血障碍等。主要表现有打开敷料可见明显的新鲜渗血，若发现血液持续性涌出或在拆除部分缝线后看到出血点，可明确诊断；体腔内出血因位置比较隐蔽、不易及时发现而后果严重。当术后早期患者出现休克的各种表现如大量呕血、黑便或引流管中不断有大量血性液体流出，中心静脉压低于 5cmH_2O，尿量少于 25mL/h，尤其是在输给足够液体和血液后，休克征象或实验室指标未得到改善、甚至加重或曾一度好转后又恶化，都提示有术后出血。护理：术后加强观察，随时监测生命体征，一旦确诊为术后出血，及时通知医师，迅速建立静脉通道，完善术前准备，再次手术止血。预防：手术时务必严格止血，结扎规范牢靠，关腹前确认手术野无活动性出血点。

（2）切口感染：常发生于术后 3 ~ 4 天。切口有红、肿、热、痛或波动感等典型体征。护理：加强切口护理，密切监测患者体温；对切口已出现早期感染症状的，应采用勤换敷料、局部理疗、有效应用抗生素等措施；已形成脓肿者，及时切开引流，争取二期愈合，必要时可拆除部分缝线或放置引流管引流脓液，并观察引流液的性状和量。预防：严格完善术前检查和术前准备；术中注意无菌操作；术后注意切口护理，及时发现感染征兆。

（3）切口裂开：多见于腹部及肢体邻近关节处。主要原因有营养不良、切口缝合技术有缺陷及突然增加腹压（如起床、用力大小便、咳嗽、呕吐时）等。其分为完全性（切口全层裂开，可有肠管和网膜脱出）裂开和部分性（深层破裂而皮肤缝线完整）裂开两种。护理：对切口完全裂开者，加强安慰和心理护理，使其保持镇静；禁食、胃肠减压；立即用无菌生理盐水纱布覆盖切口，并用腹带包扎（只包扎不可挤压肠管）；通知医生入手术室重新缝合处理。预防：①手术前后加强营养支持；②手术时用减张缝线，术后延缓拆线时间；③应在良好麻醉、腹壁松弛条件下缝合切口，避免强行缝合造成腹膜等组织撕裂；④切口外适当用腹带或胸带包扎；⑤及时处理引起腹内压增加的因素如腹胀、排便困难。

（4）肺部感染：常发生在胸、腹部大手术后。多见于老年人、长期吸烟和患有急、慢性呼吸道感染者。临床表现为术后早期发热、呼吸和心率加快。患侧胸部叩诊呈浊音或实音。听诊有局限性湿啰音，呼吸音减弱、消失或为管样呼吸音，常位于后肺底部。胸部X线检查见典型肺不张征象。护理：协助患者翻身、拍背及体位排痰，以解除支气管阻塞，使不张的肺重新膨胀；鼓励患者自行咳嗽排痰；保证摄入足够的水分；全身或局部抗生素治疗。预防：①术前锻炼深呼吸，戒烟及治疗原有的支气管炎或慢性肺部感染；②全身麻醉手术拔管前吸净支气管内分泌物；③术后取平卧位，头偏向一侧，防止呕吐物和口腔分泌物的误吸；④胸、腹带包扎松紧适宜，避免因固定或绑扎导致呼吸受限；⑤鼓励患者深呼吸咳嗽、体位排痰或给予药物化痰，促进支气管内分泌物排出。

（5）尿路感染：常继发于尿潴留。主要表现为尿频、尿急、尿痛、排尿困难，一般无全身症状。护理：术后观察膀胱充盈程度，发现有尿潴留征象及早实施诱导排尿，失败后无菌操作下行导尿术；鼓励患者多饮水、勤排尿以起到内冲洗的作用；遵医嘱应用有效抗生素。预防：指导患者尽量自主排尿，防止和及时处理尿潴留是预防尿路感染的主要措施。

（6）深静脉血栓形成：常发生于术后长期卧床、活动减少的老年人或肥胖者，以下肢深静脉血栓形成为多见。患者多有小腿或腹股沟区疼痛和压痛，体检示患肢凹陷性水肿，腓肠肌挤压试验或足背屈曲试验阳性。护理：①抬高患肢、制动；②禁忌经患肢静脉输液；③严禁按摩患肢，以防血栓脱落；④溶栓治疗和抗凝治疗，同时加强出、凝血时间和凝血酶原时间的监测。预防：鼓励患者术后早期离床活动；高危患者，下肢用弹性绷带或穿弹性袜以促进血液回流；避免久坐；血液高凝状态者，可给予抗凝药物。

五、护理评价

患者疼痛是否得以减轻或消除；患者体液平衡是否得以维持，循环系统功能是否稳定；患者活动耐力是否增加，是否能逐步增加活动量；患者术后营养状况是否得以维持或改善；患者术后并发症是否得以预防或被及时发现和处理。

第三节　甲状腺次全切除术护理

一、应用解剖（甲状腺解剖图见图 10-10）

（1）甲状腺位于甲状软骨下方、气管两旁，由中央峡部和左、右两个侧叶构成。峡部有时向上伸出一椎体叶，可借纤维组织和甲状腺提肌与舌骨相连。峡部一般位于第 2 ～ 4 气管软骨的前面；两侧叶的上极通常平甲状软骨，下极多数位于第 5 ～ 6 气管环。甲状腺由两层被膜包绕并固定甲状腺于气管和环状软骨上。由于外层被膜易于剥离，因此又叫甲状腺外科被膜。两层膜间有疏松结缔组织、甲状腺的动脉、静脉及淋巴、神经和甲状旁腺。手术时分离甲状腺应在两层被膜之间进行。甲状腺借外层被膜固定于气管和环状软骨上，借左、右两叶上极内侧的悬韧带悬吊于环状软骨上。吞咽时，甲状腺随之上、下移动。

（2）甲状腺血液供应：主要由两侧的甲状腺上动脉和甲状腺下动脉供应。甲状腺上、下动脉的分支之间，以及甲状腺上、下动脉分支与咽喉部、气管、食管的动脉分支之间，都有广泛的吻合、沟通，故在手术时，虽将甲状腺上、下动脉全部结扎，但甲状腺残留部分或甲状旁腺仍有血液供应。甲状腺有 3 条主要静脉，即甲状腺上、中、下静脉，其中，甲状腺上、中静脉血液流入颈内静脉，甲状腺下静脉血液流入无名静脉。甲状腺的淋巴液流入沿颈内静脉排列的颈深淋巴结。

（3）声带的运动：由来自迷走神经的喉返神经支配。喉返神经行走在气管、食管之间的沟内，多在甲状腺下动脉的分支间穿过。喉上神经亦来自迷走神经，分内支和外支，内支分布在喉黏膜上，外支与甲状腺上动脉贴近、同行，支配环甲肌，使声带紧张。

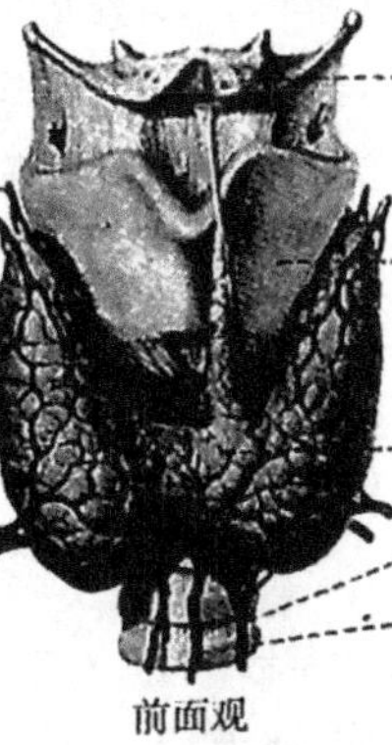

图 10–10 甲状腺解剖图

二、适应证

甲状腺肿瘤、甲状腺功能亢进。

三、麻醉方式

颈丛阻滞麻醉或全身麻醉。

四、手术体位

垂头仰卧位，肩部垫高，头后仰。

五、手术切口

在胸骨切迹上二横指沿颈部皮肤横纹作正中弧形切口。

六、手术用物

1. 器械类　甲状腺包。

2. 布类　布包、衣包。

3. 其他类　0 号丝线、1 号丝线、4 号丝线、7 号丝线、4–0 可吸收线、吸引器、电刀、无菌灯罩、18 ~ 20 号 T 管、负压引流球、医用封合胶、吸收性明胶海绵、标本袋、切口笔。

七、手术步骤与配合

1. 保护颈部两侧　递大纱垫两块，折成厚的小方块分别放在颈部两侧，用巾钳固定。

2. 常规消毒皮肤　递有齿镊夹取酒精棉球擦拭切口，用干纱垫擦干。

3. 切开皮肤、皮下组织、胸阔肌　递 10 号刀切开，纱布拭血，有齿镊提起皮肤电刀切开皮下组织，准备直钳或蚊式钳止血，1 号丝线结扎。

4. 分离皮瓣　上至甲状软骨，下至胸骨颈静脉切迹，两侧达胸锁乳突肌缘。递组织钳提起皮缘，电刀分离颈阔肌，弯蚊式钳止血，电凝止血或 1 号丝线结扎。

5. 牵开颈阔肌，缝扎颈前静脉，切开颈白线　根据情况递小甲状腺拉钩或小双头拉钩牵开颈阔肌。递无齿镊，6 × 17 号圆针 4 号丝线缝扎颈前静脉，中弯钳两把提起正中线两侧筋膜，电刀切开颈白线。

6. 切断颈前肌（视甲状腺大小决定牵开或横行切断甲状腺前肌群）　递中弯钳一把从一侧颈前肌下

方穿至对侧，递有齿直钳两把在中弯上、下各上一把，递 10 号刀切断或电刀切断。同法处理对侧。

7. 由上至下分离甲状腺组织　如下所述。

（1）缝扎甲状腺做牵引：递无齿镊、8×24 圆针 4 号丝线缝扎一针，线不剪断，做牵引。

（2）分离甲状腺组织：递组织剪、蚊式钳或中弯钳逐步分离甲状腺组织。

（3）分离甲状腺上、下静脉及甲状腺中静脉，结扎后切断：递中弯钳分离、中弯带 7 号或 4 号丝线引过而结扎，远端用中弯钳两把夹住后将血管切断，4 号丝线结扎；近端用 6×17 号圆针 4 号丝线缝扎。

8. 切断甲状腺峡部　递中弯钳贴气管壁前分离甲状腺峡部，用 4 号或 7 号丝线结扎后 10 号刀切断。

9. 切除甲状腺　递弯蚊式钳数把钳夹甲状腺周围，递 10 号刀沿钳上面切除甲状腺体，保留甲状腺后包膜。递蚊式钳在切面上止血，1 号丝线结扎，然后递无齿镊，6×17 圆针 4 号丝线间断缝合腺体残端止血。同法切除另一侧甲状腺。

10. 冲洗切口　递生理盐水冲洗，吸引器头吸尽，更换干净纱布，喷医用封合胶。去除肩部垫枕，清点器械、敷料、缝针等物品数目。

11. 缝合甲状腺前肌群　递无齿镊、8×24 号圆针 7 号丝线间断缝合。

12. 在两侧甲状腺前肌层下放引流管　递 18 号 T 管剪成“Y”形后放入引流，中弯钳协助置管。

13. 缝合颈阔肌　递无齿镊、6×17 号圆针 4 号丝线间断缝合。

14. 缝合皮下组织　递酒精棉球擦拭切口周围，递无齿镊、6×17 号圆针 0 号丝线缝合。

15. 皮内法缝合皮肤　递有齿镊、4–0 可吸收线行皮内缝合。清点器械、敷料、缝针等物品数目。

16. 覆盖切口　递有齿镊两把对合皮肤，有齿镊夹酒精棉球消毒皮肤，最后递纱布覆盖切口。

八、护理要点

（1）因甲状腺血运丰富，组织脆弱，易引起渗血、出血，故术中应快速准确地传递器械，备好钳带线，充分止血，并放好引流管。

（2）术毕，过手术床时，应用手托住患者头颈部，防止息者自行用力，引起出血，保护好引流管，防止引流管脱落。

（3）因甲状腺功能亢进患者基础代谢率高，颈部手术铺单时几乎覆盖了全身，甚至包括头部，因此，在手术消毒前应取走患者身上的被子，避免患者出汗导致体液的丢失。

（4）防止体位并发症，防止电灼伤。

第十一章

康复护理

第一节　截肢术后的康复护理

一、概述

截肢是指截除没有生命和功能或因局部疾病严重威胁生命的肢体，是一种破坏性手术，也视为重建与修复手术，主要包括截骨（将肢体截除）和关节离断（从关节分离）两种，是患者回归家庭和社会进行康复的第一步。

（一）流行病学

据估计美国目前有 30 万名以上的截肢患者，而且每年的截肢数都在增加，自 20 世纪 70 年代以来，随着康复医学事业的发展，截肢康复也越来越多地受到重视。人们认识到只有对截肢者进行尽早地全面康复才能在佩戴假肢后获得更佳的代偿功能。中国根据 1987 年抽样调查数字表明，全国有肢体伤残者 755 万人，其中肢体缺损者约 80 万人。但因很大一部分患者截肢术后没有得到合理的康复处理，因残肢并发症以及其他原因尚未安装和穿戴假肢，或因假肢不理想，使他们不同程度地丧失自理生活和参加劳动生产的能力，给社会、家庭和个人都造成很大影响。

（二）病因

（1）发展中国家截肢主要原因是工伤和交通事故。

（2）疾病造成的截肢，如肿瘤、麻风病以及某些地区的蛇咬伤。

（3）战争和各种火器伤也是截肢的重要原因

（4）在发达国家，最常见的截肢原因是动脉硬化闭塞性疾病和糖尿病的并发症，其次是创伤、肿瘤和其他疾病造成的截肢。创伤、肿瘤、周围血管疾患和感染是截肢最常见的原因。

（5）人口老龄化。在西方国家，90% 以上的截肢是因为周围血管疾病而施行的，年轻人中，创伤为最主要的原因，其次是恶性肿瘤。截肢后，往往要通过残肢训练和安装假肢，以代偿失去肢体的功能。

二、临床表现

截肢术后临床表现及并发症。

（1）出血和血肿。

（2）残端感染。由于术前未能消除感染源、术中手套破裂未及时更换、操作粗暴、止血不彻底等原因造成。

（3）皮肤坏死。截肢水平选择不当、截肢皮肤血运不良等都会造成皮肤坏死。

（4）残肢皮肤并发症。残肢皮肤瘙痒、灼痛、破溃、窦道、瘢痕、角化等。常见的原因有假肢接受腔的压迫、摩擦，尤其是残端的皮肤瘢痕更容易破溃。应指导患者在戴假肢前用软肥皂彻底清洗和干燥残端。

（5）残端骨突出。残端骨突出、外形不良、较大的骨刺需要再行手术切除。

（6）残肢关节挛缩的常见原因如下所述：

①术后关节长期置于不合适体位（如长时间残肢垫枕或坐轮椅等）。

②截肢术后残肢关节没有合理固定（如小腿截肢后膝关节固定在伸直位）。

③瘢痕挛缩。

（7）残肢痛原因较多，主要分为四类：神经断端受到刺激、残端循环障碍、残肢骨刺、中枢神经疼痛等，过度活动，使用、压迫残肢时可诱发残肢痛。

（8）幻肢及幻肢痛发生约5% ~ 10%，机制不清，多数认为这是一种心理学、生理学上的异常现象。截肢后仍存有已截除部位的幻觉是谓幻肢。发生在该幻肢疼痛的感觉为幻肢痛，最常见的为肌痉挛型，其次为电休克型、挤压型，而最重的为烧灼型。

三、主要功能障碍

（1）上肢截肢者手的功能障碍。

（2）下肢截肢者的负重、站立、平衡、步行功能障碍。

（3）日常生活活动能力障碍。

（4）残肢痛与幻肢痛，严重影响生活质量。

（5）截肢后伴随心理障碍。

四、康复评定

评估是截肢康复的核心，应贯穿在截肢康复程序的全过程进行，但在不同的阶段有其各自的重点。本节主要从以下几个方面评估。

（一）截肢患者全身状况的评估

（1）一般情况如姓名、年龄、性别、身高、体重、职业。

（2）截肢日期、截肢原因、截肢部位、安装假肢的目的等是为了一般生活能力，或是为了工作等复杂的操作能力，以确定安装假肢的类别、功能要求，以及日后功能锻炼情况等。

（3）评定截肢原因是否患有其他疾病，其他如断肢再植术后无功能的肢体，目的是判断患者能否装配假肢，预防日后穿戴假肢时可能会出现的各种并发症。

（二）残肢的评估

（1）残肢外形。应以丰厚的肌肉包埋骨骼残端为适合现代假肢技术要求，截肢残端能和接受腔全面接触，能广泛负重，故尽量保持患者残端圆润、皮肤松紧适宜，外形以圆柱状最佳，以减少因残端的血循环障碍而发生一系列并发症。

（2）残肢的畸形情况评估。有无残端畸形，如果残肢关节畸形明显，不宜安装假肢，如膝上截肢伴有髋关节的严重屈曲外展畸形，膝下截肢伴有膝关节严重屈曲畸形，假肢的佩戴就很困难。若假肢负重力线不良或假肢接受腔不合适，可造成患者步态异常。

（3）残肢长度。包括骨和软组织的长度测量，假肢过长或过短均会影响装配后的功能恢复，如残肢对假肢的控制能力、悬吊能力、稳定性和代偿功能等。小腿残肢测量是从胫骨平台内侧至残端，大腿残肢测量是从坐骨结节至残端。

（4）关节活动度。检查邻近关节的活动范围，关节有无挛缩畸形，关节活动度是否正常，它将直接影响到假肢的代偿功能的发挥。

（5）皮肤情况检查。局部软组织量、硬度、皮肤颜色和皮肤亮度和感觉等，观察有无感染溃疡、窦道、游离植皮、残肢皮肤松弛、臃肿、皱缩以及与骨残端粘连的瘢痕，这些都影响假肢的佩戴。

（6）肌力情况检查。全身肌力及患肢的肌力，尤其对维持站立和行走的主要肌群更要注意。前臂截肢的义手，如肩和肘部的肌力弱，则对义手的控制能力明显减弱。大腿假肢如果臀大肌或臀中肌无力，则步态明显异常。一般肌力至少在三级以上才能符合装配假肢的要求。

（三）残肢痛与幻肢痛

引起残肢痛与幻肢痛的原因很多，有自发病、压痛、幻肢痛、神经痛；在进行评估时要详细了解疼痛的程度、发生时间、诱因，如残肢端骨突出或骨刺，残肢端皮肤紧张，残肢端血液循环不良，神经瘤等都是造成残肢痛的原因。幻肢痛也是比较常见的，尤其是在截肢前就存在有肢体严重疼痛者，截肢后患者仍然感觉到原有肢体的严重疼痛。

（四）临时假肢的评估

（1）临时假肢接受腔适应程度的评估。包括接受腔的松紧度是否适宜，是否全面接触全面承重，有无压迫感和疼痛感等。

（2）假悬吊情况的评估。观察是否有上下松动情况，即出现唧筒现象（piston action）可通过立位残肢负重与不负重时拍摄残肢 X 线片，测量残端皮肤与接受腔底部的距离变化来判断下肢假肢的悬吊能力。

（3）假肢对线的评估。评估生理力线是否正常，站立时有无身体向前或向后倾倒的感觉。

（4）穿戴假肢后残肢情况的评估。观察皮肤有无红肿、硬结、破溃、皮炎及残端有无接受腔接触不好，腔内负压造成局部肿胀等。

（5）步态评估。注意行走时的各种异常步态，分析其产生原因，并予以纠正。

（6）上肢假肢评估。检查悬吊带与操纵索系统是否合适。

（7）假手功能的评估。有无不适感；稳定性；有无控制能力；当机械手在唇前或会阴前对机械手的控制能力；控制系统的效率；协调性、灵活性，尤其是日常生活活动能力等。经过穿戴假肢的康复训练，待残肢已定型良好，残肢周径在连续穿戴假肢 2 周后不再改变时可穿戴永久性假肢。

（五）正式假肢评估

（1）上肢假肢日常生活活动能力评估。对于一侧义手应观察其辅助正常手动作的功能。主要评价穿脱衣服、穿脱假肢、穿脱袜子、系扣子、翻书页、钥匙的使用、穿针、书写、用筷子进食、削水果皮共 10 项。

（2）下肢假肢日常生活活动能力评估。主要评价站立、上楼梯、下楼梯、粗糙地面行走、手拐的使用、单拐的使用、双拐的使用、迈门槛、平地前进、平地后退等。

（3）对假肢部件及整体质量进行评估。患者能获得舒适的、实用的、代偿功能好的假肢。

（六）定量评估

（1）残端承受能力评估。使用“重心测试仪”进行残端承受能力的评估。

（2）平衡功能评估。可通过平衡功能测评与训练仪，从静、动态两方面进行平衡功能的评估。

（3）步态分析。将左右步时相对比测定，检查步态对称性及其程度，指导装配下肢的康复训练及假肢的代偿功能评价。

（七）整体功能评价

Ⅰ级，完全康复：仅略有不适感，能完全自理生活，恢复原工作和照常参加社会活动。

Ⅱ级，部分康复：仍有轻微功能障碍，生活能自理，但不能恢复原工作，需改换工种。

Ⅲ级，完全自理：生活能完全自理，但不能参加正常工作。

Ⅳ级，部分自理：生活仅能部分自理，相当部分需依靠他人。

Ⅴ级，仅外观改善，功能无好转。

五、康复治疗

（一）术前训练

手术前应将手术操作方法及术后可能产生的后果（包括截肢的痛苦）告诉患者，并与患者共同讨论假肢的安装，取得患者的理解和合作。对下肢截肢者（以单侧为例），如全身状态允许，要进行单（健）足站立持拐训练，以便为术后早日康复打基础。为了更好地利用拐杖，需让患者进行俯卧撑、健肢抗阻训练，使上下肢有足够的肌力。教会患者持拐行走的技术。对上肢截肢者，如截肢侧为利手，需进行将利手改变到对侧手的“利手交换训练”，以能完成利手的功能，这种训练常由身边的日常生活动作开始，逐渐进行手指精细动作的训练。对于截肢侧为保持和增强残端的功能，须进行增强肌力和有关关节活动度的训练。

（二）术后训练

截肢的康复应该从术后早期开始，术后早期的康复内容主要是促使伤口愈合、镇痛、恢复活动、残端皮肤准备、心理支持、日常生活活动练习、截肢适应和安装临时假肢等，如术后情况稳定，康复的主要内容是功能恢复锻炼和假肢的装配。功能恢复锻炼有利于改善患者全身健康状态，促进残肢定型，增强肌力，防止肌肉萎缩、关节僵直及畸形，提高关节活动度，使装配假肢后更好地发挥代偿功能。上肢截肢者，尤其是失去惯用一侧上臂者，应做单手日常生活活动训练。一般术后 24 小时即可在床上或离床训练，在适应之后应进行改善动作，做灵巧和书写的作业疗法；下肢截肢者术后要进行对侧下肢、两侧上肢和肩胛肌的渐进性抗阻训练，术后 24 小时在床上训练。

1. 术后安装假肢　对小腿截肢和前臂截肢术后采取更积极的处理方法，在截肢 1 周后下地穿一种带气囊的临时假肢，练习行走，不能等疼痛消除后或切口愈合后再开始，这对残肢定型、早期离床功能训练、减少幻肢痛等有积极作用。否则肌肉萎缩，不利于假肢的安装。

2. 石膏绷带包扎技术　术后残肢用石膏绷带包扎，能有效地减少渗出和肿胀，有利于残肢定型，一般在术后 2 周待切口愈合拆线后改为软绷带包扎。

3. 弹力绷带包扎技术　肢体残端可用弹力绷带加压包扎，术后和伤口拆线后，持续进行弹力绷带包扎，是预防或减少过多的脂肪组织，促进残肢成熟定型的关键步骤。包扎要点即从残肢远端向近端包扎，且远端包扎较紧，以不影响残端血液循环为宜，近端略松。并给予经常的均匀的压迫和按摩，以减轻残端疼痛，促进软组织恢复，并防止肌肉萎缩。经常用手轻轻拍打残端，可以减轻其敏感性。

4. 坚持合理的残肢姿势　截肢后，由于肢体失去平衡，如果忽略了训练及早期安装假肢，往往会引起骨盆倾斜和脊柱侧弯，若变形已经固定，其安装假肢后的步态、步行能力会有很大的下降。应通过镜前矫正训练和采用早期装配临时假肢的方法来解决。由于截肢切断了相拮抗的肌肉，为了减轻疼痛，患者往往不自觉地采取这种不良体位，因此，极易产生关节屈曲位挛缩。因而，第 1 天起，需每日坚持数次俯卧，预防产生不良姿势。为防止残肢屈曲畸形，应尽量保持肢体残端于伸直位。如大腿中上段截肢，应常常采用俯卧位，练习髋关节后伸且不要外展活动。小腿截肢后应经常练习膝关节伸直活动。术后应尽早离床，在医护人员指导下进行关节活动和肌力训练，这是预防关节挛缩最有效的措施。

5. 截肢训练　早日开始功能锻炼，对防止幻肢痛有着重要作用，截肢的功能锻炼应循序渐进，逐渐增加活动量。小腿截肢者，增强膝关节伸肌，尤其是股四头肌肌力训练；大腿截肢者术后第 6 天开始主动伸髋练习；术后 2 周，若残肢愈合良好，开始主动内收训练和髋关节的外展肌训练；髋关节离断者，进行腹背肌和髂腰肌的练习。

6. 躯干肌练习　进行腹背肌训练为主，并辅以躯干回旋、侧向移动及骨盆提举动作。

7. 健侧腿的训练　站立训练，镜前做站立训练，矫正姿势，并以在无支撑的情况保持站 10min 为目标。连续单腿跳。站立位的膝关节屈伸运动，目标是至少能连续伸膝关节 10 ~ 15 次。

8. 临时假肢的安装和训练　小腿以下截肢者，拆线后即可装配临时假肢练习负重。一般术后 3 周即可，其训练内容有：

（1）穿戴临时假肢方法的训练。如小腿假肢，残肢要穿袜套。当残肢萎缩、接受腔变松要增加袜套的层数。大腿假肢的穿戴方法是利用一块绸子将残肢包裹，残肢插入接受腔后，绸子的尾端通过接受腔底部的气孔，牵拉绸子使残肢完全进入接受腔底部，最后将绸子拉出。

（2）站立位平衡训练。上肢肩胛带离断者，下地活动时易失去重心平衡，身边应有人扶助。初次下地活动时很不习惯，易影响情绪，家属及医护人员均要鼓励和帮助患者积极进行适应性锻炼。一般在双杠内进行，练习双下肢站立、健肢站立平衡、假肢侧站立平衡。

（3）迈步训练。先是假肢侧迈步，过渡到假肢侧站立，健肢迈步。由双手扶杆至双杠内到双杠外。

（4）步行训练。可用拐或步行器辅助，指导正确使用拐杖，以防跌倒和摔伤。最后到独立步行，还要进行转弯、上下阶梯及过障碍物训练。一旦采用临时假肢就不要再乘坐轮椅，更不是每日仅仅短时训练，而应该坚持 5 ～ 6 小时 / 天的各种训练。

9. 穿戴正式假肢后的训练　临时假肢经过训练，临时假肢代偿功能已达到预期目标时，术后 6 个月左右便可更换正式假肢，医护人员应提供有关假肢的医疗护理信息。由于有了基础，因而正式假肢训练较为容易。主要训练对正式假肢的适应，要进行假肢的操纵控制训练，巩固强化以前训练成果。

（1）上肢假肢所需要的训练。义手在身体各部位的开闭动作，日常生活活动训练，更要进行利手交换的训练。

（2）下肢假肢的训练。强调对各种异常步态的矫正，如侧倾步态、外展步态、划弧步态等。

（3）对几种特殊路面的训练。如在石子路、沙地等步行的训练、灵活性训练、倒龇后站起、搬动物体、对意外做出快速反应能力的训练等。

（三）肢痛的康复

幻肢痛是截肢术后常见并发症，目前尚没有通用的、非常有效的治疗幻肢痛的方法。患肢和正常肢体同时尽力作双侧操练能缓解症状。

（1）心理支持、放松技术、催眠术、药物治疗、经皮神经电刺激、理疗、针灸，以及外科毁损等方法具有一定的疗效。

（2）联合应用三环类抗抑郁药阿米替林和抗癫痫药等。避免长期使用毒麻药品，以免引起药物中毒。幻肢痛大约在 1 ～ 3 个月后可消失。

六、康复护理

截肢后的康复护理是指从截肢手术到术后处理、康复训练、临时和永久性假肢的安装和使用到重返社会全过程的康复训练和护理，是以假肢装配和使用为中心，代偿丧失肢体的功能，防止或减轻截肢对患者身心造成的不良影响，使其早日回归社会。截肢康复涉及临床医生、康复治疗师、护士、假肢技师、心理治疗师和患者以及患者家属甚至社会工作者等多方面的协作。康复治疗和护理是贯穿整个截肢术后康复过程的重要环节。

（一）康复护理目标

康复护理的主要目标是尽可能地刺激潜在肢体能力的恢复或代偿已丧失的肢体功能，尽快使患者恢复较正常的功能，防止或减轻截肢对患者身体健康和心理活动造成的不良影响。

（二）康复护理

（1）用假肢前护理，指导患者掌握消除残端肿胀，增加残端皮肤的强度，改善残肢的关节活动度方法，指导、训练增加健 / 患侧肢体的肌力，提高平衡能力，增加全身的体能。

（2）使用临时假肢后的康复训练护理。指导患者掌握穿戴的正常方法，若为下肢，应达到立位平衡，假肢侧单腿站立时间在 3 ～ 5s 以上；指导、训练不用拐杖行走，上、下台阶，迈门槛，左、右旋转等。

（3）用正式假肢后的护理。指导、训练患者减少异常步态，跌倒后如何能站起来，对突然的意外能做出反应，提高步行能力，义手能达到日常生活活动自理的功能。

（4）非理想残肢康复护理。采用康复护理达到残肢功能改善，非理想残肢穿戴假肢后代偿功能发挥不理想，如短残肢、关节挛缩畸形及其他残肢并发症等，其中一部分非理想残肢影响假肢的穿戴，对这些非理想假肢就需要应用各种康复治疗、护理手段。

①应用各种康复疗法，对关节挛缩畸形可以应用理疗、被动手法矫正、牵引等，皮肤瘢痕也可通过中药或采用戴橡胶残肢套等方法。

②假肢的调整适应非理想残肢的条件，使其可以穿戴假肢发挥应有的代偿功能。如可用各种悬吊法来辅助下肢短残肢，对假肢起到稳定作用，对残肢畸形的假肢，可采用平移、旋转和倾斜的调整力线方式，正确调整工作台对线、静态对线和动态对线，解决残肢畸形造成的假肢穿戴困难等。

（5）幻肢痛的康复护理。幻肢痛的患者术前多有精神状态不稳定，或有比较严重而长期肢体疼痛的病史，截肢后患者不仅仍感觉患肢的存在，而且感觉患肢某一局限部位有阵发性剧烈疼痛。

①给予耐心的精神安慰和心理疏导，告知患者精神越紧张疼痛越剧烈、频繁。

②采取适当的措施或者给予暗示疗法等，缓解患者焦虑的心情，稳定患者的情绪，减轻患者的痛苦。

③通过多与患者交谈、分散患者注意力，安排紧凑的患肢训练时间等康复护理措施，缓解、减低患者幻肢痛。

（三）穿戴假肢后的注意事项指导护理

（1）保持适当的体重，体重越重，能耗越大，且残肢随着胖瘦的改变，将造成假肢接受腔的不适合，故不论是从能量消耗，还是从接受腔适合度及功能上讲，避免肥胖是非常重要的。

（2）防止残肢肌肉萎缩，肌肉萎缩后不但使接受腔不再适合，更影响假肢代偿功能的充分发挥，因此要注意肌肉的训练，即使是穿戴正式假肢后的长期生活过程中也要尽量防止残肢肌肉萎缩。

（3）避免残肢肿胀或脂肪沉积，要尽早减少残端肿胀及过多的脂肪组织，以使残端稳定、成熟。对此，指导患者及家属正确使用弹性绷带的方法。

（4）保持残肢皮肤清洁，被包裹在接受腔内的残肢皮肤，处于不正常的状态下，即随时遭受着压力和摩擦，再加上温湿度的变化，皮肤容易发生异常，因此要做好残肢护理：

①清洗残肢。每日睡眠前必须用温水及肥皂清洗残肢，要将肥皂完全清洗干净，因为遗留肥皂，将会成为刺激皮肤的原因。用干毛巾将皮肤完全擦干。残端可以用能减少汗腺分泌同时又含有抗生素的粉剂。

②清洁接受腔。用沾湿了肥皂水的布，擦拭接受腔的内壁。接受腔完全干燥，还可以用75%的乙醇擦拭。

③清洁袜套。每天要换洗，当出汗多时，更要多更换。当脱掉假肢时，应立即脱掉袜套，并用肥皂清洗，更应注意避免皱褶。

④清洗弹力绷带。要用肥皂清洗干净，晾干。

（四）心理康复护理

心理康复是截肢患者系统康复护理的重要环节，对患者的康复起着极为重要的作用。根据医学心理学分析，人的机体受到紧张性刺激，会处于心理应激状态，出现一系列心理、生理反应，导致精神、躯体疾病。患者常因病残、生活不能自理而精神痛苦、情绪低落、悲观，对生活失去信心，拒绝治疗，甚至产生轻生念头，严重影响患者的身心健康。

（1）心理康复护理的目的在于帮助患者迅速度过震惊和绝望期，认识自我的价值，重新树立自尊、自信、自强、自立，对现实采取承认态度，积极投入恢复功能的训练中去。

（2）主动、热情地与患者进行心理沟通，向患者讲明截肢的必要性，以及不截肢的危害性，截肢后佩戴假肢如何进行正常的生活与工作。

（3）认真分析每位患者的心理状态，并为之拟订一适合其个人的康复计划，兼顾生理、心理、社会与职能等，因势利导，使患者以最佳的心理状态面对现实。

（4）幻肢痛的患者术前多有精神状态不稳定，或有比较严重而长期肢体疼痛的病史，截肢后患者不仅仍感觉患肢的存在，而且感觉患肢某一局限部位有阵发性剧烈疼痛。要给予耐心的精神安慰和心理疏导，告知患者精神越紧张疼痛越剧烈、频繁。要采取适当的措施分散患者的注意力，或者给予暗示疗法等，缓解患者焦虑的心情，稳定患者的情绪，减轻患者的痛苦。

（五）康复健康教育

（1）截肢初期的教育。截肢初期往往非常沮丧、后悔与痛苦，甚至产生轻生想法。教育患者接受面临的现实，使他了解肢体丧失后，必然造成不同程度的残疾，唯有积极配合医护人员，进行康复训练，安装假肢，方能争取到最佳的功能恢复，重返社会。

（2）截肢手术后，患者考虑比较多的是今后的生活、工作、家庭、婚姻等问题，造成比较复杂的心理变化。此时应鼓励患者继续生活的勇气。积极进行各种康复训练和安装假肢，使患者认识到，通过穿戴假肢的功能训练，可以达到或基本达到健全人的许多功能，可以重新学习工作和生活。

（3）患者在选择假肢时的心理状态也很不相同，有的患者对假肢的外观上考虑比较多，有的则对假肢的功能要求较高。根据这些不同的心理要求，在假肢的选择上，应根据残肢的具体情况、原材料、工艺、技术条件、经济承受能力等，尽量选择轻便、外观及性能好的假肢，但更主要的是，引导患者重视假肢的功能。

（4）对家属开展康复健康教育。在对患者进行康复健康教育的同时，还要对家属开展康复健康教育，使家属了解截肢手术后康复程序，督促、帮助患者完成康复训练，并在心理上、生活上、经济上给予最大的支持。

七、社区与家庭康复指导

（1）协助患者重新回到社会。不论什么原因造成肢体的丧失，对患者和家属都会造成极大的心理创伤，尤其是意外事故所致。所以对患者除了急救、手术保留适宜的残肢及安装假肢外，进行心理康复、康复健康教育是极其重要的。职业上的考虑应尽早开始，若因截肢而不能胜任以前的工作时，应尽早告知患者，使他们做有目的的训练，以适应新的工作，协助患者重新回到社会。

（2）为其提供社区护理。通过开展康复站、家庭病房等多方面利用患者康复的管理与指导，遵循“功能训练、全面康复、重返社会”的原则，完成患者的全面康复。

（3）防止残肢并发症。指导注意安全，避免跌倒等意外。密切观察残肢病情变化，防止残肢并发症。

（4）定期随访。截肢安装假肢后，告知患者回院复诊，定期随访，有意外发生，随时就诊。

第二节　断肢（指）再植术后的康复护理

一、概述

断肢是指四肢大肢体的创伤性离断。断指是指掌指关节以远的手指离断。断肢（指）再植是指在挽救患者生命的前提下，挽救离断的肢体，使失去血液供应的完全或不完全离断肢体（手指），通过显微外科手术重新接回原位，恢复血液循环，使之成活并恢复一定功能的高精细度手术。

断指再植整复手术，整复时限一般不超过 6 ~ 8 小时，否则组织变性将不可逆转。要注意断肢（指）的保藏，正确的方法是将断指用无菌纱布包裹后放入小塑料袋内，扎紧袋口，再套一大塑料袋，两袋之间放冰块，或将断指放入清洁瓶内，将瓶放于冰箱。随着医学科学的发展，一般断肢（指）再植的成活，在技术上已不再是难题，然而，更重要的是如何使再植肢体获得良好的功能。

（一）流行病学

断肢、断指再植成功在我国已经有 45 年的历史，目前我国在这个领域无论从再植的数量上还是质量上均处于国际领先水平。随着显微外科技术、器械和设备的发展，对以往很难再植成活的特殊性断肢断指的成活率得到了迅速的提高，并在术后经康复治疗获得了优良的功能。

1965 年 Komatsu 和 Tamai 以及 1966 年我国陈中伟等相继报道了断指再植成功，至今已有 45 年的发展历程。经过 1960 年代的开创期、1970 年代的发展期、1980 年代的硕果期和 1990 年代至今的功能期。这 45 年来，我国的断指再植取得了一系列突破性进展，一直处于国际领先地位。迄今为止，我国断指再植的病例已超过 8 万余例，再植成活率保持在 90% 以上。随着生活水平的提高，人们对断指再植的成功不只是满足肢体的成活，还要求术后功能恢复好、外形美观。这更进一步要求医务人员不断总结经验、教训，提高再植技术水平，精益求精。

（二）病因

（1）公伤事故。压砸伤，挤压伤，撕脱伤，切割伤，电锯伤。

（2）交通事故伤。

（3）其他原因致伤。家务活动（切菜）摔跤等。

（三）损伤类型

根据离断的程度或创伤的性质分类。

1. 按肢体离断的程度分类

（1）完全性断离：离断的肢（指）体与躯体完全分离，无任何组织相连称完全性断离。或离断肢（指）体仅有极小量组织与近侧人体相连，但这部分相连组织在再植清创手术时，必须将该相连的组织切除，这也属于完全性断离。

（2）不完全性断离：伤肢（指）的断面有骨折或脱位，相连软组织少于该断面总量的 1/4，主要血管断裂或栓塞；或伤肢（指）的断面只有肌腱相连，残留的皮肤不超过周径的 1/8，其余血管组织完全断裂，而伤肢（指）远侧部分无血液循环或严重缺血，不缝接血管将引起肢体（手指）坏死者。

2. 按肢体损伤的性质分类

（1）切割性离断。多发生于上肢，常见多由锐器造成，如刀砍、切纸机、剪板机、铡刀、铣床、钢索等。断肢创面整齐，软组织损伤轻，再植后，成功率高，功能恢复往往比较满意。

（2）辗轧性断离。常发生在下肢，有时可能为双下肢离断。多由火车轮、汽车轮等辗轧所致，离断面多不整齐，软组织损伤重，骨骼多呈粉碎性骨折，彻底清除断面附近的损伤组织是再植成功的关键，成功后功能恢复尚好。

（3）撕脱性断离。多由于肢体卷入高速旋转的机器中被牵拉离断。断面不规则，肌腱神经常被拉出，往往有主要神经的根性撕脱，再植成活后肢体功能常不理想。

（4）挤压性断离。多由过重的机械、铁板、石块挤压或打击或被搅拌机绞轧肢（指）体造成。断离面不规则，肢（指）体离断两端组织损伤严重，有时呈多发性断离，再植成活率低，再植后功能亦较差。

（5）特殊性离断。如爆炸性肢体断离及高温滚筒所致肢体离断，肢体不仅发生多处或粉碎性离断，而且组织受高温损伤，再植较困难，也有选择损伤较小的组织进行移位再植成功报道。

二、临床表现

近年来，“功能康复链”的康复观念更能体现康复的整体、系列、全程的理念，认为将康复仅视为术后开始的功能训练是欠妥的，因为手外伤后的功能恢复是一个复杂困难的过程，诸多环节相互影响、相互关联。主要包括离断指体的冷藏、保存、运送、伤指的制动、正确使用止血带、尽量缩短缺血时限等方面，从而形成一个术前、术中、术后的3个相互关联的“功能康复链”。术前就展开“快速康复外科”。

断指再植术后临床表现出一组症状：疼痛、水肿、强直、无力、血管舒缩异常、骨质疏松、掌肌膜增厚等。主要分三阶段。

第一阶段（前 3 个月）：表现为严重的灼痛、水肿、关节强直、发热、指甲及毛发生长加快、多汗、血管舒缩紊乱、骨质疏松。

第二阶段（3 ~ 9 个月）：表现为畏寒、疼痛、肿胀变硬、关节强直、毛发脱落和指甲、皮肤与皮下脂肪萎缩、血管痉挛、骨质疏松明显。

第三阶段（9 ~ 11 个月）：表现为肌肉萎缩、疼痛可能消失，严重骨质疏松，血管萎缩，手干燥，关节挛缩。

三、主要功能障碍

（1）全身并发症。血容量不足，急性肾衰竭。

（2）体液循环障碍。局部血液循环障碍、血管痉挛、动脉危象、静脉危象等。

（3）断肢（指）肿胀。断肢（指）再植术后，远侧部发生进行性肿胀，是威胁肢体（手指）成活的主要原因之一。肿胀一般在 10 ~ 14 天后逐渐消退。

（4）伤口感染。肢体（手指）断离是一种严重的开放性损伤，伤口常有较严重的污染，并且存在着挫伤而失活的组织。伤口感染可引起血管壁的坏死、破裂出血而使手术失败，严重者还会引起败血症，危及患者的生命。

（5）关节活动度受限。由于肌肉萎缩、关节挛缩和组织粘连等原因造成断肢（肢）以及邻近关节的活动度受限。

（6）感觉障碍。痛觉、温度觉、振动觉等感觉功能丧失。

（7）其他障碍。灵巧性丧失，患肢未受损部位的失用性改变等。

四、康复评定

（一）水肿评定

检查断肢（指）再植部位的水肿情况，有利于确定治疗方案的效果。可用手容积测量评定手部肿胀程度，使用标准周径尺测量周径评定单个指或关节肿胀。

（二）关节活动度测量

主动的关节活动度和被动的关节活动度都应该进行测量并记录，以便于观察主动与被动之间的差异。如果被动运动小于主动运动，治疗重点在于采用克服关节活动受限制的振动觉、位置觉、运动觉、复合感觉（两点辨别觉、质地、形状、轻重等）。

（三）疼痛评定

除了询问静息状态及一般生活活动中疼痛情况外，还要了解运动诱发疼痛的各种情况。

五、康复治疗

（一）康复各阶段的重点

（1）术前、术中，以减缓组织变性和精细高质量修复神经、血管、肌腱、皮肤、牢固指骨固定为重点。

（2）术后早期康复重点是通过各种物理治疗消肿、消炎、软化瘢痕、松解粘连为重点，辅以医师指导下的保护性被动运动和轻微的主动屈伸指训练。

（3）术后中期康复重点是解除固定，防止关节僵硬。通过作业疗法、使用 CMP，在医师指导下加大主动训练力度，使肌腱黏连得到初步松解。

（4）术后晚期康复重点是通过大强度的训练和手指技巧、灵巧动作训练，提高手功能综合指标。

（二）康复运动

（1）术后 0 ~ 1 周临床给予抗痉挛、抗凝、抗感染治疗，保证再植肢（指）的存活。此时期一般康复不介入。

（2）术后第二周常用的方法如下所述。

①理疗：通过超声波、音频治疗、局部蜡疗等方法，软化瘢痕粘连和僵硬的关节。

②关节活动范围练习。

a. 主动运动。主动屈伸锻炼各关节，即无外力作用下的患者的自我活动。方法：用健侧固定一关节，主动屈伸另一关节，每次屈伸，使其达到最大限度；对腕关节、掌指关节、指间关节进行主动练习，要求每日练习 3 ~ 5 次，每次 10 ~ 20min，逐渐加大活动量。在作拇指桡侧外展、内收运动、掌侧外展、对掌与对指动作、握拳、松拳的功能训练的主动运动时，动作应平稳缓和，达到最大活动范围后，再适度用力，直至感到关节部有轻微的酸痛为止。运动时间由 5min 开始逐渐延长至半小时，运动量逐渐增加，每天运动 2 ~ 3 次，每次每指运动 5 ~ 10 次，开始逐渐延长到每次运动几百次。

b. 被动运动。被动屈伸锻炼各关节即用外力伸屈手部各关节。利用健手协助训练患指的腕关节、掌指关节、近指间关节、远指间关节的顺序，循序渐进式活动关节，动作要轻柔，克服暴力活动关节，以尽量将关节活动到正常关节活动范围。各关节被动活动的范围以患者引起关节明显疼痛或肿胀为限。被动运动的速度以慢速为宜，逐渐加大力量，当达到极限角度时保持 10 ~ 20s，然后缓慢减少外力，如此反复伸屈，被动幅度由小到大，每日或每周递增。每日 2 ~ 3 次。

腕关节的功能锻炼正常活动度为背伸 50° ~ 80°，掌屈 40° ~ 70°，尺偏 20° ~ 40°，桡偏 0° ~ 30°。锻炼方法：用健手帮助患手腕作背伸，掌屈、尺偏和桡偏活动。用两手背相对以练习掌屈及两手掌相对使前臂放于胸前，则练习背伸。将手掌平放桌面上使前臂垂直于桌面则练习了背伸。

掌指关节和指间关节功能练 2 ~ 5 指各关节的屈曲以指尖达掌横纹为正常。指间关节伸直为宜，掌指关节多有过伸。锻炼方法简单者为用力握拳与伸指。用一系列不同粗细的圆棍，最细如铅笔，从抓握粗棍开始，逐步达到握住最细的。

c. 肌力和耐力训练。从轻至重进行分级抗阻训练，使肌肉尽最大力收缩，以引起适应的疲劳，然后再适当休息，使肌肉在恢复及随后的超量运动中，恢复并发展其形态和功能。

d. 日常生活活动能力训练。训练患者手握勺吃饭，开始 1 周在勺柄上缠上绷带，增加摩擦力，随着时间的推移，训练穿衣、系扣、穿鞋、系带、剪指甲等，达到生活完全自理为止。练习对指功能，改善手指关节活动：捏皮球、握筷子、拧瓶盖、旋螺丝钉、旋转健身球，每天练习 2 ~ 3 次，每次 15 ~ 30min，以后逐增。

e. 作业治疗。根据患者的兴趣、爱好和自身情况等制订个体的作业治疗计划，以锻炼患手的功能。作业治疗的原则：及时进行各种轻量有实用的功能训练，物件由大到小，重量由轻到重，动作由简单到复杂，循序渐进、逐渐增加活动量和动作难度。

Ⅰ. 手工艺的制作。可有书法、绘画、雕刻、编织等。

Ⅱ. 娱乐活动。有打牌、打麻将、下棋类等。

Ⅲ. 着重训练患指动作的灵活性、稳定性、协调性和精确性，如拍球、投球、接球、投环、用匙、用筷、筷子夹豆、写字及梳头等，并且训练两手协同操作的能力，如打结、解结、打字和弹琴等，每天练习 2 ~ 3 次，每次 20 ~ 60min。

上述训练前，将患手置于温热水或中药熏洗等治疗后进行更好。

f. 感觉训练。感觉训练是再植肢体（手指）术后特有的训练治疗项目，感觉训练的次序依次是保护觉、定位觉、形状觉、织物觉、脱敏训练。

g. 保护觉训练。目的不仅为了恢复保护觉，而且为了教会患者代偿的能力，包括针刺觉、深压觉、冷热觉等。训练方法：在安静的室内进行，患者闭眼，用各种尖锐物品轻刺患者手部或给予冷热刺激，然后让患者睁眼看清刚才所给予的刺激是哪种，如此反复。

（三）康复护理目标

（1）无功能的肢体反而成为累赘，故手术后需要精心护理、积极康复、科学锻炼。

（2）做好术前、术中、术后的 3 个相互关联的“功能康复链”的康复护理。

（3）密切观察再植肢（指）体症状，预防并发症。

（四）早期康复护理

（1）手功能位的指导。术后如手不能处于功能位要尽早功能训练，有的患者再植肢（指）体虽已成活，但手的关节完全僵直，组织广泛粘连，并失去进一步功能改进的条件，使再植肢（指）体失去功能。要重视早期功能训练，并持之以恒。

（2）术后 1 周内，严密观察局部血液循环的症状，了解有无动脉或静脉受阻发生。

（3）术后 2 周内为软组织愈合期，康复护理重点是预防和控制感染，为软组织愈合创造条件。可行超短波、紫外线理疗、以改善血液循环，防止小静脉血栓形成和抑制细菌生长，减轻肿胀，杀菌，控制感染，促进伤口 1 期愈合。对骨折断端用细钢针固定者，超短波剂量应严格控制在无热量范围，以免因金属过热而发生灼伤。

（4）指导未制动的关节作轻微的伸屈活动。

（五）中期康复护理

术后 5 ~ 8 周开始，为无负荷功能恢复期。康复护理重点是预防关节僵直和肌肉、肌腱粘连及肌肉萎缩。此期骨折端愈合尚不牢固，应以主动活动为主，指导练习患肢（指）屈伸、握拳等动作，被动活动时动作要轻柔，并对截断部位妥善保护。

（六）后期康复护理

功能锻炼指导：自术后 9 ~ 12 周开始，此时骨折已愈合，康复护理重点是促进神经功能的恢复，软化瘢痕，减少粘连。断肢（指）再植后的功能恢复是一个困难的过程，康复以功能锻炼为主，功能锻炼为治疗性运动，也可以维持恢复关节功能，预防肌肉萎缩，避免和减轻后遗症。

（1）加强运动和感觉训练。此期可加用被动活动，被动活动时患者常感到异常疼痛，应劝告患者坚持下去，如惧痛而终止练习，可使粘连更加严重。

（2）被动屈伸各关节。进行虎口开大训练，可使用手指张开器，用压掌的方法，逐步撑大虎口，或用虎口牵开器进行牵引。

（七）并发症的观察

（1）密切观察再植肢（指）体症状。如指甲颜色、皮肤皱纹、温度、脉搏、指端渗血情况、毛细血管充盈时间，对再植肢（指）体观察血管危象，肿胀，感染与出血等并发症，一旦发生应及时汇报处理。

（2）断肢（指）再植。尤其是缺血时间较长的高位断肢再植，术后应密切注意血容量的补给是否充足，肾功能是否受损，经常检测体温、血压、脉搏、血细胞比容、血钾、钠、非蛋白氮、肌酐、尿素氮以及尿量、尿比重、尿钠、尿肌酐等，如确认再植肢体肌肉坏死，释放大量毒素，出现中毒性休克或急性肾衰竭时，及时报告医生，果断截除再植肢体，以挽救患者生命。

（3）减轻和缓解疼痛的康复护理。术后患者对疼痛的感受和疼痛的程度各不相同，如患者注意力集中，情绪过度紧张，意志薄弱，烦躁以及环境刺激等，则可使疼痛加剧。体察和理解患者的疼痛感觉，使其转移注意力，如阅读、看电视、谈话等有益的活动。通过分散患者注意力和减少外界不良刺激等，使患者精神放松，意志增强，从而减轻和缓解疼痛。

（八）心理康复护理

虽然再植手术已获成功，但外伤对患者来说仍是一个非常可怕的经历，不可避免地在心中留下阴影，患者的心理需要一个较长时间的调节，才能真正接受这些变化，医护人员和家属都应有积极的姿态，做好心理康复。断指再植功能康复不仅需要耐心的手法训练指导，还需要对患者进行心理康复护理、亲属的配合指导及日常行为习惯的干预和强化，使患者主动积极投入再植手术后的康复训练。

（1）术前患者的心理护理。消除恐惧，解除焦虑，患者常因在毫无心理准备的情况下，肢（指）体意外离断，产生消极态度及恐惧心理；同时对再植手术的效果抱有疑虑。针对此种心理，提供情感支持，向患者说明手术的必要性和重要性，并介绍肢（指）体离断再植成功的典型病例，以及显微外科手术方面的新方法、新进展，给患者积极的暗示和保证．给患者以安慰，消除恐惧情绪；解除患者的担忧、焦虑，增强其对手术成功的信心。

（2）手术后患者的心理护理。及时通知患者手术效果。术后患者渴望知道手术效果和了解病情，应及时告诉患者手术的情况、手术效果，讲解术后治疗中的注意事项，给其传达有利信息，继续给予鼓励和支持；让患者知道不良心理状态对治疗效果会产生不良的影响，帮助患者及时调整心理状态，解决抑郁的反应，增强信心。

（3）消除悲观情绪的心理护理。鼓励患者正确对待人生，如手术失败或术后并发症造成再植肢（指）体坏死后，最终导致肢（指）体缺损和功能丧失以及术后效果不好，预后不良，患者会一时难以接受现实，精神上会极度痛苦，且产生悲观情绪，甚至拒绝再接受治疗。观察患者言谈及性格特点，从每个具体环节入手，给予更多的理解、同情、支持和鼓励，让患者切实感到即使没有健康的肢（指）体，只要有健康的心理，同样可以创造美好的生活。使他们能够继续接受治疗，面对现实，正确对待人生。

（九）康复健康教育

肢（指）体受伤后至术前一段时间，对肢（指）体的处理是否妥当，直接影响着再植肢（指）体的成活与功能恢复的优劣，是肢（指）体功能康复治疗的首要环节。术前给病人讲解疾病的相关知识，介绍以往断肢（指）再植成功病例，消除病人术前的紧张恐惧感，让病人树立战胜疾病的信心。

（1）对患者进行自我保护意识的教育。指导患者对再植肢（指）进行保暖，避免受凉而引起血管痉挛。指导患者抬高患肢，保持于心脏平面，减少水肿的发生。告诉患者不能食用含咖啡因的食物，以免血管收缩；不能吸烟，因为烟草中的尼古丁会降低血液中的含氧量，危及再植肢体的血液供应。

（2）术后患肢位放置。指导术后卧床期间抬高患肢略高于心脏水平，宜取平卧位或健侧卧位。起床活动时上肢用三角巾等托吊于胸前功能位。

（3）用药指导。给病人讲解术后及时应用抗菌药物的目的，防止感染、发热等并发症的发生。合理使用抗生素、解痉药、止痛药，并告知药物的作用与不良反应。

（4）饮食指导。饮食方面应告诉患者进食营养丰富、易消化的食物，应给予高蛋白、高热量、富含维生素，如：骨头汤、鸡汤、蛋类、蔬菜，保持大便通畅，防止便秘，禁忌辛辣食物，以避免刺激伤口。

六、社区家庭康复指导

（1）肢体保护指导。指导患者有肢体肿胀现象，要经常抬高患肢与心脏平齐。要注意患肢的保暖，保持皮肤温度，避免受凉、防止冻伤、烫伤等不利因素对断肢（指）再植肢体的刺激。

（2）指导坚持艰苦的康复训练。通过指导、教育使患者明白断肢（指）再植的目的不但是把离断的肢体接活，更重要的是使断肢（指）恢复一定功能。成活不等于成功，为此，断肢（指）再植后要进行艰苦的康复训练，目的在于使再植的肢体获得良好的功能，保持合适的关节活动度，恢复适当的工作。通过康复训练指导，使患者获得断肢（指）再植后功能锻炼的方法、技术。坚持持久的功能训练，使断肢（指）恢复一定功能。

（3）指导自我康复护理方法。通过康复指导，使患者能掌握断肢（指）再植的康复治疗及自我康复护理方法，能自我观察患肢（指）血循环及掌握预防伤口感染的基本知识。

（4）日常生活指导。继续加强营养、理疗和功能锻炼。

（5）定期复查。指导患者定期复查、随访。可以通过电话预约复查时间，术后功能锻炼的随访等，满足病人的需要。

第十二章

消毒供应中心清洗技术

对于肉眼可见的组织、血液等污染，需要进行清洗操作，因为这些肉眼可见的污垢在消毒灭菌的过程中常因为厚度等因素对底层的物质形成了保护，难以达到消毒本身的效果。并且这些本应该被杀灭而没有被杀灭的致病物质在器械再次使用的过程中可能会对下一个患者造成不可逆行的损伤。除了医疗污垢这一感染性因素以外，锈迹也成为医疗用品清洗中的重要的作用对象，因为锈迹可能会给患者带来破伤风菌感染，这种感染的致死率较高。长期清洗不合格就可能形成生物膜，生物膜一旦形成，有较强的黏附力，很难清除，造成清洗和灭菌的困难，成为医院感染的隐患。消毒灭菌并不能代替清洗，无论何种灭菌方法，彻底的清洗才能保证灭菌效果。

第一节　清洗方法的选择

器械的清洗方法分为手工清洗法、清洗机清洗法。清洗机清洗法又分为全自动与半自动清洗法。根据器械的结构与材质来选择不同的清洗方法。

一、手工清洗

手工清洗法主要是针对一些不适宜采用器械清洗的器械，主要包括三大类：一是精密贵重的器械，如果采用机洗会出现损伤，增加了检修的费用；二是复杂的器械，机洗时不能够进行拆卸，因此会存留清理死角；三是有机物污染严重的器械，这些器械常常机洗难以满足彻底消毒的要求。此类物质在清洗的过程中注意应该是在流动的水下进行全面的冲洗，将清洗出的污垢随流水流走，水温常规控制在15摄氏度以上，但不超过30摄氏度，这是为从业人员考虑。清洗的物品应该有酶清洁剂浸泡后，利用酶的活性增加消毒杀菌的效果。在进行最后的洗涤过程是，应该保持清洗环境被水包裹，水不推荐硬水等含杂质较多的水，因为这其中的杂质可能更容易滋养致病微生物。

清洗时应该根据器械的特征的进行清洗，一方面要观察器械的齿纹，如果逆着齿纹以来不便于工作效率的提高，同时这种操作也不能够满足的清理的需要；另一方面要观察器械的光泽度，过度的清理可能会使得器械散失原本的光泽度，如此表面粗糙会使得的细菌更容易的滋生。如果是存在管腔的器械，在使用过程中应该注意保证腔内的清理效果，使用高压双用枪进行水和汽的冲洗。对于贵重的物品需要进行清洗时，应该有专业的人员进行指导，尤其是在购买时，向厂家等人员咨询清洗事宜。一些较小的器械配件在清洗的过程中要注意保护，防止出现遗失，一般推荐使用较小的物件进行容纳。清洗场所需要定期进行处理，一般建议是每个工作日工作结束时都进行清洁处理。

二、机械清洗

目前医院较为常用的清洗设备多种多样，根据款式的不同可以分为落地式、壁挂式等，根据清洗的方式可以分为喷淋清洗、超声清洗等，这些器械的使用基本能够满足临床各个科室所产生的污染物品消毒灭菌的需求。采用机器设备进行消毒或者灭菌的最大优势在于其程序化的工作，效果具有稳定性，对医务人员的安全保障性更高，同时因为器械的密闭式的清洗程序，使其清洗的环境更为干净，这为消毒供应中心的环境安全提供了更好的条件。虽然机器清洗具有上述多种优势，在实际的消毒供应中心中仍然存在一些工作，需要人工开展，尤其是对于一些复杂的需要拆卸清理的零件。

第二节　清洁类医疗物品的清洗消毒

医院用清洁类医疗物品是指经终末处理或清洗消毒后可再次使用的物品，一般包括床单位、呼吸机外置管路、压脉带、氧气湿化瓶等。

一、病床单位的清洗消毒

病床消毒供应中心是将病人常规使用、出院或病故病人使用的病床进行集中的清洗消毒、配送的场所。对病床及床上用品使用后进行彻底清洗消毒的问题，而且有效的控制在病房内铺床、套被所产生的尘埃对空气的污染，达到有效预防医院内感染的目的，为每位患者提供洁净、安全、舒适的床单位。

1. 目的　保证病床在病人使用之后的消毒合格，为下一次病人就住时提供一个安全的床铺，同时减少医院内感染的因素，提高诊疗。

2. 适用范围　适用于病区护士，病床消毒中心、洗衣房、器械修理所、电梯班等相关工作人员。

3. 人员　病区护士、消毒工、洗衣工、维修工、电梯工。

4. 工作程序与要求

（1）病床消毒供应中心负责对使用后的病床及床上用品进行集中清洗、消毒处理，为病区提供清洁的床单位。

（2）病床消毒供应中心应配备所负责处理病床总数 10% 基数的周转床及床上用品。

（3）死亡患者、传染病人及特殊感染患者使用后的病床做到一用一消毒；一般患者使用的病床每 3 个月清洗消毒 1 次，由病床消毒中心提供消毒标识，使用病区按时通知病床消毒供应中心。

（4）需要使用病床的护士在医院的官网上以病房的名义向供消中心进行病床置换的申请，认真的填写并且核对各项申请信息，在完成网上申报后，建议再次打电话到供消中心，进一步确认信息。供消中心根据网上的病床申请信息进行病床的运送工作，病房护士在接到运送的病床后需要先检查其消毒质量以及床上用品等，验收合格后签字，此时运送人员需要将置换出的病房的病床在运送到供消中心进行消毒处理。

（5）对于验收不合格的物品，需要有运送人员在运送回到相应的部门，某些验收不合格的原因可能为衣物或者是被单出现了破空，此时可以送到洗衣房等衣物保养的部分，进行修补等操作。对于某些因为消毒不合格而验收不合格的物品需要运回供销中心进行消毒，更有一些难以以消毒或者灭菌处理达到临床应用需求的可以予以废物处理后置换新物件。

（6）运送回到供消中心需要进行消毒处理的物品需要先进行分类，存在污染的物品需要经过消毒处理（压力蒸汽消毒柜、消毒清洗器等）后再转移到清洁区，在进入清洁区前需要进行清洁合格验收，验收合格者放仓库备用，验收不合格者需做相对应的改进处理等。

（7）病床消毒中心提供 24h 服务，双休日、节假日照常工作。

（8）电梯班对下送的专用电梯进行日常维护与维修，保证病床的运送。器械修理所对病床消毒柜、病床清洗机进行日常维护与维修，保证病床处理系统正常运行。

5. 工作标准

（1）清洗消毒后床架的外观干净，无污渍，无血迹，无异物。

（2）消毒后的床垫及床上用品应干净，无污渍，无血渍。

（3）每季度对床架、床垫、床上用品做微生物学监测，每次分别做 3 ～ 5 个部件，细菌数≤ 20cfu/cm^2 为合格。

（4）清洗消毒后的床单位按规定进行整理，在下送病房前注明失效时间，失效期为 3 个月。

6. 工作流程　见图 12–1。

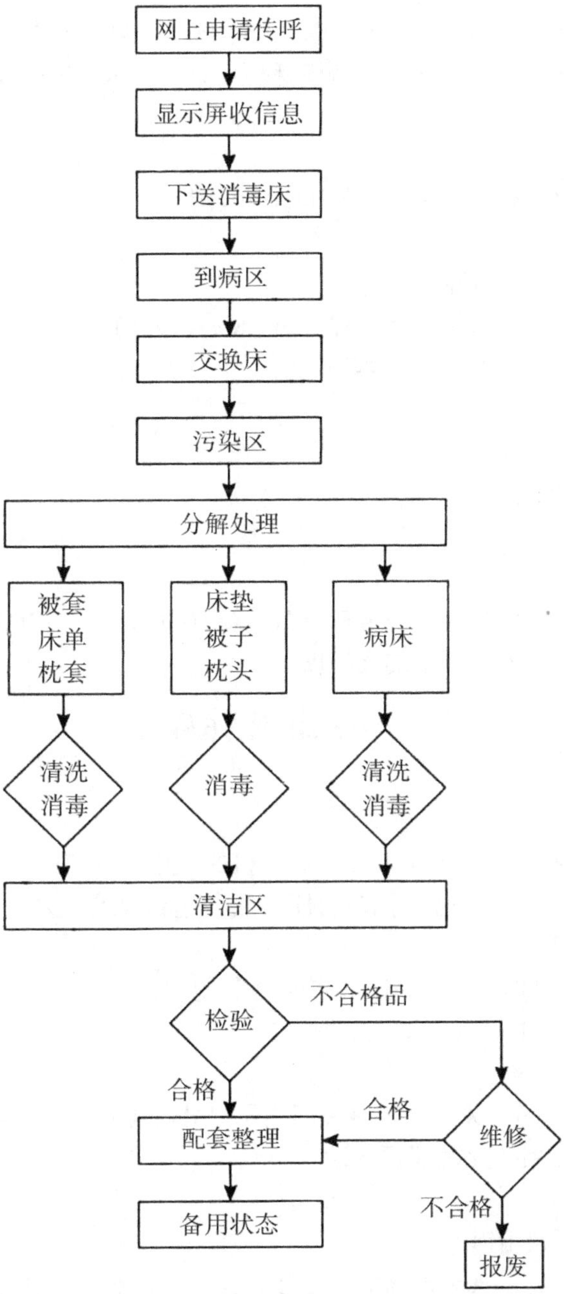

图 12–1　病床单位消毒工作流程

二、清洗机操作程序

1. 操作程序

（1）合上总电源，开软化水、纯水。

（2）开排汽阀，开蒸汽总阀，等待 5 ~ 10min（目的是排掉管道内的冷凝水），关闭排汽阀。

（3）开分汽阀，缓慢开，同时看压力表达到要求压力，开压缩空气阀。

（4）开电源，屏幕显示操作界面。

（5）将床推入清洗机。

（6）床的要求：杂物必须去掉。

（7）清洗机显示屏开始选择关门。

（8）开始灯亮起。

（9）按（SETUP）键选择程序（P1、P2、P3、P4、P5、P6），第2个“↑”数字键，即“selectcycle”。选择程序（上下方向键选择程序）→确认→OK→启动程序（绿色开关）→输入密码（111AAA）→OK→（自动启动程序）→开始清洗。

（10）出锅。

（11）下班关电源，总电源、分汽、总汽，关压缩空气阀。

2. 故障的排除

（1）故障消除键：按红色“×”消除报警。

（2）启动键：出现输入密码提示，输入“111AA”→OK→按开门→红灯熄灭→屏幕正常→开启新程序。

（3）“P1、P2、P3、P4、P5、P6”等待故障处理。

3. 设备没运行出现故障时处理

（1）灯亮起，并伴有声音。

（2）看故障信息，并记下信息。

（3）按消除键消除报警。

（4）电话通知工程师。

4. 清洗机常用英文翻译　DETAILS：明细；PLOT GRAPH：曲线图；SETUP BARGRAPH：柱形图、（设置）；SYSTEM：系统；ABOUT：调试屏幕的光亮度。

三、消毒柜操作程序

1. 操作程序

（1）合上总电源，开软化水。

（2）开排汽阀，开蒸汽总阀，等待5 ~ 10min后（目的是排掉管道内的冷凝水），关闭排汽阀。

（3）开分汽阀，顺序是从上至下缓慢开同时看压力表，达到要求压力，开压缩空气阀。

（4）开消毒柜上电源：1开，0关。

（5）选择程序P1、P2、P3、P4、P5、P6，等待开始键灯亮。

（6）按开门键“open door”打开前门。

（7）将待消毒的物品装进柜内。

（8）持续按关门键“close door”关门。等待关门指示灯door（s）close亮后方可放手，等待升温。

（9）等开始键“start”灯亮后按此键即程序运行。

（10）程序运行。

（11）结束时后门自动打开，出锅。

（12）关柜门，持续按关门键“close door”等关门指示灯亮后方可放手。

（13）工作完毕后依次关消毒器电源、总电源、分汽、总汽、压缩空气。

2. 注意事项

（1）不用时前后门都应关闭。

（2）门锁钥匙只用于后门，把钥匙插在锁上，正常情况下钥匙在0方向。

（3）只要报警，必须开前门（前门直接按显示屏开门）。

（4）当屏幕出现“EMERG SHUT DOWN（紧急关闭）”即是急停锁的问题，应拧锁复位，按复位键“△”处理。

（5）关门时门锁的灯不亮，要看是否是压力的问题。门封压力：2.5 ~ 3Bar。

（6）压力要求：冷凝水3 ~ 6Bar；压缩空气6 ~ 8Bar；蒸汽总压力0.4kg；夹层压力0.5Bar；柜内压力0.5Bar；门封压力2.5 ~ 3Bar。

（7）每日消毒开门前检查各种压力表是否达到要求，再装锅。

四、呼吸机外置回路的清洗消毒

医院使用的呼吸机外置回路属于中度危险性物品，用后可用中水平或高水平消毒法清洗消毒，处理后干燥避污包装保存供临床科室使用。

1. 制度与要求

（1）病区工作人员应与消毒供应中心的人员进行交接，交接时应当面清点，如有特殊感染的管路应注明。

（2）呼吸机外置回路应一人一用一清洗消毒，常规使用者应每周更换 1 次。

（3）如果呼吸机的外置回路接触了特殊感染患者，那么必须根据患者感染的病原物质采取相对应的消毒或者是灭菌处理，此时供消中心需要启动重度污染程序开展消毒工作。

（4）如临床怀疑使用呼吸机患者的感染与呼吸机管路相关，应及时更换呼吸机外置回路，并进行清洗消毒。

（5）清洗前应将呼吸机外置回路连接部件拆卸到最小单位，拆卸后立即清洗消毒。

（6）清洗消毒前，应将呼吸机外置回路按正确的方法放置在清洗架上，选择正确的程序（如一般病人用过的管路选择一般污染清洗消毒程序即 P4，特殊感染病人用过的管路选择重度污染清洗消毒程序即 P6 进行清洗消毒）。

（7）清洗消毒后的呼吸机外置回路应干燥保存用塑封袋塑封，失效期为 7d，并在包装上注明清洗消毒时间及失效时间。

（8）呼吸机外置回路的配置由临床各科室自行向器械处申请，消毒供应室不配备周转基数。

（9）清洗消毒后的呼吸机外置回路应下送回各科室，并签字交接。

（10）呼吸机外置回路清洗消毒效果的监测由医院感染科每季度监测 1 次，并将报告存档备查。

2. 工作流程

（1）下收人员推装有周转箱的回收车到各监护室及病房进行回收，回收时与病区人员查对后在回收单上记录数量及相关配置零件，并签名确认。

（2）将回收的呼吸机外置管路按操作规程进行分解，清洗前应将连接部件拆卸至最小单位，呼吸机外置回路包括呼吸机呼吸管路、螺纹管、湿化器、集水杯、雾化器等，拆卸后立即清洗，并在清洗前仔细检查管路内有无痰痂、血痂、油污及其他污迹，如有上述情况应预先放入清洗剂内浸泡 10min，再放入清洗消毒机内进行清洗消毒。

（3）清洗消毒前，应将呼吸机外置回路正确装放在清洗架上，选择适宜的程序进行清洗消毒。清洗消毒机消毒的最低温度应达到 90℃，维持消毒时间一般污染为 5min，重度污染为 10min。

（4）呼吸机外置管路清洗消毒后应在清洗消毒机内或专用烘干机内进行烘干。将清洗消毒干燥后的呼吸机管路进行检查，是否清洗干净、干燥、有无破损等。如有破损单独进行包装，并与病区人员交接。无破损按要求进行组装，装入纸塑袋内封闭，并注明一周有效期。干燥后的外置回路应在清洁区内组装，组装后应装入清洁袋内，干燥保存备用。过期后应重新消毒、干燥、包装存放，在包装上注明新的消毒时间及失效时间。呼吸机外置回路的消毒效果由医院感染与疾病控制科定期进行细菌学监测。

（5）由于呼吸机型号不同，外置回路也不同，所以消毒供应中心回收哪个科室的呼吸机外置回路，经清洗消毒后，应送还该科室，回收几套，送还科室几套，不在消毒供应中心存放。

（6）呼吸机外置回路的配置由使用科室根据呼吸机类型及要求向器械处申请采购，消毒供应中心不配备周转基数。

3. 消毒工作流程　见图 12–2。

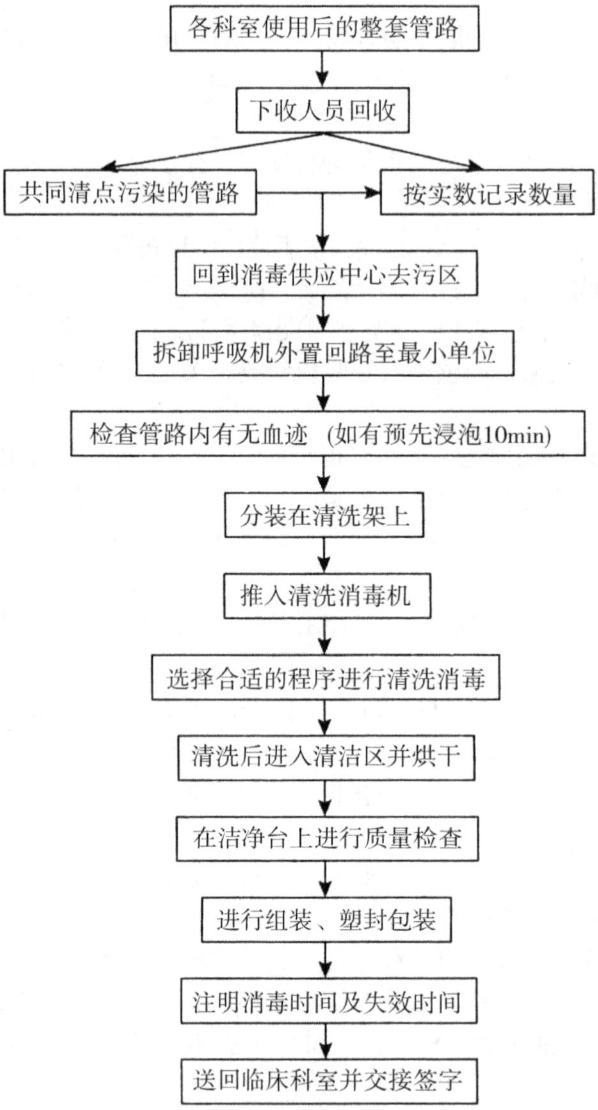

图 12–2　呼吸机外置回路消毒工作流程

五、压脉带、氧气湿化瓶的清洗消毒

压脉带及氧气湿化瓶可重复使用，应用后应进行清洗去污，低水平的消毒干燥处理、避污包装保存采取集中消毒，定时交换的管理方式，按照基数周转，由消毒供应中心工作人员到各病区下收下送，供应诊疗科室方便使用。

1. 管理与要求

（1）病区工作人员应与消毒供应中心的人员进行交接、清点。消毒供应中心人员根据病区现有周转基数的数量，发放消毒后的压脉带（氧气湿化瓶），并在交换单上签名确认。

（2）病区应对确认的基数实施管理，除有感染性疾病污染的压脉带（氧气湿化瓶）病区可作处理外，一般情况下报废的物品由消毒供应中心处理。在使用过程中基数丢失、不够用时，病房护士长可申请补齐基数，下送人员可增补基数。

（3）清洗消毒：消毒供应中心对回收的压脉带（氧气湿化瓶）及时按压脉带（氧气湿化瓶）清洗消毒程序进行清洗消毒。清洗消毒后的压脉带（氧气湿化瓶）放入干燥柜，氧气湿化瓶需选择 70℃（10min）的干燥程序，压脉带需选择 60℃，20min 的干燥程序进行充分干燥。对清洗消毒后的压脉带（氧气湿化瓶）

进行质量检查，对合格的压脉带（氧气湿化瓶）使用纸塑包装袋进行包装。不合格者重新处理，无法处理时应做报废。

（4）按照病房用量及病员安排，每周五消毒供应中心发给病区 3d 用量，下周一再将使用后的压脉带（氧气湿化瓶）回收，节日期间 3d 发放 1 次。消毒供应中心根据周转使用量及不合格报废的量，及时向器械库申请新的压脉带（氧气湿化瓶），增补周转使用量，满足临床科室的使用。

（5）消毒供应中心应及时如实的统计各病区使用的压脉带（氧气湿化瓶）数量，纳入成本核算管理，月底上报经济核算科。

2. 工作标准

（1）清洗消毒后的压脉带外观干净、无污渍、无血迹、无异物。清洗消毒后的压脉带应在 60℃干燥柜内烘干 20min，完全干燥后挑选整理，10 根 1 捆，将压脉带 30 根装入 15cm × 40cm 或 120 根装入 30cm × 30cm 的纸塑袋中密封备用，并标明包装时间。对弹性不好、两头发黏、颜色发黑、长度不够的进行报废。

（2）清洗消毒后的氧气湿化瓶外观清洁、透明、无污渍、无水渍、无裂缝，滤芯无锈渍，清洗消毒后的氧气湿化瓶应选择 70℃、10min 烘干程序，完全干燥后进行整理，每一套氧气湿化瓶装置包括一个氧气湿化瓶，一个滤芯，用纸塑包装袋封装，注明日期。不合格者进行处理。

3. 工作流程　见图 12–3。

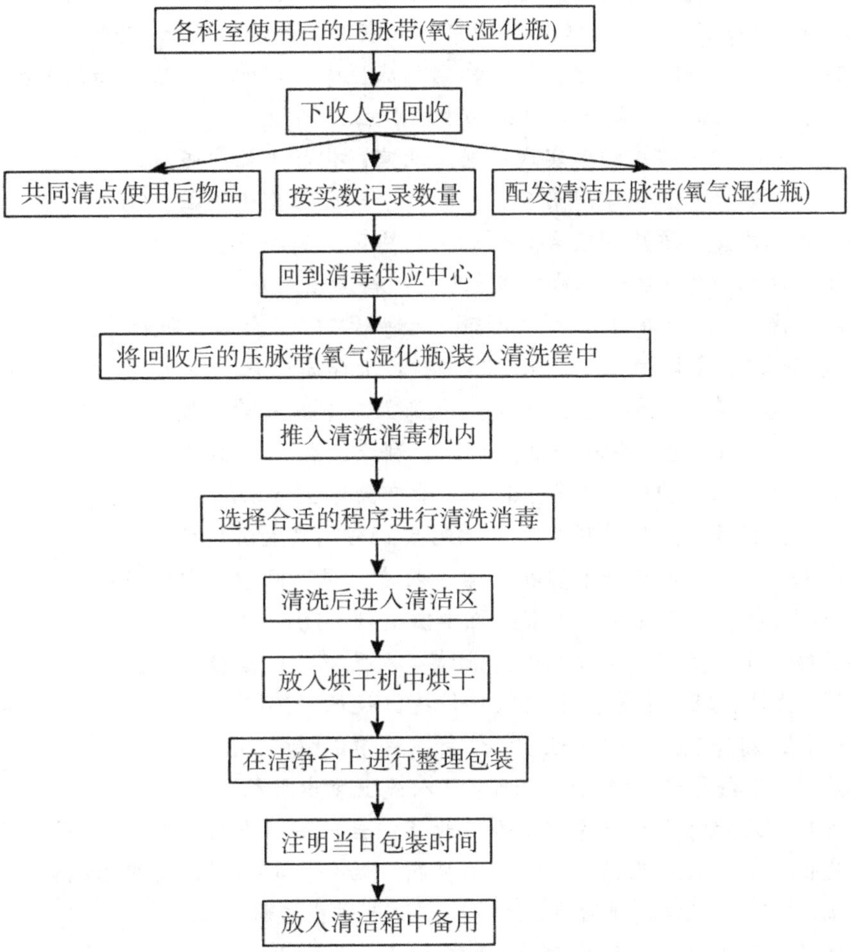

图 12–3　消毒工作流程

参考文献

[1] 申文江，朱广迎 . 临床医疗护理常规 . 北京：中国医药科技出版社，2013.
[2] 潘瑞红 . 专科护理技术操作规范 . 湖北：华中科技大学出版社，2016.
[3] 王骏，万晓燕，许燕玲 . 内科护理学. 大连：大连理工大学出版社，2016.
[4] 翁素贞，叶志霞，皮红英. 外科护理 . 上海：复旦大学出版社，2016.
[5] 赵爱萍，吴冬洁，张凤芹. 心内科临床护理. 北京：军事医学科学出版社， 2015.
[6] 徐燕，周兰姝 . 现代护理学. 北京：人民军医出版社，2015.
[7] 姜安丽. 新编护理学基础. 第 2 版. 北京：人民卫生出版社，2013.
[8] 李小寒. 基础护理学 . 第 5 版. 北京：人民卫生出版社，2012.
[9] 黄人健，李秀华. 现代护理学高级教程. 北京：人民军医出版社，2014.
[10] 王爱平. 现代临床护理学 . 北京：人民卫生出版社，2015.
[11] 尹安春，史铁英. 内科疾病临床护理路径. 北京：人民卫生出版社，2014.
[12] 王桂云，徐琬梨 . 儿科护理学 . 北京：北京理工大学出版社，2014.
[13] 司丽云，张忠霞，王作艳，等. 实用临床医学护理学. 北京：知识产权出版社，2013.
[14] 郭爱敏 . 成人护理. 北京：人民卫生出版社，2012.
[15] 李红，李映兰. 临床护理实践手册. 北京：化学工业出版社，2010.
[16] 郑修霞. 妇产科护理学. 第 5 版. 北京：人民卫生出版社，2012.
[17] 李淑迦，应岚. 临床护理常规. 北京：中国医药科技出版社，2013.
[18] 钟华，江乙 . 内科护理. 第 3 版 . 北京：科学出版社，2015.
[19] 易敏，谭进 . 急救护理技术. 上海：上海第二军医大学出版社，2016.
[20] 杜成芬 . 院前急救护理. 湖北：华中科技大学出版社，2016.
[21] 彭蓓，周海荣. 老年护理. 上海：上海第二军医大学出版社，2016.
[22] 胡秀英，宁宁 . 老年护理手册. 北京：科学出版社，2016.
[23] 谢红，赵素梅. 护理管理学 . 北京：北京大学医学出版社，2016.
[24] 刘哲宁，杨芳宇. 精神科护理学. 北京：人民卫生出版社，2017.
[25] 王庆梅，曾俊. 新编手术室护理学. 北京：军事医学科学出版社，2014.
[26] 傅一明 . 急救护理技术. 北京：科学出版社，2016.
[27] 池晓玲. 手术室护理实践指南. 北京：人民卫生出版社，2015.
[28] 吴军 . 康复护理. 北京：中国医药科技出版社，2015.
[29] 陆一春，刘海燕. 内科护理学 . 北京：科学出版社，2016.
[30] 郑显兰 . 儿科危重症护理学. 北京：人民卫生出版社，2015.
[31] 吕坤聚. 现代呼吸系统危重症学. 北京：世界图书出版公司，2015.
[32] 史良俊，朱鹏云. 儿科护理学. 第 2 版. 西安：第四军医大学出版社，2012.
[33] 胡莹 . 儿科护理学实训指导 . 杭州：浙江大学出版社，2012.
[34] 李建民，孙玉倩. 外科护理学 . 北京：清华大学出版社，2014.
[35] 王彩霞，朱梦照，陈芬. 妇产科护理 . 武汉：华中科技大学出版社，2013.